幹細胞医療の実用化技術と産業展望

Implementation Technologies and Industry Outlook of Stem Cell Therapy

《普及版／Popular Edition》

監修 江上美芽，水谷　学

シーエムシー出版

はじめに

新たな産業結集型先端医療として幹細胞医療を実用化するために

再生医療，幹細胞医療は，その先駆的な臨床試験や製品による画期的成果によって世界の患者が将来は自ら選択したいと願う革新的治療という存在になりつつある。幹細胞医療によって大量の患者を治療するための実用化技術や周辺製品の開発に参画しようと国内外の多くの企業，人材が結集し始めている。しかし，その医工学的な統合技術開発を促しイノベーションを加速するには，一部の部品，中間体の集中的な最適化が最終製品の製造，組み立ての最適化やコストダウンに繋がりやすい従来の医薬品・医療機器の技術戦略を当てはめることはできない。大量生産と最適な保存技術，安定的な未分化維持や適切な分化誘導によって「幹細胞」の"品質"を保ちつつも妥当なコストで製品化を実現する技術，汎用化しうる評価技術・装置，更には本格的3次元組織再生も担う大型高度自動培養装置の開発など，産学が連帯して必須関連技術の開発を含めてバリューチェーンを形成する開発努力を図ることが必須である。更には，施設の認定と人材の育成，優れた治療開発に向けたデータ蓄積を担う中核的な臨床施設の強化整備，世界の医療機関に普及しうる標準治療化やターンキー的な医療パッケージ化，生きた細胞をモニターしつつ機動的な混載を可能にする大量輸送ネットワークなどの，大量の患者を治す再生医療・幹細胞医療のインフラを俯瞰した技術開発が求められている。

こうした現状認識により，本書では幹細胞医療のバリューチェーンを全体の章立てに反映し，細胞ソースの確保→細胞の分化・未分化コントロール→遺伝子導入・3次元組織化→工程管理・臨床現場支援→安定的な細胞の保存・輸送→最終製品の品質評価という流れに沿って幹細胞医療の主要な実用化技術の現状と課題，更には産業化の展望を，今後の産業技術開発を実際に担う産学フロントランナーが執筆している。読者の皆様にとって幹細胞医療の骨太の産業化を実現する鍵とその解錠を担うリーダーの顔の双方が見える本となるよう，競合企業同士にもそれぞれの強みを生かした執筆に同意を得て出版に至っている。

本書が，様々な読者に幹細胞医療の新産業幕開けのダイナミズムを伝え，また執筆者同士による更なる連帯，連携の触媒となれば望外の喜びである。最後に，編者への企画協力の労を惜しまず，自らも再生医療における細胞加工を執筆頂いた科学技術振興機構の水谷学さん，各章執筆者の皆様，また株式会社シーエムシー出版の野口由美子さんに心より感謝の意を表したい。

"Passion for Innovation, and Duty to the Patients of Tomorrow"

2013 年 1 月

東京女子医科大学　先端生命医科学研究所
チーフメディカルイノベーションオフィサー　客員教授

江上美芽

普及版の刊行にあたって

　本書は2013年に『幹細胞医療の実用化技術と産業展望』として刊行されました。普及版の刊行にあたり，内容は当時のままであり加筆・訂正などの手は加えておりませんので，ご了承ください。

2019年10月

シーエムシー出版　編集部

執筆者一覧（執筆順）

江上 美芽　東京女子医科大学　先端生命医科学研究所　客員教授；チーフ・メディカル・イノベーションオフィサー；国際産学連携・知財戦略コーディネーター

水谷 学　㈱科学技術振興機構　FIRST 岡野プロジェクト　技術コーディネータ

川上 浩司　京都大学　大学院医学研究科　薬剤疫学　教授

菅原 桂　㈱ジャパン・ティッシュ・エンジニアリング　研究開発部　部長, 自家培養軟骨ジャック　プロダクトマネージャー

岩畔 英樹　サイトリ・セラピューティクス㈱　再生医療開発部　ディレクター

小林 明　㈱カネカ　フロンティアバイオ・メディカル研究所　基幹研究員

高木 亮　東京女子医科大学　先端生命医科学研究所　研究技師

大和 雅之　東京女子医科大学　先端生命医科学研究所　教授

久保 寛嗣　日本光電工業㈱　荻野記念研究所　河田町研究室　室長

桜田 一洋　㈱ソニーコンピュータサイエンス研究所　シニアリサーチャー

加藤 幸夫　広島大学　大学院医歯薬保健学研究科　口腔生化学　教授

邵 金昌　㈱ツーセル

長谷川 森一　㈱ツーセル

西村 正宏　長崎大学　大学院医歯薬学総合研究科　歯科補綴学分野　准教授

桂 由紀　㈱ツーセル

中村 憲正　大阪保健医療大学　保健医療学部　教授；大阪大学　臨床医工学融合研究教育センター　招聘教授

辻 紘一郎　㈱ツーセル　代表取締役社長

淺井 康行　㈱リプロセル　取締役 CTO

佐々木 哲二　極東製薬工業㈱　研究開発部門　研究企画部　部長；主席研究員

岩元 潮　旭化成㈱　医療新事業プロジェクト　再生・細胞医療領域　主幹研究員

松浦 勝久　東京女子医科大学　先端生命医科学研究所・循環器内科　特任講師

岩田 隆紀　東京女子医科大学　先端生命医科学研究所　特任講師

峰 野 純 一	タカラバイオ㈱　細胞・遺伝子治療センター　センター長
吉 崎 慎 二	テラ㈱　研究開発部　研究員
木 村 幸 乃	テラ㈱　研究開発部　研究員
石 田 尾 武 文	テラ㈱　研究開発部　部長
酒 井 　 明	iPS アカデミアジャパン㈱　研究技術部　部長
山 我 美 佳	帝人ファーマ㈱　創薬推進部　プロジェクトマネージャー
兼 子 博 章	帝人㈱　新事業開発推進グループ　融合技術研究所　第三研究室　室長
平 岡 陽 介	新田ゼラチン㈱　経営企画部　ライフサイエンス室　主任研究員
塚 本 啓 司	新田ゼラチン㈱　経営企画部　ライフサイエンス室　研究員
口 石 幸 治	㈱サイフューズ　代表取締役社長
紀ノ岡 正 博	大阪大学　大学院工学研究科　生命先端工学専攻　教授
長 森 英 二	大阪大学　大学院工学研究科　生命先端工学専攻　講師
坂 口 勝 久	早稲田大学　理工学研究所　次席研究員（研究院講師）
清 水 達 也	東京女子医科大学　先端生命医科学研究所　教授
山 本 　 宏	パナソニック ヘルスケア㈱　バイオメディカビジネスユニット　参事
谷 本 和 仁	澁谷工業㈱　プラント生産統轄本部　製薬設備技術本部　再生医療システム部　主管技師
北 村 正 樹	ディー・バリュー・サービス合同会社　事業戦略室　室長
Derrick Wong	Mar Cor Purification, Inc.　BSP Business Unit　Manager, Asia Pacific
戸 須 眞理子	ベックマン・コールター㈱　ライフサイエンステクニカルマーケティング統括部門　部門長
井 野 礼 子	ベックマン・コールター㈱　ライフサイエンステクニカルマーケティング統括部門　課長
和 田 昌 憲	エイブル㈱　開発部　主任
石 川 陽 一	エイブル㈱　代表取締役
中 嶋 勝 己	川崎重工業㈱　システム技術開発センター　MD プロジェクト室長
飯 野 直 子	テラ㈱　取締役専務執行役員

廣 瀬 志 弘	㈱産業技術総合研究所　ヒューマンライフテクノロジー研究部門 主任研究員	
大和田 哲 男	㈱アビー　代表取締役社長	
佐 瀬 孝 一	日本全薬工業㈱　中央研究所付属アニマルライフサイエンス研究所 細胞工学研究チーム　チームリーダー	
野 崎 貴 之	㈱日立製作所　中央研究所　研究員	
井 沼 俊 明	㈱日立物流　技術本部　担当部長	
青 山 朋 樹	京都大学大学院　医学研究科　人間健康科学系専攻　准教授	
海 平 和 男	㈱ウミヒラ　専務取締役	
畠　　賢一郎	㈱ジャパン・ティッシュ・エンジニアリング　常務取締役 事業開発室長	
安 田　　智	国立医薬品食品衛生研究所　遺伝子細胞医薬部　第2室　室長；先端 医療振興財団　客員研究員	
佐 藤 陽 治	国立医薬品食品衛生研究所　遺伝子細胞医薬部　部長；先端医療振興 財団　客員研究員；名古屋市立大学　大学院薬学研究科　医薬品質保 証学分野　客員教授	
伊 東 紀 子	㈱DNAチップ研究所　研究開発部	
佐 藤 正 人	東海大学　医学部　外科学系　整形外科学　准教授	
的 場　　亮	㈱DNAチップ研究所　代表取締役社長	
梅 澤 明 弘	㈱国立成育医療研究センター　再生医療センター長	
鮫 島 葉 月	㈱日本バイオセラピー研究所　品質保証部門　主任	
能 見 淑 子	㈱セルシード　開発戦略推進部　（現・㈱ニコン）	
備 瀬 竜 馬	大日本印刷㈱　研究開発センター　基盤技術研究所	
髙 木　　睦	北海道大学　大学院工学研究院　生物機能高分子部門　教授	
福 田　　宏	オリンパス㈱　研究開発センター　医療技術開発本部　医療探索部 探索2グループ　課長	

執筆者の所属表記は，2013年当時のものを使用しております。

目　　次

第1章　幹細胞医療の産業化動向

1　産業全体図，規制・標準化・ビジネス
モデルの世界動向…………**江上美芽**…　1
1.1　産業としての全体図概観……………　1
1.2　Process Analytical Technology
（"PAT"）と国際標準化 ……………　3
　1.2.1　PAT…………………………………　3
　1.2.2　国際標準化…………………………　4
1.3　新たな承認・認定体制，細胞培養加
工の外部委託動向…………………　4
　1.3.1　海外の動向…………………………　4
　1.3.2　日本の動向…………………………　6

　1.3.3　新たな再生医療ビジネスモデル
の展望 ………………………………　8
2　薬事から見た再生医療周辺技術とバイ
オマテリアル……………**川上浩司**…　11
2.1　米国における再生医療関連技術の薬
事申請………………………………　11
2.2　IND 申請 ………………………………　12
2.3　IND 申請における指摘事項への対応
………………………………………　15
2.4　おわりに ………………………………　15

第2章　現状の細胞ソース

1　ヒト細胞・組織の入手と利用
………………………**菅原　桂**…　16
1.1　はじめに………………………………　16
1.2　細胞・組織加工製品に用いられる細
胞―自家と同種―…………………　16
1.3　ヒト細胞・組織の入手と利用に関す
る現状………………………………　19
1.4　非臨床試験におけるヒト細胞・組織
の入手と使用の実際………………　19
1.5　当社の倫理基本方針と倫理委員会…　20
1.6　おわりに………………………………　21
2　幹（再生）細胞分離・濃縮用デバイス
………………………**岩畔英樹**…　22
2.1　はじめに………………………………　22
2.2　幹細胞研究の実態……………………　22

2.3　臨床応用の実態………………………　23
2.4　脂肪組織由来再生（幹）細胞と完全
閉鎖型細胞分離機器の開発………　23
2.5　細胞分離機器を用いた臨床応用……　26
　2.5.1　乳癌術後の乳房再建……………　26
　2.5.2　虚血性心疾患（慢性および急性）
………………………………………　26
2.6　まとめ…………………………………　27
2.7　おわりに………………………………　28
3　骨髄間葉系幹細胞分離デバイスの開発
………………………**小林　明**…　29
3.1　はじめに………………………………　29
3.2　間葉系幹細胞分離デバイスの特徴…　29
　3.2.1　開発の背景…………………………　29
　3.2.2　製品の形態及び使用方法………　29

I

3.2.3	デバイスの基本分離性能………	30	大量生産へ……………………… 40
3.3	間葉系幹細胞分離デバイスの新展開		5.4 細胞単離・初代培養工程…………… 41
	………………………………………	33	5.4.1 細胞単離における自動化……… 41
3.4	今後の展開………………………	34	5.5 品質管理のためのモニタリングシステム……………………………… 42

4 組織採取と組織処理・細胞単離の実際
　………………**高木　亮, 大和雅之**… 35
　4.1　はじめに…………………………… 35
　4.2　フィーダーレイヤーを用いた表皮角
　　　化細胞の培養………………………… 36
　4.3　フィーダーレイヤーを用いない重層
　　　扁平上皮細胞の培養……………… 37
　4.4　口腔粘膜上皮細胞を用いた再生医療
　　　…………………………………………… 38
　4.5　結語…………………………………… 38

5 組織処理・細胞単離の自動化
　………………………**久保寛嗣**… 40
　5.1　はじめに…………………………… 40
　5.2　細胞シート製造の流れ…………… 40
　5.3　手作業での細胞シート作製から自動
　　　化によるファクトリーでの高品質・

　　　5.5.1　非侵襲モニタリングシステム… 43
　5.6　おわりに…………………………… 43

6 幹細胞を利用した再生医療最適化に向
　けた展望……………**桜田一洋**… 45
　6.1　はじめに…………………………… 45
　6.2　再生医療の治療戦略………………… 45
　　　6.2.1　新しい医療を開発するプロセス
　　　………………………………………… 45
　　　6.2.2　機械論的細胞組織補充の課題… 45
　　　6.2.3　再生誘導療法の課題…………… 46
　6.3　細胞医療の同等性問題…………… 47
　6.4　再生医療による新しい価値の提供… 48
　　　6.4.1　新しい再生誘導能の賦与とその
　　　可否……………………………………… 48
　　　6.4.2　先制的再生医療………………… 49

第3章　幹細胞の未分化維持培養と分化誘導

1　幹細胞用無血清培地の開発
　……**加藤幸夫, 邵　金昌, 長谷川森一,**
　　西村正宏, 桂　由紀, 中村憲正,
　　辻　紘一郎…………………………… 50
　1.1　血清含有培養液の欠点と無血清培養
　　　液の利点……………………………… 50
　1.2　無血清培養液の要件………………… 50
　1.3　初期の無血清培養液………………… 51
　1.4　ヒト胚性幹細胞（ES細胞）用の無
　　　血清培養液………………………… 51
　1.5　間葉系幹細胞（MSC）用の無血清培
　　　地：STK2の開発…………………… 51

　1.6　ヒト初代MSC用（分離用）無血清
　　　培養液：STK1……………………… 52
　1.7　ヒトMSC分化用無血清培地：STK3
　　　………………………………………… 53
　1.8　STKの共通成分と追加成分　……… 54
　1.9　無血清培養で使用する酵素液……… 54
　1.10　各種ヒト組織由来MSCの無血清
　　　培養……………………………………… 55
　1.11　各種動物MSCの無血清培養　…… 55
　1.12　無血清MSCの生体内での骨形成能
　　　………………………………………… 55
　1.13　関節疾患治療に用いる他家滑膜

MSC の増幅 ……………… 56

1.14 滑膜 MSC 由来 Tissue Engineered Construct（TEC）の作製……… 58

1.15 培養液開発の課題 ……………… 59

2 幹細胞培養専用培地の開発
……………………**淺井康行**… 61

2.1 はじめに………………………… 61

2.2 ReproFF2 の登場 ……………… 61

2.3 ReproFF2 での長期間接着培養…… 62

2.4 ReproFF2 での長期間非接着培養… 65

2.5 おわりに………………………… 68

3 医療用細胞培養培地の安全性について
……………………**佐々木哲二**… 69

3.1 はじめに………………………… 69

3.2 原料の留意点…………………… 69

3.2.1 生産用培地と医療用培地の安全性の対応の違い ……………… 69

3.2.2 培地原料の問題点 ……………… 69

3.2.3 生体由来原料 ………………… 70

3.2.4 調整水 ………………………… 71

3.3 危険因子………………………… 71

3.3.1 培地の安全性試験項目 ………… 71

3.3.2 毒性物質 ……………………… 72

3.3.3 感染性物質 …………………… 73

4 膜を利用した細胞培養法…**岩元　潮**… 76

4.1 はじめに………………………… 76

4.2 透析培養システムの設計……… 76

4.3 実験方法………………………… 77

4.4 実験結果………………………… 78

4.4.1 細胞の増殖と心筋分化………… 78

4.4.2 培養環境：培養槽内の pH，乳酸濃度，およびグルコース濃度変化…………………………………… 79

4.4.3 EB の解析：直径と Tunel 染色
………………………………… 79

4.5 再現性の確認（n＝6）………… 80

4.6 まとめ…………………………… 81

5 多能性幹細胞の未分化維持培養と分化誘導の具体例…………**松浦勝久**… 82

5.1 はじめに………………………… 82

5.2 多能性幹細胞の未分化大量増幅…… 82

5.3 多能性幹細胞からの心筋分化誘導… 84

5.4 まとめ…………………………… 88

6 ヒト間葉系幹細胞を用いた再生治療
……………………………**岩田隆紀**… 90

6.1 はじめに………………………… 90

6.2 幹細胞の拡大培養の難易度とその解決の方策……………………… 90

6.2.1 酵素消化方法の選定 ………… 90

6.2.2 初期接着の向上 ……………… 91

6.2.3 低密度培養による CFU-F の濃縮 ……………………………… 92

6.3 目的細胞への分化誘導の至適化を図るための検討要件とその意味……… 92

6.3.1 多分化能を確認するための分化誘導 …………………………… 92

6.3.2 移植前処置としての分化誘導… 92

6.4 分化誘導後の安全性評価の考察…… 93

6.5 まとめ…………………………… 94

第4章　細胞への遺伝子導入・組織化

1 再生医療における細胞加工
……………………**水谷　学**… 96

1.1 再生医療の現状………………… 96

1.2 目的細胞を大量確保する必要性と現

状の細胞移植法における課題……… 97

1.3 細胞加工における今後の展望……… 98

2 細胞への遺伝子導入による治療技術（1）
……………………峰野純一 100

2.1 はじめに………………………… 100

2.2 遺伝子導入用ウイルスベクター…… 100

2.2.1 レトロウイルスベクター……… 100

2.2.2 レンチウイルスベクター……… 100

2.2.3 アデノウイルスベクター……… 101

2.2.4 アデノ随伴ウイルスベクター
（AAV）………………… 101

2.2.5 センダイウイルスベクター…… 101

2.3 遺伝子治療における成果…………… 101

2.3.1 レトロウイルスベクターを用い
た遺伝子治療の成果―悪性黒色
腫の遺伝子治療（TCR 遺伝子
治療）………………… 102

2.3.2 レンチウイルスベクターを用い
た遺伝子治療の成果―βサラセ
ミアの遺伝子治療……………… 103

2.3.3 AAV ベクターを用いた遺伝子
治療の成果―先天性黒内障
（Leber congenital amaurosis：
LCA）の遺伝子治療………… 104

2.4 おわりに………………………… 104

3 細胞への遺伝子導入による治療技術（2）
…吉崎慎二，木村幸乃，石田尾武文… 106

3.1 はじめに………………………… 106

3.2 遺伝子導入による癌治療………… 106

3.2.1 遺伝子導入技術……………… 106

3.2.2 癌治療と遺伝子導入技術……… 108

3.3 おわりに………………………… 110

4 遺伝子導入された幹細胞の可能性
………………………酒井 明… 112

4.1 はじめに………………………… 112

4.2 iPS 細胞の意義………………… 112

4.3 iPS 細胞の樹立法………………… 113

4.3.1 遺伝子導入方法……………… 113

4.3.2 リプログラミング遺伝子／初期
化因子………………… 114

4.3.3 生体試料……………… 115

4.4 日本における iPS 細胞研究活動…… 115

4.5 今後の展望……………… 116

5 足場材料を用いた再生治療の可能性
………………山我美佳，兼子博章… 118

5.1 はじめに……………… 118

5.2 ティッシュ・エンジニアリング…… 118

5.2.1 ティッシュ・エンジニアリング
と足場材料……………… 118

5.2.2 足場の立体成形加工技術……… 119

5.3 エレクトロスピニング法（電界紡糸
法）について……………… 120

5.3.1 エレクトロスピニング法（電界
紡糸法）とは……………… 120

5.3.2 エレクトロスピニング法の特徴
……………… 120

5.3.3 生分解性脂肪族ポリエステルを
用いた例……………… 121

5.3.4 立体成形加工例……………… 122

5.4 足場材料の区分と規制，安全性への
配慮……………… 123

5.4.1 足場材料を用いた再生医療製品
の区分……………… 123

5.4.2 足場材料に使用する原材料の安
全性……………… 123

5.5 まとめ……………… 123

6 バイオマテリアルとしてのゼラチン，
コラーゲン……平岡陽介，塚本啓司… 125

6.1 はじめに……………… 125

6.2 ゼラチン，コラーゲンとは………… 126

6.2.1	コラーゲンの生化学的特性 …… 126		7.3.2	剣山方式 ……………………… 137

6.2.1 コラーゲンの生化学的特性 …… 126

6.2.2 原材料 ………………………… 126

6.2.3 コラーゲンおよびゼラチンの製
造方法および製品分類 ……… 126

6.3 バイオマテリアルとしてのゼラチン・
コラーゲンの特性 …………………… 128

6.3.1 生体吸収性 …………………… 129

6.3.2 生体吸収性期間の制御 ……… 129

6.3.3 生体親和性 …………………… 129

6.3.4 種々の形状への加工性 ……… 130

6.3.5 ゲル化能 ……………………… 130

6.3.6 修飾 …………………………… 131

6.3.7 滅菌 …………………………… 131

6.3.8 ゼラチンおよびコラーゲンの臨
床応用例 ……………………… 131

6.4 臨床応用 ……………………………… 131

6.4.1 薬事法の上乗せ規制 ………… 132

6.4.2 臨床研究に関連する事項 …… 132

6.5 おわりに ……………………………… 132

7 足場材を使わない高密度の細胞構造体
の作製 …………………口石幸治… 135

7.1 はじめに ……………………………… 135

7.2 細胞シート法 ………………………… 135

7.3 スフェロイド法（Spheroid-based
Tissue Engineering） ……………… 136

7.3.1 モールディング方式 ………… 136

7.3.2 剣山方式 ……………………… 137

7.3.3 スフェロイド法の優位性 …… 137

7.3.4 剣山方式の自動化（Bio Rapid
Prototyping System） ………… 138

7.3.5 細胞構造体の医療および創薬分
野への応用 …………………… 138

7.3.6 実用化および産業化に向けて … 141

8 細胞シート内での血管内皮ネットワー
ク形成 ………紀ノ岡正博，長森英二… 143

8.1 はじめに ……………………………… 143

8.2 細胞シート内の流動性と内皮細胞
ネットワーク形成 …………………… 144

8.3 クロストーク評価手法としての展開
……………………………………… 145

8.4 おわりに ……………………………… 147

9 細胞シートを用いた3次元組織の構築
………………坂口勝久，清水達也… 149

9.1 再生医療とティッシュエンジニアリ
ング …………………………………… 149

9.2 細胞シートを用いたティッシュエン
ジニアリング ………………………… 150

9.3 生体血管を利用した細胞シート積層
化による3次元心筋組織の再生 …… 151

9.4 生体外における3次元組織モデルの
構築 …………………………………… 152

第5章　製造設備・工程装置・運用サービス

1 セルプロセッシングセンター（CPC）
と細胞培養支援システム…山本　宏… 154

1.1 はじめに ……………………………… 154

1.2 セルプロセッシングセンター（CPC）
……………………………………… 154

1.2.1 GMP に準拠した CPC ………… 154

1.2.2 CPC 運用の問題点 …………… 160

1.3 細胞培養支援システム ……………… 160

1.3.1 セルプロセッシングワーク
ステーション（CPWS） …… 160

1.3.2 顕微鏡自動観察システム …… 161

1.4 おわりに ……………………………… 162

2 アイソレータを利用した製造施設の実例……………………**谷本和仁**… 164

2.1 はじめに………………………… 164

2.2 無菌操作とアイソレータ………… 164

  2.2.1 アイソレータ設備の基本……… 164

  2.2.2 アイソレータ設備のメリット・デメリット………………… 166

2.3 アイソレータを利用した製造設備の事例………………………… 167

2.4 再生医療への展開とまとめ……… 168

3 衛生面での計画と管理
………… **北村正樹，Derrick Wong**… 171

3.1 はじめに………………………… 171

3.2 環境除染の管理ソフト…………… 171

3.3 バイオサイドとしての選択……… 172

3.4 消毒剤の選択…………………… 173

3.5 消毒剤の環境使用の安全性……… 173

3.6 国外の規制と関係機関の役割…… 174

3.7 除染法の紹介…………………… 175

3.8 新たな課題……………………… 177

3.9 真菌とバイオフィルム…………… 177

3.10 バイオフィルムと汚染………… 177

3.11 バイオフィルム………………… 177

3.12 国外における規制……………… 179

3.13 対応策………………………… 180

3.14 まとめ………………………… 180

4 幹細胞の医療・産業応用における細胞ソーティングの期待と展望
…………………**戸須眞理子，井野礼子**… 182

4.1 はじめに………………………… 182

4.2 フローサイトメーター…………… 182

4.3 フローサイトメーターの応用例… 185

4.4 シングルセルソーティング……… 186

4.5 ソーティング技術への期待と今後の課題………………………… 188

5 小型培養装置・バイオリアクター
……**和田昌憲，石川陽一，松浦勝久**… 190

5.1 はじめに………………………… 190

5.2 スクリーニング用途のバイオリアクター………………………… 190

  5.2.1 全容 250mL バイオリアクター… 190

  5.2.2 バイオリアクターの設計……… 191

5.3 スケールアップ培養用途のバイオリアクター………………… 191

  5.3.1 一般的な通気撹拌型バイオリアクター…………………… 191

  5.3.2 シングルユースバイオリアクター………………………… 192

5.4 培養工程のオンラインリアルタイムモニタリング……………… 192

  5.4.1 非接触式濁度計………………… 192

  5.4.2 静電容量式バイオマスモニター………………………… 192

5.5 おわりに………………………… 193

6 工程自動化装置の産業化と国際動向
…………………………**中嶋勝己**… 195

6.1 概要…………………………… 195

6.2 工程自動化装置の開発…………… 195

6.3 工程自動化装置の実用化………… 196

6.4 国際動向………………………… 197

7 臨床施設での安全運用支援
…………………………**飯野直子**… 199

7.1 はじめに………………………… 199

7.2 治験薬 GMP と各種通達………… 199

7.3 ハード面に関する安全運用……… 200

  7.3.1 基本的な培養設備の構成……… 200

  7.3.2 汚染防止………………………… 201

  7.3.3 人為的ミスの防止……………… 201

  7.3.4 品質保証………………………… 201

  7.3.5 アイソレータシステムについて

………………………… 201

7.4 ソフト面に関する安全運用……… 202

7.5 安全運用体制構築の支援……… 202

7.6 安全運用支援の実際……………… 203

7.7 安全運用支援の課題と今後の取り組み………………………………… 204

7.8 おわりに………………………… 205

第6章　細胞の保存・搬送

1 医療機器開発ガイドライン策定事業におけるヒト細胞・組織の搬送に関するガイドライン……………**廣瀬志弘**… 206

1.1 はじめに………………………… 206

1.2 再生医療分野におけるガイドライン策定の意義……………………… 207

1.3 ヒト細胞・組織の搬送に関するガイドラインの策定………………… 209

1.4 おわりに………………………… 211

2 新凍結・保存技術「セルアライブシステム Cells Alive System（CAS）機能」
―食品から幹細胞・iPS 細胞まで―
………………………**大和田哲男**… 213

2.1 はじめに………………………… 213

2.2 Cells Alive System（CAS）とは … 214

2.3 セルアライブシステム（CAS）機能付急速凍結・保存技術とは………… 214

2.3.1 セルアライブシステム（CAS）機能付き急速凍結技術………… 214

2.3.2 CAS 調和振動保管技術（CAS ハーモニー保管装置）………… 215

2.3.3 セルアライブシステム（CAS）機能付急速凍結・保存技術の特徴………………………… 215

2.3.4 セルアライブシステム（CAS）機能付き急速凍結保存食品の特徴と実施例…………… 215

2.4 医学医療分野でのセルアライブシステム（CAS）機能による凍結・保存技術………………………… 216

2.4.1 歯の凍結保存再生移植……… 217

2.4.2 卵巣の凍結保存再生移植…… 217

2.4.3 生体移植に代わる細胞移植再生治療法…………………… 217

2.4.4 CAS 機能付き凍結臓器の組織学的検討…………………… 217

2.4.5 幹細胞・ヒト iPS 細胞の変動磁場下過冷却凍結保存………… 218

2.4.6 ヒトの血小板の磁場下過冷却凍結保存…………………… 219

2.4.7 凍害防止剤………………… 219

2.5 おわりに………………………… 219

3 血清成分・タンパク質を含まない細胞凍結保存液……………**佐瀬孝一**… 221

4 施設間輸送の技術開発の現状と輸送事業の展望………**野崎貴之，井沼俊明**… 226

4.1 はじめに………………………… 226

4.2 輸送に対する生物学的な要請……… 226

4.2.1 温度………………………… 226

4.2.2 圧力………………………… 227

4.2.3 衝撃・振動………………… 227

4.2.4 清浄性……………………… 227

4.3 細胞シート用の細胞輸送技術……… 228

4.4 輸送に対する経済的要請と再生医療輸送の現状………………… 230

4.5 再生医療輸送モデル案と将来へ向け

た課題……………………… 231

4.6　おわりに……………………… 233

5　病院施設内搬送を目的とした幹細胞搬
　　送容器の提案…青山朋樹，海平和男… 234

5.1　はじめに……………………… 234

5.2　指針……………………………… 234

5.3　病院内における搬送リスク………… 234

　　5.3.1　取り違え事例とその対応……… 234

　　5.3.2　紛失事例とその対策………… 235

　　5.3.3　汚染事例とその対応………… 235

5.4　細胞調製施設の物の流れ………… 235

5.5　幹細胞の搬送………………… 237

5.6　臨床試験に用いる際に作成した細胞
　　搬送容器のコンセプト…………… 237

5.7　臨床試験で用いた搬送容器………… 238

5.8　今後の展望………………… 239

6　保存・搬送の実用化課題とニーズ
　　………………………畠　賢一郎… 241

6.1　はじめに……………………… 241

6.2　幹細胞を用いた医療に対する指針か

らみた保存・搬送……………… 241

　　6.2.1　『医薬発 1314 号通知』ならびに
　　　　　関連通知への対応…………… 241

　　6.2.2　『ヒト幹細胞を用いた臨床研究に
　　　　　関する指針』への対応………… 242

6.3　細胞加工製品の包装・輸送の課題… 243

　　6.3.1　生細胞を製品として包装するた
　　　　　めに生じる課題……………… 243

　　6.3.2　保存方法・材料に関する課題… 243

　　6.3.3　製品の取り違えに関する課題… 244

　　6.3.4　製品の事前確認に関する課題… 244

6.4　再生医療製品の包装例…………… 244

　　6.4.1　自家培養表皮のシャーレからの
　　　　　剥離および包装……………… 245

　　6.4.2　細胞培養時の添加物の洗浄・除
　　　　　去……………………………… 245

　　6.4.3　製品表示について…………… 245

　　6.4.4　温度管理のための容器………… 245

6.5　おわりに……………………… 245

第 7 章　品質評価

1　安全性評価の総論，造腫瘍性試験の現
　　状と展望………安田　智，佐藤陽治… 247

1.1　はじめに……………………… 247

1.2　細胞・組織加工製品／幹細胞加工製
　　品の安全性評価………………… 247

1.3　幹細胞加工製品の造腫瘍性試験…… 248

　　1.3.1　ヒト多能性幹細胞の造腫瘍性と
　　　　　造腫瘍性試験国際ガイドライン
　　　　　………………………………… 248

　　1.3.2　ヒト多能性幹細胞加工製品の造
　　　　　腫瘍性試験…………………… 249

　　1.3.3　造腫瘍性関連 in vitro 試験…… 251

　　1.3.4　ヒト体細胞・体性幹細胞加工製
　　　　　品の造腫瘍性試験…………… 251

　　1.3.5　造腫瘍性試験に関するまとめ… 254

2　新しい評価法としてのアレイ CGH 法
　　…………………伊東紀子，佐藤正人，
　　　　　　　　　　的場　亮，梅澤明弘… 256

2.1　はじめに……………………… 256

2.2　アレイ CGH 法とは ……………… 256

2.3　アレイ CGH 法手順 ……………… 257

2.4　ゲノムコピー数の異常の検出……… 258

2.5　正常 DNA（HAPMAP DNA 日本人
　　男性）対骨肉腫 DNA の比較……… 258

2.6 培養軟骨細胞の継代数の差による異常の検出 …………………………… 259

2.7 ADM-2（Aberration Detection Method-2）アルゴリズムのThreshold 値検討 ………………… 260

2.8 今後の展開 ………………………… 260

3 マイコプラズマ否定試験迅速法の可能性 ……………**鮫島葉月**… 262

3.1 はじめに ………………………… 262

3.2 マイコプラズマとは ……………… 262

3.3 マイコプラズマ否定試験の現状 …… 263

3.4 マイコプラズマ汚染リスクの最小化 …………………………………… 264

3.5 再生医療製品に適応させたリスク管理とシステム構築 ……………… 265

4 無菌試験の現状と迅速法の必要性 ……………**能見淑子，水谷　学**… 267

4.1 はじめに ………………………… 267

4.2 従来の医薬品・医療機器と自己由来再生医療製品の無菌保証の違い …… 267

4.3 薬局方やガイドラインにて規定された無菌性の証明手法 ……………… 269

4.4 現状の自己細胞由来製品製造での無菌性確認手段 ……………………… 269

4.5 自己細胞由来製品における無菌性の必要性について ………………… 270

4.6 まとめ …………………………… 270

5 画像解析による培養品質管理 ………………………**備瀬竜馬**… 272

5.1 はじめに ………………………… 272

5.2 細胞画像処理技術 ………………… 272

5.2.1 細胞検出及びトラッキング …… 273

5.2.2 集塊における異なる性質の細胞領域の定量化 ………………… 274

5.3 細胞挙動解析への適用例 ………… 275

5.4 細胞品質管理への可能性 ………… 276

6 新たな最終製品評価の展望─非侵襲性評価① …………………**髙木　睦**… 278

6.1 移植用細胞の非侵襲的評価の必要性 …………………………………… 278

6.2 培養上清の分析による分化度の推定 …………………………………… 278

6.3 2次元接着培養での細胞形態解析 … 279

6.4 位相シフトレーザー顕微鏡の利用 … 280

6.4.1 2次元接着培養での細胞透過光位相差と立体形状の非侵襲的定量 ………………………………… 280

6.4.2 2次元培養での細胞の細胞周期および増殖速度の非侵襲的推定 …………………………………… 281

6.4.3 2次元培養での正常細胞とガン細胞の非侵襲的識別 …………… 281

6.4.4 2次元培養での未分化 iPS 細胞と iPS 由来分化細胞の非侵襲的識別 ……………………………… 283

7 新たな最終製品評価の展望─非侵襲性評価② …………………**福田　宏**… 285

7.1 はじめに ………………………… 285

7.2 培養組織の品質評価の現状と課題 … 285

7.3 近赤外（NIR）分光分析法 ………… 285

7.4 光音響法による組織粘弾性測定 …… 287

7.5 自家蛍光による組織評価 ………… 288

7.6 超音波診断技術による組織評価 …… 288

7.7 MRI 技術による組織評価 ………… 288

7.8 まとめ …………………………… 289

第1章　幹細胞医療の産業化動向

1　産業全体図，規制・標準化・ビジネスモデルの世界動向

江上美芽*

1.1　産業としての全体図概観

　損傷や疾患，加齢により機能不全となった臓器，組織を再構築しあるいは機能修復させること
で，これまで患者の QOL（クオリティ・オブ・ライフ）回復が極めて困難であった疾患や障害
を克服する画期的治療法としての**"再生医療"**，特に自己複製能および多分化能（異なる系列の
細胞に分化する能力）を持つヒトの幹細胞（体性幹細胞，ES 細胞および iPS 細胞）を使用する
"幹細胞医療"は，ヒトに対する臨床試験や実験的治療において医師および社会から驚きと大き
な期待をもって迎えられる臨床成果を挙げはじめている。

　医療費高騰に歯止めをかけ，薬剤処方や治療の有効性，効率性を向上するために，より的確な
診断とエビデンスに基づく治療をリンクさせて医療費支出のシフトダウンを図る現在，より先制
的医療，根治治療として幹細胞を活用した治療法の道を開くことは，アクティブな高齢化社会の
基盤を支え，生活習慣病や癌，慢性疾患治療などへの新たな取り組みを可能にするものである。
欧米においても，再生医療は患者個人の医療経済的メリットの高い治療となりうるのみならず，
その開発コストの3倍以上の総医療費圧縮効果を国家的にもたらすとして，臓器ごとの開発戦略
ビジョンを掲げ[1]，早期実用化，産業化に向けた大型予算投入や制度設計等の国家的支援競争が
始まっており，日本はやや遅れて開発支援体制を急整備している状況である。平成22年6月18
日に臨床研究から実用化への切れ目ない移行を可能とする最適な制度的枠組みの構築に関して閣
議決定され，平成24年6月6日に医療イノベーション5カ年戦略（内閣官房医療イノベーショ
ン推進室）[2]が発表されて，再生医療，幹細胞医療の実用化に対する重点的かつ省庁横断的な施
策検討や予算投入が開始されている。

　さて，再生医療の実用化の現状は，2010年の世界での再生医療関連市場規模が約20億ドル＝
1,568億円（日本は約125億円），狭義の細胞製品市場は4億ドル＝約300億円（日本は約2億円）
と，日本の貢献はいまだ微々たるものである。今後の成長予想として様々な海外調査会社が
2020年の世界市場規模を80億～90億ドル，おおよそ8000億円強と見ており，富士経済が[3]
2020年の国内市場規模を705億円程度（うち細胞製品は30億円）と予測していることから，こ
の7-8年で世界市場の10%強の規模に急成長することが期待されている。本格的な再生医療の
実現に必須の3次元組織再生技術を日本がリードにするには，iPS 細胞由来を含めた大量かつ妥

---

　*　Mime Egami　東京女子医科大学　先端生命医科学研究所　客員教授；チーフ・メディカ
　　　　　　ル・イノベーションオフィサー；国際産学連携・知財戦略コーディネーター

当なコストによる目的細胞の分化培養の技術開発，*in vitro* での血管網構築システムの産学連携開発が鍵となる。また幹細胞医療に求められる，細胞の採取→保存・搬送→調整・加工・評価→搬送・保存→患者投与までの一連の医療プロセスをより大量の患者に安全，安定的に再現性を保持して提供するためには，従来の臨床施設内担当者や技術者の手作業に頼るのではなく産業が担う行程を確立すること，更には自己細胞を含めて品質・工程管理された幹細胞医療製品加工技術，自動化装置，評価システムを開発して医師・臨床機関と新たな結集連携体制を構築することが急務と言える（図1）。

こうした産業化の姿は，従来の医薬品開発の王道であった均質安全なモノ化研究開発（モノへの高額投資）とより大型治験による統計的有効性の立証，世界普及と大量生産体制による製造コストダウンとはかなり異なるものである。品質が不均一である醗酵天然物創薬等に対しても多大な研究開発投資による「品質の均一化」を行い，モノ規制としての薬事法審査の勝者が医療機関へ薬事法の下で製品を販売する。こうしたモノ化した医薬品における産業，医師，行政，患者の責任分担のあり方が，生きた細胞に品質・工程管理された加工を施し患者に移植する幹細胞医療にも社会から期待されているのかを十分議論すべきところである。自己細胞，他家細胞を問わず，採取機関から移植機関までの加工・搬送プロセスが均質化，自動化され，コスト削減の可能性が最大限に広がること，同時に臨床機関側においても採取・移植に関わる施設，担当医師および専門人材の質を上げる体制・教育制度を実現して初めて総合的に高品質でかつ安定した結集医療提供体制が駆動する。世界に向けた幹細胞医療の最適・最善な管理体制と提供プロセスの実現を追

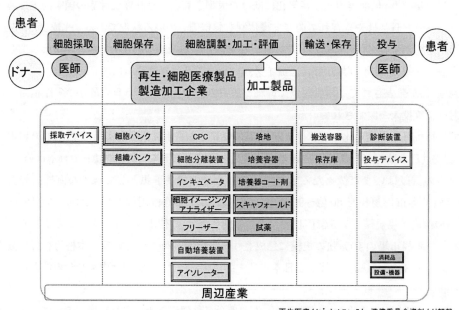

図1　幹細胞医療製品の周辺産業

第1章　幹細胞医療の産業化動向

求することで，産官患医が相互に連動して結集医療システムを構成する次世代型プラットフォームへの変革が実現することが期待される。

1.2　Process Analytical Technology（"PAT"）と国際標準化

1.2.1　PAT

　従来の医薬品製造を前提とした薬事行政，GMP[4] による品質保証体制に対して，今後の幹細胞医療産業の屋台骨になるともいうべき新たな品質保証システムとして，Process Analytical Technology（"PAT"）技術の開発が海外行政側から強く推奨されている。PAT とは，**継続性・自動制御・遠隔監視**の3要素を特徴とするリアルタイムな計測により，対象とする製品の製造工程の設計，分析，品質およびリスク管理を行い，最終的に製品の品質を保証するシステムのことである。

　既に石油・化学業界では幅広く知られ15年近く採用されている基幹システムであるが，米国食品医薬品局（FDA）はその「公衆衛生のためのレギュラトリーサイエンス推進」戦略ペーパー[5] において，レギュラトリーサイエンスによって製造加工工程の把握と管理方法を近代化するために Quality by Design（QbD）手法の導入を大いに推奨している。QbD とは，①連続的で自動化された加工製造法，②単なる最終製品テストに対峙すべき PAT 技術による工程の連続監視・管理体制，③工程変更や製品品質の変化を検出する新たな統計的アプローチである。この手法はより優れた品質管理を実現すると共に，フレキシブルな製造設備，特にモジュラー機器・設備や消耗部材品の導入により，通常時のみならず緊急時においても高速な生産を可能にし，また開発・製造コストの削減をも実現すると認識されている。FDA はバイオ医薬・幹細胞医療製品に最適な基幹システムとして，ガイドライン作業部会を結成している。

　上記 PAT をわかりやすく説明すると，自動培養加工技術と組み合わされたシステムとして，直接細胞に接触しない細胞培養室外部あるいは遠隔地点から，細胞培養加工プロセスの最終段階に限らず継続的な検査と自動制御の監視をリアルタイムに行う技術である。特徴となる3要素は，継続性＝継続計測による早期警報システム，自動制御＝自動補正システムおよび補正記録データベース，遠隔監視＝複数プロセスの品質保証管理システムとして相互に関連して機能し，圧や温度，流体速度などの継続測定と最適化を可能にする。また液漏れや汚染が発生した場合に瞬時にプロセスを中断したり修正を行うことで，品質管理に関連する製品廃棄や修復時間のロスを最小限にでき，歩留まりの改善と製造コストの削減をもたらす。特に生きた細胞による製品には大きな課題であった最終製品の品質管理試験や検査負担を軽減しつつ，安全価値と最終品質を最大限に高めることで幹細胞医療製品の製造コストを最小限に抑え，品質面，安全面，コスト面で三位一体メリットが実現しうる。FDA は PAT 技術の確立によって従来の最終製品試験の多くを工程管理による品質保証に置き換えることが可能であり，統計的信頼性への依存から脱却できるほか，現場視察においてもリアルタイムの相談や指導助言を行ったり，細胞加工の品質管理プロが，中核センターから複数施設をリアルタイムに評価することも可能となるとしている。現

在，東京女子医科大学の最先端研究支援プログラム（中心研究者：岡野光夫教授）において開発中の「組織ファクトリー」（インターフェースを標準化したモジュール式組織製造装置）はこうした国際動向を先取りしたPAT装置開発研究であるといえる。今後の幹細胞医療の産業化に向けた必須技術の標準化に向けた基本要件を検討する際に，PATはその重要な鍵を握るものである。

1.2.2 国際標準化

幹細胞そのものの標準化の取り組みとしては，2003年世界の研究機関が参加して第1回パリ会議を開催したInternational Stem Cell Forum（ISCF）[6]が主導している。① International Stem Cell Initiative（ISCI）：胚性幹細胞（ES細胞）の基礎研究と臨床応用に対してES細胞株が満たすべき基準の策定，および② International Stem Cell Banking Initiative（ICSBI）：ES細胞株バンクの質的な最低要件，国際的なデータ比較や移転・譲渡に関する基準の策定などである。

医療としての実用化に関わる標準化活動としては，デジュール標準の世界最大機関であるInternational Organization for Standardization（ISO）が，TC150/SC7（2007年より日本が国際幹事国），TC194/SC1，TC198/WG9で再生医療分野の標準化活動を進めている。ちなみにISO-TC150は外科用インプラントに関わる標準化を担当している。また，米国ASTM（American Society for Testing and Materials）Internationalは国家的支援を受けてFDAとも連携し，F04（医療および外科材料並びに機器）分野を中心に再生医療に関する50以上の項目が標準化されている。英国は生物製剤の標準化を担うNational Institute for Biological Standards and Control（NIBSC）がUK Stem Cell Bank（UKSCB）を設立し，幹細胞の品質管理技術や臨床応用に向けた各種試験，ES細胞株の無償提供活動を推進し，コンセンサス標準の構築に欠かせない国際的な位置付けと信頼を得ている（http://www.ukstemcellbank.org.uk）。また幹細胞による新薬候補物質の毒性試験技術に関しては2007年にSC4SM（Stem Cells for Safer Medicines）を発足し，欧州大手製薬企業および英国保健省（DH）や医学研究評議会（MRC）等関係機関が参加している。またBSI（British Standard International）は再生医療分野の標準化について，啓発的なシンポジウムを継続開催している（図2，3）。日本の標準化に関わる活動はいまだ一部の分野にとどまるが，より先端的な品質管理技術開発をリードし欧米亜で導入可能な新たな加工プロセス管理システム等を国際的に提唱することで，国際標準化に貢献することが期待されている。

1.3 新たな承認・認定体制，細胞培養加工の外部委託動向

1.3.1 海外の動向

米国における細胞医療製品あるいは組織工学医薬品（Tissue Engineering Medicinal Product）については次の節で詳細に述べられているが，欧州ではATMP（Advanced Therapy Medicinal Product 先進医療製品＝医薬品）というカテゴリーが新設され，各国審査とは別に欧州中央審査機関（EMA）の審査対象製品となっている。ただし，これまで中央審査承認されたのはベルギーTigenix社自家培養軟骨ChondroCelect製品1品だけにとどまっている。中央審査制度以前に各

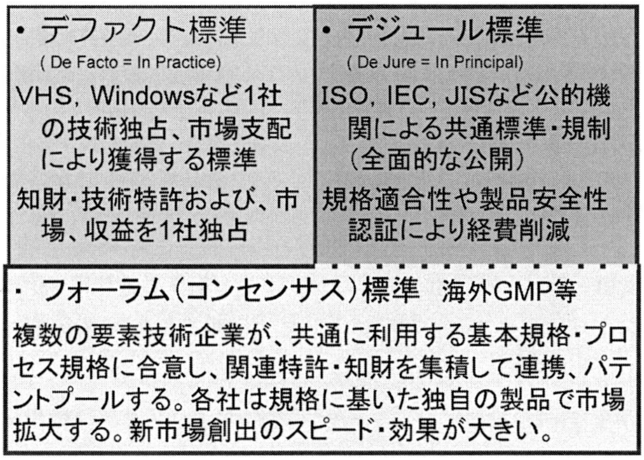

第 1 章　幹細胞医療の産業化動向

・デファクト標準
（ De Facto = In Practice ）
VHS, Windowsなど1社の技術独占、市場支配により獲得する標準

知財・技術特許および、市場、収益を1社独占

・デジュール標準
（ De Jure = In Principal ）
ISO, IEC, JISなど公的機関による共通標準・規制（全面的な公開）

規格適合性や製品安全性認証により経費削減

・フォーラム（コンセンサス）標準　海外GMP等
複数の要素技術企業が、共通に利用する基本規格・プロセス規格に合意し、関連特許・知財を集積して連携、パテントプールする。各社は規格に基いた独自の製品で市場拡大する。新市場創出のスピード・効果が大きい。

図 2　各種の標準化

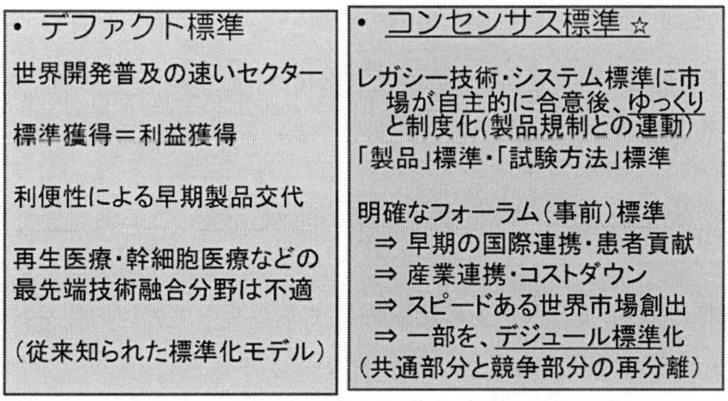

・デファクト標準
世界開発普及の速いセクター

標準獲得＝利益獲得

利便性による早期製品交代

再生医療・幹細胞医療などの最先端技術融合分野は不適

（従来知られた標準化モデル）

・コンセンサス標準 ☆
レガシー技術・システム標準に市場が自主的に合意後、ゆっくりと制度化(製品規制との連動)
「製品」標準・「試験方法」標準

明確なフォーラム（事前）標準
⇒ 早期の国際連携・患者貢献
⇒ 産業連携・コストダウン
⇒ スピードある世界市場創出
⇒ 一部を、デジュール標準化
（共通部分と競争部分の再分離）

☆ 世界に通用する科学的、合理的な標準概念を構築し提唱できる「知」「啓発人材」、および「概念」を現実的な試験方法、プロセス規格に翻訳できる産官学横断的コンソーシアムが必要。

図 3　再生医療とコンセンサス標準

国毎に承認された同カテゴリー製品は 2012 年末前に中央審査機関への申請が義務付けられる中，日本での「先進医療 B」に近いともいえる各国特定施設での治療に限定した Hospital Exemption（病院免除規定）下での治療として実用化を進める傾向が顕著となっている。もともと欧州各国は国を超えて患者が移動し，欧州倫理委員会が各国毎の倫理委員会と連携すると共に，GMP 基準 CPC（細胞加工施設）を周辺国で共同使用し CPC 稼働率と専門人材の熟練度を向上させてきており，こうした研究力と CPC 体制を誇る中核病院が主要な再生医療製品，幹細胞医療製品を取り扱うモデルが見え始めている。

幹細胞医療の実用化技術と産業展望

欧州 ATMP 製品に関わる Hospital Exemption（病院免除規定による小規模非工業的生産）

1）特定の一患者向けに特別に作成された処方箋に従って，2）固有に定めた品質基準に基づき，3）常用的ではなく製造され，4）医療従事者の職務責任の下で，5）同一加盟国内かつ単一病院において使用される ATMP 製品は中央審査の対象外とする。ただし，1）製造・品質に関する国内承認，2）ファーマコビジランス（有害事象監視体制），3）トレーサビリティ（追跡可能性）確保が義務づけられている。（審査機関，臨床機関の連携）   （Art 28 (2) of Regulation (EC) 1394/2007）

　一方，細胞の培養加工を行う施設認定としては，細胞バンクおよび細胞療法分野の自主検査や施設・専門人材認定を目的とする非営利団体として，国際細胞療法協会（ISCT）と米国血液・骨髄移植協会（ASBMT）が Foundation for the Accreditation Cell Therapy（FACT 細胞療法認定組織）を 1996 年に共同創設している。FACT 本部およびスタッフは米国ネブラスカ州オマハ（ネブラスカ大学，医療センター内）で活動を行っており，国内外の細胞バンクや細胞療法施設基準の制定と認定および細胞療法における高水準の医療や研究の奨励をモットーとしている（www.factwebsite.org）。FACT 認定施設を奨励する観点から，2013 年からは非認定施設での臨床試験データが FDA 向け申請書類として認められないといった方向性が打ち出されており，米国 FDA が 2011 年 12 月に産業向けに発表したヒト細胞・組織および細胞組織加工製品の製造に関わるガイダンス current Good Tissue Practice（"GTP"）[7] の検討と併せて，細胞加工業務の一部を大手企業等と提携して外部委託するベンチャー企業や，治験そのものを欧州に移して欧州中核病院の Hospital Exemption 下で実用化を図る米国企業も増えている。また，欧米における医師主導の臨床試験においては，各大学病院内施設において探索的な臨床試験を実施した上で，各病院内施設での細胞培養加工コストを大幅に下回る大手企業への外部委託を行うケースも増加しており，大手企業の細胞培養加工事業が大手病院やベンチャーを顧客として成立しはじめている。

1.3.2　日本の動向

　平成 18 年 7 月ヒト幹細胞を用いる臨床研究に関する指針が制定されてから既に 60 件超の臨床研究が指針への適合性が認められて実施され，確認申請撤廃後に新設された戦略薬事相談（平成 23 年 7 月～平成 24 年 3 月の申込み）数は，事前面談 115 件（うち再生医療関係 46 件），対面助言 36 件（うち再生医療関係 10 件）に上っている。一方薬事承認製品としてはジャパン・ティッシュ・エンジニアリング社の自家培養皮膚ジェイス®および自家培養軟骨ジャック®の 2 品目である。また平成 24 年 11 月 30 日高度医療評価会議において先進医療製品（B）として大阪大学の自己培養口腔粘膜上皮細胞シートが承認され，高度医療費用は 194 万円（患者負担分 55 万円）となった。

　制度的枠組みの検討としては，再生医療・幹細胞医療に関わる，細胞ソース，幹細胞の未分化維持培養と分化誘導，細胞への遺伝子導入・組織化，培養加工自動化装置と工程管理，保存搬送，品質評価といった一連の課題に対し，従来の規制・制度を整備し一貫した制度とする国としての本格的な取り組みが広く要望され，平成 21 年度より「再生医療の制度的枠組みに関する検討会」

第1章　幹細胞医療の産業化動向

が開催されて再生医療の特性にあった制度設計の協議が開始した。

その延長線上にあり平成25年通常国会に提出が予定されている薬事法改正の最新動向としては，平成24年11月29日行政刷新会議規制・制度改革委員会「集中討議　再生医療の推進」厚生労働省発表資料[8]等によれば，再生医療製品（培養等により増殖した生体の細胞・組織から構成され人体の構造・機能の再建，修復等の医療に用いる製品，培養皮膚，培養軟骨等）といった製品定義や，臨床機関から医師以外の細胞加工者（企業）への細胞加工委託を可能とする枠組み，および再生医療の安全性確保に向けた規制外診療（医療）の規制管理の検討に加えて，以下がその重要な柱になるものとみられる（図4）。

1) 再生医療製品の定義を薬事法に置き，医薬品，医療機器とは別に再生医療製品の特性を踏まえた承認，市販後対策を行う。
2) 品質が不均一である再生医療の早期実用化に対応した承認制度，有効性を示唆する前臨床等データを元に安全性の確認によって早期承認し，承認後に有効性，安全性を検証する制度
3) 市販後の安全性，倫理性の確保が可能な品質管理体制，患者へのリスク説明と同意，市販後の安全対策

また，再生医療，幹細胞医療を国民が迅速かつ切れ目無く安全に受けるためには，その研究開発，治療の提供並びに普及の促進に関する「基本理念」を国が定め，国，医師，研究者および事

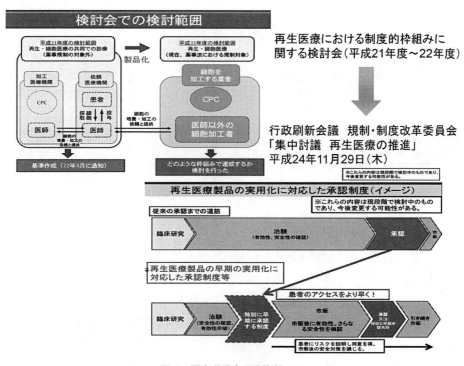

図4　厚生労働省発表資料より

幹細胞医療の実用化技術と産業展望

業者それぞれの実用化初期から本格普及までの責務のあり方を明らかにして，再生医療の研究開発から実用化までの総合的な施策とその推進を図ることが必須である．薬事法改訂とその運用の再検討に加え，国の基本理念としての「再生医療推進法」の早期成立を目指した国会議員および関係官庁の活発な協議が進行している．

1.3.3 新たな再生医療ビジネスモデルの展望

これまで薬事申請企業毎の製造事業によると捉えられていた幹細胞医療製品の新たな産業連携モデルを考察すると，大量の患者への安定的かつ妥当な費用での治療の提供と，専門産業としての採算確保を同時に達成するためには，海外動向に現れているように「細胞加工」事業をより集約した形で大学病院および中堅企業・他のベンチャーから受託する事業体および事業体同士の連携は避けて通れない．こうした細胞加工機関のあり方および，産業が自律的に遵守すべき細胞加工ミニマムコンセンサスパッケージ（コンセンサス標準）の要件を絞り込むために，経済産業省が再生医療の実用化・産業化に関する研究会を平成24年7月に立ち上げ，より踏み込んだ概念整理と制度化に向けた協議を推進している（図5, 6）．

昨今美容クリニックなどにおいて必ずしも再現性や有効性が科学的に確認されていない効能について高額な自由診療として実施されつつある幹細胞医療に対しては，あくまで患者目線に立った規制ガイドラインを整備する一方，優れたサイエンスと適切な前臨床試験でその有効性を立証

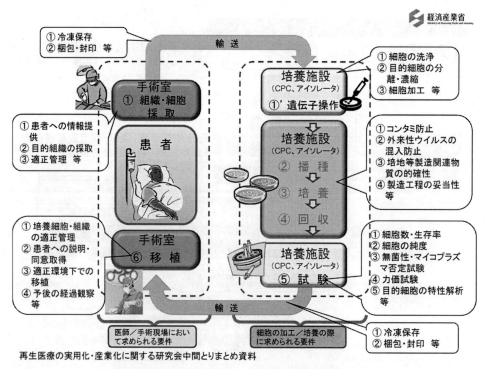

図5 自家細胞を用いた再生医療の工程管理

第1章　幹細胞医療の産業化動向

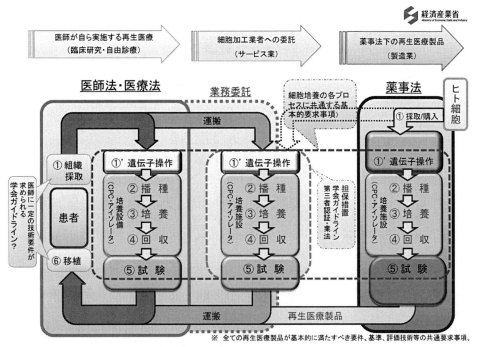

図6　再生医療の加工製造事業展開のイメージ

し，探索的臨床試験（First in Human）によって安全性が確認された再生医療，幹細胞医療製品に対しては，早期に臨床成果を蓄積し更なる有効性の解明を加速しうる条件付き早期承認制度の整備が必要である。また同時並行的に，本書で紹介される優れた3次元組織化技術，自動培養装置・工程管理装置およびサービス，評価技術を結集した幹細胞治療システムのモデル化と世界普及を推進することで，多くの患者に妥当な価格で提供しうる国際競争力ある先端標準治療を日本から迅速に輩出して世界貢献することが期待される。

文　　　献

1) US Dept of Health and Human Services "2020：a new vision-a future for regenerative medicine" http://www.hhs.gov/reference/newfuture.shtml
2) 医療イノベーション5カ年戦略（医療イノベーション会議 6/6/2012）http://www.kantei.go.jp/jp/singi/iryou/5senryaku/siryou01.pdf
3) ティッシュエンジニアリング関連市場の最新動向と将来性 2010, 富士経済㈱（2010）

4) GMP：Good Manufacturing Practice 医薬品の製造管理及び品質管理の規準日本では，平成 16 年厚生労働省令第 179 号「GMP 省令」
5) US Dept of Health and Human Services/ Food and Drug Administration Office of the Commissioner；Office of the Chief Scientist "Advancing Regulatory Science for Public Health"
http://www.fda.gov/ScienceResearch/SpecialTopics/RegulatoryScience/ucm228131.htm
6) International Stem Cell Forum（ISCF）
http://www.stem-cell-forum.net/ISCF/
7) Guidance for Industry：Current Good Tissue Practice（cGTP）and Additional Requirements for Manufacturers of Human Cells, Tissues, and Cellular and Tissue-Based Products（HCT/Ps）U. S. Dept of Health and Human Services/Food and Drug Administration Center for Biologics Evaluation and Research
http://www.fda.gov/downloads/biologicsbloodvaccines/guidancecomplianceregulatoryinformation/guindances/tissue/ucm285223.pdf
8) 行政刷新会議規制・制度改革委員会「集中討議」再生医療の推進 11/29/2012
http://www.cao.go.jp/sasshin/kisei-seido/meeting/2012/togi/life/121129/item0.pdf

2　薬事から見た再生医療周辺技術とバイオマテリアル

川上浩司*

2.1　米国における再生医療関連技術の薬事申請

　再生医療関連製品には，医薬としての細胞，足場材料となるバイオマテリアル技術，細胞の培養や加工に関わる技術などがある。アメリカ合衆国においては，これらの所管は連邦政府の食品医薬品庁（Food and Drug Administration；FDA）である。FDA は，その行政の基盤となるFood, Drug, and Cosmetic（FD & C）法と Public Health Service（PHS）にもとづいて，連邦政府規制集（CFR）に記載されている各種の行政を実施している。この中で，細胞医薬の製造，加工，個別包装，保管において製造業者が遵守しなければならない内容が明確化され（Good Manufacturing Practice；GMP），また，臨床試験に入るにあたって必要な非臨床試験の基準（Good Laboratory Practice；GLP）も定めている。

　アメリカ合衆国においては，人体被験者に未承認の医薬品・生物製剤などを投与する際には，必ず FDA による審査と許可が必要となる。新規医薬品候補を用いた臨床試験にあたっては（日本における未承認薬を用いた臨床研究や治験などといった区別はなく，clinical trial と総称されている），施行する企業や大学等研究機関（総称して sponsor とよぶ）は，例外，区別なく定まった様式にのっとり Investigational New Drug（IND）の申請を準備し，FDA の当該機関に提出する。FDA は，医薬品候補の安全性と有効性について，とくに臨床試験の各段階での科学的評価をおこない，被験者の権利を守っている。

　FDA は，連邦政府における広義の厚生行政機関である DHHS（Department of Health and Human Services）において医薬品・食品行政をつかさどる機関であり，DHHS における並列機関としては国立のライフサイエンス系研究機関としての NIH（National Institutes of Health）や疾病予防をつかさどる CDC（Centers for Disease Control and Prevention），医療の質や経済評価を行う AHRQ（Agency for Healthcare Research and Quality）などが存在している。

　FDA は，7つのセンター・部署から構成されている。そのうち医療用品などの認可行政機関としては，医薬品を扱う Center for Drug Evaluation and Research（CDER），細胞医薬を含む生物製剤を扱う Center for Biologics Evaluation and Research（CBER），医療機材や機器などを扱う Center for Devices and Radiological Health（CDRH）の3つが存在する。CBER の扱う生物製剤には，遺伝子治療，細胞治療（再生医療用途など），組織移植・異種臓器移植，癌ワクチン（すべての剤型），アレルゲン，抗毒素，感染症に対する予防的ワクチン，免疫治療用のトキシン・トキソイド，そして血液や血液製剤が含まれている。現時点では，抗体医薬や蛋白製剤はCBER ではなく CDER によって審査を実施している。

　図1に，FDA での管轄と制度の整理を示す。仮に再生医療関連製品が細胞医薬（治療効果の中心）と医療機器から構成されている場合，生物製剤を審査する CBER が審査の中心的な担当

　＊　Koji Kawakami　京都大学　大学院医学研究科　薬剤疫学　教授

幹細胞医療の実用化技術と産業展望

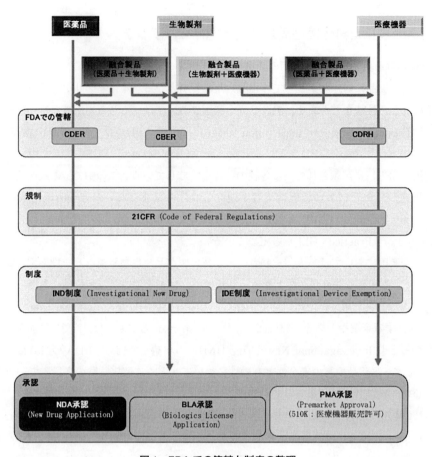

図1　FDA での管轄と制度の整理

となり，医療機器を審査する CDRH が担当部分の審査を行うという形で審査がなされる。

2.2　IND 申請

IND 申請には，薬事承認を目標とした商業用の治験に匹敵する臨床試験 (commercial)，また，日本においては未承認薬等を使用した臨床研究に相当するものとして，研究者用 (Investigator IND)，緊急用 (Emergency Use IND；212 CFR 312.36)，治療用 (Treatment IND；212 CFR 312.34) という枠もある。しかし，研究者用のものも商業目的の臨床試験と同様に審査される。緊急用のものは，代替治療法のない特殊な緊急の感染症などに対応しているが，近年はパンデミック感染症やバイオテロリズム対策もあり，Emergency Use Authorization (EAU) のような制度も設置されている。治療用に関しては，通常の IND 適用外や IND の試験後の追加治療などにおいて適用される特殊なものである。

米国連邦政府の行政当局としての FDA が運用する法の解釈である医薬品関連規制のなかで，

第1章　幹細胞医療の産業化動向

21CFR312 では IND 申請資料の記載項目として以下のように規定している。

1. 臨床試験申請書（From FDA 1571）21CFR312.238（a）（1）
   1) 申請者の名称・住所・連絡先　　5) シリアル番号
   2) 予定される効能　　　　　　　　6) 申請区分
   3) 開発段階　　　　　　　　　　　7) 添付資料のチェックリスト
   4) 今までの IND, DMF 申請番号　　8) 署名欄

2. 目次（Table of contents）21CFR312.238（a）（2）

3. 序文（introductory statement）21CFR312.238（a）（3）
   1) IND 薬の概要　　　　　　　　　4) 臨床試験目的，試験期間
   2) 予定される効能・効果　　　　　5) 以前の臨床使用経験
   3) 用法・用量　　　　　　　　　　6) 米国外の使用状況

4. 臨床開発計画（General investigation plan）21CFR312.238（a）（3）
   1) 開発品の開発根拠　　　　　　　4) 試験デザイン
   2) 対象とする適応症　　　　　　　5) 臨床成績
   3) 評価方法　　　　　　　　　　　6) 開発リスク

5. IND 薬概要書（Investigator's brochure）21CFR312.238（a）（5）
   1) 今までの試験結果の概要　　　　4) 非臨床試験：薬理・毒性，薬力学的，薬物動態
   2) 薬剤に関する情報　　　　　　　5) 臨床成績
   3) 減薬，製剤に関する情報　　　　6) 臨床試験実施上の注意点

6. 臨床試験実施計画書（Study protocols）21CFR312.238（a）（6）
   臨床試験実施計画書（Form FDA1572）
   1) 臨床試験目的　　　　　　　　　1) 臨床試験責任医師
   2) 選択基準・除外基準　　　　　　2) 履歴書
   3) 臨床試験デザイン　　　　　　　3) 実施医療機関
   4) 薬物濃度測定法，投与期間　　　4) 検査測定機関
   5) 評価項目・基準　　　　　　　　5) 臨床試験審査委員会
   6) 血液・生化学検査　　　　　　　6) 臨床試験分担医師
   7) 症例報告書　　　　　　　　　　7) 参加する他の臨床試験名・コード番号
   8) 副作用・緊急処置
   9) 倫理・同意文書
   10) 臨床試験管理

7. 化学，製造及び品質管理に関する情報（Chemistry, manufacturing, and control data）
   1) 原薬-成分，製造者，製造方法　　4) 包装・表示
   2) 製造 規格と試験方法，安定性　　5) 環境アセスメント（Environmental assessment）
   3) プラセボ

幹細胞医療の実用化技術と産業展望

8. 薬理・毒性（Pharmacology and toxicology data）21CFR312.238（a）（8）
   1）薬理，トキシコキネティクス
   2）毒性-単回投与，反復投与，遺伝毒性，生殖毒性
   3）吸収，分布，代謝及び排泄
   4）微生物学

9. 臨床使用経験（Previous human experience）21CFR312.238（a）（9）
   1）米国内外の使用経験
   2）今までの試験成績
   3）発表資料及び関連文献

10. 追加情報（Additional information）21CFR312.238（a）（10）
   1）向精神薬
   2）放射性医薬品
   3）小児臨床試験

　　INDパッケージの準備においては，以上の点に沿って記載していくことになる。特に，IND薬概要書（Investigator's brochure）は臨床試験の実施医師がどのように当該臨床試験の試験物，科学的データ，臨床試験プロトコルについて理解をしているかの書類ともなり，FDAの審査官も全体像を把握するために注意深く読むものである。的確かつ簡潔に準備されたい。臨床使用経験（Previous human experience）については，適宜発表文献を添付することなどで対応する。

　　上記のように準備されたパッケージをFDAに対して提出することからIND申請はスタートする。まず，FDAの担当事務局は，それぞれの申請の受理後IND番号を決定し，申請者に通知する。以降，申請者とFDAとのやり取りはこのIND番号によって行われる。原則として，行政当局はIND申請を科学的観点から評価，審査する。申請者からのすべての提案，すなわち，試験物の安全性と特徴，製造と品質管理，科学的論拠，また，製造方法の確立，非臨床試験，臨床プロトコルは，仮説や憶測によるものではなく，科学的根拠をもって論理的に説明される必要がある。細胞医薬については，CBERでの初回IND（original IND）の担当審査官は，化学，製造及び品質管理に関する情報（Chemistry, manufacturing, and control；CMC data），薬理・毒性（Pharmacology and toxicology data），臨床試験実施計画書（Study protocols）それぞれの担当の3人と，その上長となり，通常はCMC審査官が全体を統括して合議される。IND申請のFDAでの受理（receipt date）から30日間がFDAの持ち時間であるが，通常はその数日前（27日程度）を目処に審査の方針が取りまとめられ，当IND臨床試験の実施が可能（allowed to proceed）か，あるいは不可（clinical hold）かを決定する（decision date）。Clinical holdの場合には通常は申請者に対して電話にて結果が通達され，後日公式文書によってその詳細内容が送付される。通常，FDA内の審査官同士は，Eメール，電話，会議などで情報交換が図られるが，申請者とFDA審査官との間は，申請者のセキュリティが万全かどうかわからないなどの理由から，電話やファックス，安全なサーバでのコミュニケーションが図られる。

第1章　幹細胞医療の産業化動向

2.3　IND 申請における指摘事項への対応

　重要なことは，FDA に対して必要な情報，データをしっかりと開示し，またコミュニケーションをよく図ることによって，誤解や齟齬などのないように努めることである。上述のように，FDA 側の審査持ち時間である 30 日のうち，通常はその数日前（27 日程度）を目処に審査の方針が取りまとめられ，当 IND 臨床試験の実施が可能（allowed to proceed）か，あるいは不可（clinical hold）かが決定される。そこで，提出後 20 日-27 日前後には，審査官側から申請者側担当者に対して，データの解釈や説明文書についての照会，質問がなされることがしばしばある。そこで，申請者側担当者は，いつでもデータにアクセスできる体制にして対応が出来るように待機しておくことが望まれる。もし担当審査官の質問などに審査期間内に対応，回答することが出来ない場合，せっかく初回審査で臨床試験実施が可能（allowed to proceed）になるものであっても，不可（clinical hold）となる。申請期間はしっかりと対応することが推奨される。

　初回 IND 申請が許可されて臨床試験が開始されてからも，各種の変更や追加などによって FDA 側に提出すべき申請書類が存在する。これらを包括して amendments と呼ぶ。Amendment の種類は，新規プロトコル，一部変更，新規臨床試験担当医師の登録などの臨床プロトコルの変更（protocol amendment），会社体制の変更や連絡先変更などの新規情報（information amendments），安全性情報の報告（safety reports），年次報告（annual report）となっている。特に年次報告（annual report）は，21 CFR 312.33 で規定される重要な amendment である。当該 IND が開始されてから一年毎 60 日以内に，申請者は FDA 審査官に対して年次報告を提出することが義務付けられている。年次報告の内容は，研究（臨床試験）の進捗関連や到達具合の情報，次年度の予定，IND 薬概要書（Investigator's brochure）の変更点，臨床プロトコルの変更点，当該試験物の海外における臨床開発の動向と進捗，その他重要な開発情報などとなっている。担当審査官としては，当該 IND 申請の情報にキャッチアップして記憶をリフレッシュするためにも年次報告は重要であり，比較的マイナーな変更情報の amendment に比して真剣に確認する傾向にある。申請者側としては，審査官によい印象を与え適切な助言，支援を得るためにもきちんとした年次報告を提出することが望まれる。

2.4　おわりに

　細胞医薬，バイオマテリアル技術を用いた再生医療にたいしては FDA-CBER の担当部署からの関心も高く，様々に薬事支援を得ることができる。細胞医薬の承認事例はまだ少ないが，前臨床の段階（pre-IND フェーズ），早期臨床試験の段階（IND フェーズ），End-of Phase 2 ミーティングを経てフェーズ 3 臨床試験の段階，と FDA 当局と積極的にかつ緊密に連携し，よくディスカッションをしながら開発を進めることにより，開発企業も FDA もともに経験を高めることができる。常に忘れてはならないのは，薬事規制を行う行政側としても新しい生物製剤の評価についてはチャレンジも多く，開発者と二人三脚で新しい医療を切り開いていこうとする意識は高いということである。

第2章　現状の細胞ソース

1　ヒト細胞・組織の入手と利用

菅原　桂*

1.1　はじめに

　近年，再生医療という言葉が新聞やテレビなどでも取り上げられるようになり，これまで有効な治療法がなかった疾患においても，再生医療による新たな治療が期待されている。わが国では再生医療の基礎研究は盛んに行われているものの，諸外国に比べて実用化は遅れており，製造販売承認を取得した製品が2品目，現在治験を実施している開発品が2品目という状況である（表1）。日本は臓器移植の現状から明らかなように，他人に細胞や組織を提供することや，その反対に他人の細胞や組織を受け入れることに非常に慎重である。これが再生医療の進歩によって，自分の細胞を増やしたり加工して自らの疾病を治すことが可能になれば，その恩恵にあずかりたいと考える人は多いであろう。本稿では，筆者らが経験した自家培養軟骨の製品開発を踏まえ，再生医療製品（細胞・組織加工製品）の開発におけるヒト細胞・組織利用の現状について概説する。

1.2　細胞・組織加工製品に用いられる細胞—自家と同種—

　細胞・組織加工製品に用いる細胞からみた製品の分類としては，患者自身の細胞・組織を加工して移植する「自己由来細胞・組織加工製品」（以下，自家製品）と，他人の細胞・組織を加工して患者に移植する「同種由来細胞・組織加工製品」（以下，同種製品）とに分けられる。現在，各国で承認され製品化されている主な細胞・組織加工製品を表2に示す。自家製品は細胞に対する免疫拒絶のおそれが無いのに対し，同種製品は免疫拒絶の可能性があるため，同種製品の適応としては免疫能が低下している熱傷などに限って使用されている。また，間葉系幹細胞は免疫的に寛容であると言われており，韓国では既に同種臍帯血由来の間葉系幹細胞を軟骨欠損治療に用

表1　日本におけるヒト細胞・組織加工製品

分類（製品名）	使用細胞・組織	開発企業名	状　況
培養表皮（ジェイス®）	自家皮膚組織	ジャパン・ティッシュ・エンジニアリング	製造承認取得
培養軟骨（ジャック®）	自家軟骨組織	ジャパン・ティッシュ・エンジニアリング	製造販売承認取得
骨格筋芽細胞シート	自家骨格筋組織	テルモ	治験実施中
間葉系幹細胞	同種骨髄細胞	日本ケミカルリサーチ	治験実施中

各社発表資料等をもとに作成

＊　Katsura Sugawara　㈱ジャパン・ティッシュ・エンジニアリング　研究開発部　部長，自家
　　培養軟骨ジャック　プロダクトマネージャー

第2章　現状の細胞ソース

表2　各国で承認されている主な細胞・組織加工製品

国・地域	適用部位		
	皮　膚	軟　骨	その他［適応］
日本	ジェイス® （自家表皮細胞）	ジャック® （自家軟骨細胞）	なし
米国	Epicel® （自家表皮細胞） Dermagraft® （同種線維芽細胞） Dermagraft-TC® （同種線維芽細胞） Aprigraf® （同種表皮細胞＋線維芽細胞） OrCel® （同種表皮細胞＋線維芽細胞）	Carticel® （自家軟骨細胞）	Provenge®［前立腺がん］ （自家樹状細胞） Laviv™［しわ取り］ （自家線維芽細胞） GINTUIT™［歯肉治療］ （同種表皮細胞，線維芽細胞）
欧州	EpiDex® （自家表皮細胞）	ChondroCelect® （自家軟骨細胞） chondroTransplant® （自家軟骨細胞） chondrospere® （自家軟骨細胞） BioSeed®-C （自家軟骨細胞） CaReS® （自家軟骨細胞） MACI® （自家軟骨細胞） Hyalograft®-C （自家軟骨細胞）	なし
韓国	Holoderm® （自家表皮細胞） Kaloderm® （同種表皮細胞）	Chondron™ （自家軟骨細胞） Articel （自家軟骨細胞） Cartistem® （同種臍帯血由来間葉系幹細胞）	Adipocel［瘢痕］ （自家脂肪細胞） Hearticellgram®-AMI ［心筋梗塞］ （自家骨髄由来間葉系幹細胞）

各社ホームページ等をもとに作成

いる製品 Cartistem® が承認されている。

　再生医療製品で使用する細胞・組織の入手と利用の観点からみると，自家製品と同種製品では状況が大きく異なる。自家製品の場合は，患者自身から細胞・組織を採取し，それを企業が培養・加工して患者自身に戻すいわゆるオーダーメードであり，細胞・組織が流通することがないため，細胞・組織に由来する感染症リスクなどは考えなくて良い。一方，同種製品は，採取した細胞・組織を企業が培養・加工する際に，多くの場合は大量に増やして製品とした後に，別の患者に移植されるため，原材料であるヒト細胞・組織に起因する病原体の検査が重要となる。この

点について，ヒト同種由来細胞・組織加工製品の品質及び安全性について示した「ヒト（同種）由来細胞や組織を加工した医薬品又は医療機器の品質及び安全性の確保について」（平成20年9月12日，薬食発第0912006号）においては，ドナーの選択基準，適格性について以下のように示している。

　ドナーが倫理的に適切に選択されたことを示すこと。また，年齢，性別，民族学的特徴，病歴，健康状態，採取細胞・組織を介して感染する可能性がある各種感染症に関する検査項目，免疫適合性等を考慮して，選択基準，適格性基準を定め，その妥当性を明らかにすること。

　特にB型肝炎（HBV），C型肝炎（HCV），ヒト免疫不全ウイルス（HIV）感染症，成人T細胞白血病（HTLV），パルボウイルスB19感染症については，問診及び検査（血清学的試験や核酸増幅法等）により否定すること。また，サイトメガロウイルス感染，EBウイルス感染及びウエストナイルウイルス感染については必要に応じて検査により否定すること。

　この他，次に掲げるものについては，既往歴，問診等の診断を行うとともに，輸血，移植医療を受けた経験の有無等からドナーとしての適格性を判断すること。

　　・梅毒トレポネーマ，クラミジア，淋菌，結核菌等の細菌による感染症
　　・敗血症及びその疑い
　　・悪性腫瘍
　　・重篤な代謝及び内分泌疾患
　　・膠原病及び血液疾患
　　・肝疾患
　　・伝達性海綿状脳症及びその疑い並びにその他の認知症

　すなわち同種製品においては，ドナーに由来する感染症等のリスク管理が最大の要点である。実際には，すべての病原体について否定することは理論的に不可能であるが，少なくとも指針で示された項目については十分に確認する必要がある。このように同種製品には自家製品とは異なる難しさがあるが，表2において米国での培養皮膚の多くが同種製品ということは，製品化にあたって同種細胞が有利な場合があることを示している。培養皮膚に用いる表皮細胞や線維芽細胞は培養で増やすことが比較的容易で，凍結保存も可能であるため，大量に製造して作り置き（off-the-shelf）製品とすることができる。そのため，熱傷など緊急を要する適応に対しても迅速な対応が可能となる。品質管理の観点からも，大量に作った中から抜き取り検査が可能となるためコストを低減できる利点がある。これに対し，自家製品の場合は事前に作り置きができないため緊急使用に向かないこと，患者ごとに工程検査や出荷検査を行うことになるためコスト高になってしまうなどの課題が残る。

　一方，当社が開発している自家培養軟骨の場合は，軟骨細胞の特性のため同種製品に向かない事情がある。軟骨細胞は単層培養などで大量に培養すると，いわゆる脱分化を起こして軟骨細胞

第2章　現状の細胞ソース

としての軟骨基質産生能を失うことが古くから知られており[1]，大量に製造し作り置きをするという同種製品としての利点がない。また緊急性の高い熱傷などと異なり，軟骨欠損治療はある程度の待機が可能であるため，自家細胞を培養する時間的猶予があることも一因である。表2に示したように，製品化されている培養軟骨のほとんどが自家であることは，このような理由による。以上のように，自家細胞を用いるか，あるいは同種細胞を用いるかは，適応を含めた製品コンセプトと密接に関係することに留意する必要がある。

1.3　ヒト細胞・組織の入手と利用に関する現状

　臓器移植の現状から分かるように，自分の細胞・組織を他人に提供すること，また他人の細胞・組織を自分の体に受け入れることについては，国民性や宗教観，倫理観が大きく影響している。また，体から取り出した組織は誰のものかという哲学的な思想についても日米欧で違いがある。表2に示したように，多くの同種製品がある米国では，臓器移植の際の移植不適合の組織が研究用ヒト組織として使用されているほか，スキンバンクや骨バンクの基盤が整っており，同種移植組織が販売されているという現実もある。一方，日本国内でヒト細胞・組織の分譲を行っている機関には，ヒューマンサイエンス財団，理化学研究所・細胞銀行，医薬基盤研・細胞銀行，エイチ・エー・ビー（HAB）研究機構などがあるが，その規模や利用目的は限定的である[2]。また，スキンバンクや骨バンクは臨床系の学会や一部の医療機関が小規模に運営しているものである。日本においては，ヒト細胞・組織の産業・商業利用について定めた制度や法律がないため，バンキングされた細胞・組織を使って同種のヒト細胞・組織製品を作り，営利目的で供給することができないという点が，同種製品の開発の遅れにつながっている。

1.4　非臨床試験におけるヒト細胞・組織の入手と使用の実際

　再生医療の研究および製品開発においては，同種製品であっても自家製品であっても，ヒト細胞・組織を用いた評価は必須である。研究開始当初は動物の細胞を用いて，培養条件や基本仕様の検討や，動物を用いた移植試験により安全性及び有効性の検証などを行うが，開発の早期からヒト細胞・組織を用いて目的とするものが作製できるかを検証することが望ましい。この際に入手するヒト細胞・組織は，移植が目的ではなく，研究（非臨床試験）が目的となるので，それを前提とした手続き（同意取得を含む）を行って研究用のヒト組織を入手することになる。日本おけるヒト組織の研究利用について直接的に定めた法律はないが，「手術等で摘出されたヒト組織を用いた研究開発の在り方について」（厚生科学審議会答申，1998年）には，医薬品の研究開発を想定した基本的な考え方が示されている。

　当社では自家培養軟骨の非臨床試験を実施するにあたり，ヒト軟骨細胞・組織の入手方法について検討を行った。ヒト軟骨細胞は「正常ヒト膝関節軟骨細胞」という名称などで市販されており，試薬などと同様の手続きで購入することができるが，前述のように軟骨細胞は単層培養で増殖させると，いわゆる脱分化を起こすことが知られている。われわれが検討した範囲ではこのよ

19

うな市販軟骨細胞では軟骨基質産生能が失われており，非臨床試験には使えないことが明らかとなった。また，健常軟骨組織は手術の際に余剰組織として採取され廃棄されることもない。これは皮膚組織が眼瞼下垂や乳房再建などの際に採取され廃棄される場合があるのとは事情が異なる点であり，培養軟骨の製品開発においては大きな課題である。われわれは，人工膝関節置換術の際に廃棄される骨軟骨組織を，医療機関の倫理委員会の承認と患者同意取得のもと，研究用組織として医療機関から無償で提供いただき，非臨床研究に使用してきた。このような場合には，以下を遵守する必要がある。

・ヘルシンキ宣言（人間を対象とする医学研究の倫理的原則）
・ヒト（自己）由来細胞や組織を加工した医薬品又は医療機器の品質及び安全性の確保について（平成20年2月8日，薬食発第0208003号）
・組織採取医療機関の倫理委員会

　人工膝関節置換術の際に廃棄される骨軟骨組織のように，研究のために新たに組織を採取するものではなく，廃棄される組織を研究に利用する場合については，臨床研究とは別の枠組みで考えるべきという考えもあるが[3]，当社では上記の指針等を踏まえ，臨床研究に準じた手続きによって研究用ヒト組織を入手している。

1.5　当社の倫理基本方針と倫理委員会[4]
　ヒト細胞・組織を用いた再生医療の研究開発・製造は，十分な倫理的配慮の下に行われる必要があることから，当社では設立当初より倫理に関する基本方針を定めている。現行の倫理基本方針は「研究開発におけるヒト組織および細胞の取扱いに関する倫理基本方針」と「自家培養製品の製造および販売における倫理基本方針」からなる。このうち非臨床試験は「研究開発におけるヒト組織および細胞の取扱いに関する倫理基本方針」に基づいて実施する。この倫理基本方針のもとになっているのは，「ヒト又は動物由来成分を原料として製造される医薬品等の品質及び安全性確保について」（平成12年12月26日，医薬発第1314号）と「ヒトゲノム・遺伝子解析研究に関する倫理指針」（平成13年3月29日）である。非臨床試験におけるヒト組織の入手においては，研究計画等の倫理的妥当性が，ヒト組織等の提供を依頼する外部機関の倫理委員会で審議され，承認されていることを原則としている。ヒト組織等の採取にあたる医療機関については，①適正にヒト組織等を採取できる施設および設備を有すること，②適正にヒト組織等を採取できる人員を備えていること，③採取医療機関において独自に倫理委員会が設置され，ヒト組織等の提供に関する審議を行う体制を有すること，を要件としている。また，ヒト組織等の提供者に対しては，①廃棄予定のヒト組織等の一部が当社に無償で提供され，研究開発に用いられること，②ヒト組織等を用いた研究によって得られた情報は，提供者に直接還元されるものではないこと，③研究開発に必要な情報として，提供者に関する一部の情報（提供者が特定されない範囲に

第2章　現状の細胞ソース

限る）が当社に伝えられること，④提供者のプライバシーは保護されること，⑤提供者がヒト組織等の提供を拒否した場合であっても，なんら医療上の不利益を被らせないこと，⑥ヒト組織等の提供後であっても，提供者の意思によって同意の撤回ができること，を提供者に事前に説明し同意を得ることが定められている。

　また，当社では設立時から，ヒト組織および細胞を利用した製品の研究開発，製造販売等の事業を行うにあたって倫理委員会を設置し，倫理および安全管理に関する審査・評価を行っている。倫理委員会は，当社と利害関係を有しない個人または団体に所属する者であって医学専門家，倫理および法律等の医学分野以外の専門家，報道関係者などからなる外部委員と，当社と利害関係を有する個人または団体に所属する企業委員とで構成されている。その活動については，当社ホームページにて議事録が公開されているので，参考にしていただきたい。

1.6　おわりに

　細胞・組織加工製品を開発するにあたっては，非臨床試験におけるヒト組織の入手が不可欠であるが，現実的には，実製造で使用する組織と同じ部位，同じ状態の組織を入手することが困難であることも多い。そのような場合には可能な限り性質の近い組織を入手して試験を実施するとともに，取得したデータから本来の組織の特性を外挿できることを示すロジックが必要となる。われわれが経験した自家培養軟骨の開発においては，健常軟骨組織の入手は困難であることから，変形性関節症に対する人工関節置換術の際の廃棄組織を入手し，残存する軟骨部位を用いて非臨床試験を行った。また，細胞・組織加工製品の開発において治験は臨床成績の評価だけでなく，健常組織を用いた培養成績が得られる貴重な機会でもあるので，製造販売承認申請に用いるデータを漏れなく取得するような計画を立案することが重要である。われわれの経験が，今後のヒト細胞・組織加工製品の開発の参考になれば幸いである。

文　　献

1)　S. Marlovits *et al.*, *J. Bone Joint Surg. Br.*, **86-B**, 286（2004）

2)　吉田東歩，日薬理誌，134，315（2009）

3)　町野朔ほか，ヒト由来試料の研究利用-試料の採取からバイオバンクまで-，p.21 上智大学出版（2009）

4)　株式会社ジャパン・ティッシュ・エンジニアリング倫理基本方針
　　http://www.jpte.co.jp/business/ethical/index.html

2 幹（再生）細胞分離・濃縮用デバイス

岩畔英樹*

2.1 はじめに

　近年の幹細胞研究の進歩はめざましく，多分化能を有する幹細胞に関する基礎的研究の著しい発展によって幹細胞を用いた臓器再生医療への可能性，有用性が次第に明らかとなるにつれて，幹細胞の臨床応用への可能性に大きな期待が寄せられており，近年医療現場で大きく注目されている新しい概念が「再生医療」である。

　「再生医療」とは，損傷や疾病，加齢や先天性障害等で失われた生体機能を修復ないし置換させ元の状態に戻す（再生させる）医療である。再生とは元々私たち人間にも備わっている機能でもあるが，特に自然界のプラナリア（扁形動物門）やイモリの再生能力は大変興味深いものがある。この再生過程をヒトにも応用し，医療とする考え方（オプション）が「再生医療」であり，「夢」の治療法として非常に注目されているが，安全性や有効性の問題，コストの問題を中心に山積している課題も多い。

　そこで本稿では，幹細胞移植を取り巻く基盤研究の実態から臨床現場での実用化まで，細胞調整という視点を中心に完全閉鎖型分離機器の可能性について紹介する。

2.2 幹細胞研究の実態

　いよいよ迎える少子高齢化社会を想定し，平成19年6月1日，内閣府において閣議決定された長期戦略指針「イノベーション25」の政策ロードマップが発表された。この指針の中で，中長期的課題のひとつである「生涯健康な社会形成」において「臓器機能再生の見通しの確立」が戦略として掲げられている。また，更に遡れば平成14年6月19日，文部科学省より「再生医療の実現化プロジェクト」の概要が発表され，平成15年からの10ヵ年計画（国費投入額200億円/10年）を軸に国際的な再生医療分野における主導的立場の確立を目指し戦略的研究開発プロジェクトが開始され，来年いよいよ最終年度を迎える事となる。

　臓器移植問題では，提供者（ドナー）不足は深刻な問題であり，移植を求め莫大な費用準備と移動及び待機に伴うリスク及び体調管理という問題を抱えながら海外へと渡航するケースが後を絶たない。最近では京都大学の山中グループによって線維芽細胞に数種類の遺伝子を導入し，胚性幹細胞に類似した多能性を有する人工多能性幹細胞（induced pluripotent stem cells；iPS 細胞）が世界で初めて創出され臨床応用に向けた研究が進められているが，現時点でまだ安全性に対する課題も多く早期実現段階には至っていない[1]。

　そこで再生医学研究として現在立証されている多くの結果を元に治療学の1つとして再生医療を展開して行く場合，どういった細胞をどの様に使用して行くのか（細胞数・投与方法等），どの様な足場（Scaffold）やマトリックス（生体材料）を選択し生体構造を構築して行くのか，更

　　＊　Hideki Iwaguro　サイトリ・セラピューティクス㈱　再生医療開発部　ディレクター

第2章　現状の細胞ソース

には多種に渡る分化誘導因子（サイトカイン）をどのタイミングでどう組み合わせて行くのか，これら種種の問題を検証して行く事が早期臨床応用への足がかりとなる（図1）。

2.3　臨床応用の実態

少子高齢化に伴う莫大な医療費の問題や次世代を担う子供たちへの新たな治療法の開発など，再生医療の実現化に対する期待が高いなか，幾つかの臨床研究がすでに実施されて

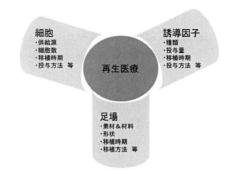

図1　早期実現化に向けた再生医療トライアングル

いる。骨髄単核球細胞，末梢血単核球，CD34陽性細胞などを細胞ソースに，比重遠心法や磁気細胞分離システム，インキュベータでの培養（Expansion法）や他の細胞との共培養（Co-culture法）など，これらの組み合わせの中から前臨床研究データを元に「十分な安全性」を検証し，臨床の現場でさまざまな形で実施されている[2]。

なかでも，細胞移植治療や遺伝子治療の分野において欠かせないGMP（Good Manufacturing Practice）レベルの研究開発施設である細胞処理センター（Cell Processing Center，以下CPCと略す）は，細胞調節，培養，加工などの工程における高い品質管理と確実な安全性が必須との認識から，近年細胞移植治療を目的としている施設での設置が急増した。しかしながら，当初から懸念されていた，①CPC施設運営に関わる運営コスト，②管理運営を遂行していく為のマンパワー，③施設内で作業を行う人間への教育研修，④資材保管や清潔度維持の為の環境整備，⑤社会還元を目的とした円滑運営の為のインフラ整備，などなど解決整備しなければならない問題が山積している。

この様な現状のなか，平成21年8月に厚生労働省の再生医療における制度的枠組みに関する検討会が開催され，細胞加工機関や共同再生医療チームについての要件，再生医療関連学会の役割などについて機論された最近の「CPC実態調査」の結果も発表され，「CPCの稼働率の低さ」が浮き彫りとなった[3]。

2.4　脂肪組織由来再生（幹）細胞と完全閉鎖型細胞分離機器の開発

2001年に当時UCLA大学形成外科の准教授であったMarc Hedrickらが脂肪組織の中から接着性の多能性幹細胞を世界で初めて単離・同定して以来，脂肪組織由来幹細胞に関する研究は急速に発展している[4]。

その後の研究により，この脂肪組織由来の再生（幹）細胞（Adipose-derived regenerative cells；ADRCs）は，性質・機能の面で骨髄由来の間葉系幹細胞（Bone marrow-derived mesenchymal stem cells；BM-MSCs）に非常に良く似ている事が分かり，現在臨床応用に向けた研究が加速している。このADRCsの最大の特徴は，脂肪組織から採取される接着性の幹細胞が同程度の骨

幹細胞医療の実用化技術と産業展望

髄液から採取される幹細胞の1300倍多く含まれているという点である（文献5, 6；図2）。

また最近では臨床応用を見据えた場合，種々の細胞源の中でも比較的簡単にしかも安全に治療に必要なだけの移植細胞が採取出来るとの報告もあり[7]，早期実用化という点で大きな注目を浴びている（表1）。

そこで我々は2002年より，充分に存在する細胞源（ソース）からいかに効率良く簡便に細胞移植治療に必要な細胞数を得るかという課題に対し，細胞分離機器の開発を進めてきた。

2002年の開発当初は，脂肪組織を消化分解する行程と細胞を濃縮する行程は各々別々であり，2つの異なる機器を使用し2時間強程で最終産物を抽出していたが（図3），この開発過程における最大の問題点は「安全性」及び「安定性」であり，その後全自動式完全閉鎖型の開発に着手し，現在のオールインワン式に改良された。この治療法の特徴は，十分にある皮下脂肪より，培養する事なく短時間でヒト脂肪組織中に存在する再生細胞を抽出し，その場でリアルタイムに移植出来るといった点である（図4）。

現在，この細胞分離装置（Celution™ System）は現在米国内で製造されているが2005年12月にオリンパス株式会社との間に合弁会社（社名：Olympus-Cytori, Inc.）を設立し，次世代の脂肪組織由来細

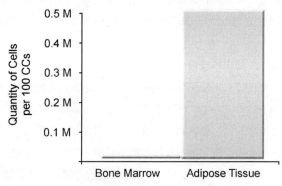

図2　脂肪組織由来再生（幹）細胞の特徴

表1　細胞源の比較 (Ishikawa et al 2010 より引用)

	Pluripotent Stem Cells 多能性幹細胞		Mesenchymal Stem Cells 間葉系幹細胞	
	ES cells 胚性幹細胞	iPS cells 人工多能性幹細胞	BM-MSCs 骨髄由来幹細胞	AT-MSCs 脂肪組織由来幹細胞
培養の必然性	必須	必須	必須	選択可
細胞増殖	必須	必須	任意	任意
分化（誘導）	必須	必須	任意	任意
即時利用（利便性）	不可	不可	不可	可*
品質管理	難	難	容易，時に難	容易*
安全性問題	多	多	小〜多	少*
Trophic 効果	未知	未知	低	高
細胞由来（倫理的問題）	体性	体性	体性	体性
移植方法（免疫）	他家移植**	自家移植	自家移植	自家移植
腫瘍原性	有	有	無	無

*uncultured (potentially eliminating the need for *in vitro* expansion).　未培養（*in vitro* での培養増殖の必要性がない）の場合
**at present.　現時点において

第2章　現状の細胞ソース

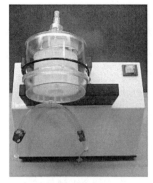
脂肪消化分解処理装置

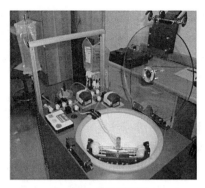
第一世代・細胞濃縮器

図3　初期型・再生（幹）細胞分離機器

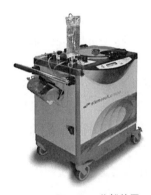
Celution™ System分離装置

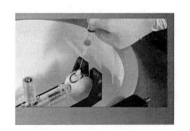
短時間式完全閉鎖型システム

図4　完全閉鎖型細胞分離機器

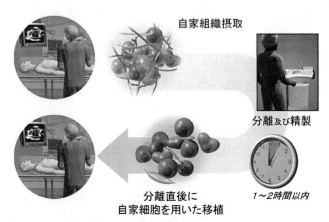

図5　自家細胞移植のフローチャート

胞群分離装置の早期開発および製造を目指し技術連携を図っている。このシステムは完全閉鎖型細胞分離装置であり，移植に必要な細胞を，場所を問わず（手術室・外来・病棟など）リアルタイムに短時間で抽出する機器で，臨床サイドとしてみれば非常に簡便にかつ安全に移植細胞を入手出来るというメリットがある（図5）。

2.5　細胞分離機器を用いた臨床応用

2.5.1　乳癌術後の乳房再建

　九州中央病院および九州大学別府先進医療センターでの倫理委員会において承認を受けた「自己幹細胞を用いた乳癌術後の乳房再建術の臨床研究」の臨床症例第1例目が，2006年5月24日に施行された[8]。

　研究対象としては乳癌により部分切除治療を受け，1年以上経過した（術後照射の有無は問わず），再発のない症例に対して，自己組織である皮下脂肪より Celution™ System 分離装置を用いて得られた細胞を，培養する事なく（非培養法）乳房欠損部に自家移植された。

　現在，世界で初めて日本で行われたこの臨床研究のデータを元に作成されたプロトコルを用いて欧州で市販後試験が行われ，71人の対象者に対する前向き試験の結果は，①施術から12カ月後の全体的な治療結果に対する満足度は，治験参加医師で85（％），患者で75（％）と高かった，②施術から12カ月後の全体的な乳房変形（機能性及び審美性）に対する満足度は，治験参加医師で87（％），患者で67（％）と高かった，③盲検式 MRI 評価では，施術から6カ月および12カ月後において乳房の輪郭に改善が認められた，④ ADRCs 濃縮自家脂肪移植による局部でのガン再発および深刻な有害事象は報告されなかった，との報告であり，今後の臨床展開が期待されている[9]。

2.5.2　虚血性心疾患（慢性および急性）

1：前臨床試験

　Tulane 大学医学部・循環器内科（米国）を中心にアメリカ国内の多施設において「大動物を用いた虚血性心疾患に対する脂肪組織由来幹細胞移植治療」が2002年より開始された。

　研究方法としては，大動物（ブタ）に虚血心臓モデルを作成し，脂肪組織由来幹細胞を移植する方法で，安全性および有効性解析を目的とした臨床試験への基礎データである。これらの結果を元に，以下の臨床試験が開始となった。

2：慢性心筋虚血

　Tulane 大学医学部・循環器内科（米国）を中心にアメリカ国内の多施設において「大動物を用いた虚血性心疾患に対する ADRCs 移植治療」が平成14年より開始された[10]。

　研究方法としては，大動物（ブタ）に対して虚血心臓モデルを作成し，ADRCs を直接左心室心筋内に細胞移植する方法で，安全性および有効性解析を目的とした臨床試験への基礎データである[11]。移植後1カ月に於いて心機能の改善及び梗塞部位の減少並びに自家移植に伴う安全性が認められ，これらの結果を元に2007年5月，Gregorio Maranon 大学医学部・循環器内

第 2 章　現状の細胞ソース

科（スペイン）を中心にヨーロッパにて臨床試験開始の承認申請が行われ，ヒト応用実現化に向けた「難治性狭心症への ADRCs を用いた臨床試験」が開始された。

　本試験は，外科的・内科的治療によっても血行再建の認められない難治性狭心症患者を対象としている。患者自身の脂肪組織を採取後，分離装置を用いて分離・回収された ADRCs を NOGA Mapping システム（虚血冬眠心筋を電気的および機能的に同定する装置）を用いて左心室内膜側より心筋内直接注入する方法で，プラセボを対象群とした二重盲検・無作為化用量漸増試験である[12]。

3：急性心筋梗塞へのトライアル

　Erasmus 大学医学部・Thorax Centrum 循環器内科（オランダ）を中心にヨーロッパでの臨床試験の承認を得て「ST 上昇型急性心筋梗塞患者に対する ADRCs を用いた臨床試験」が2007 年 11 月より開始された。この臨床試験の目的は，臨床グレードでの ADRCs の冠動脈内投与における治療効果及び安全性を検証する為に開始されている。

　この試験では明らかな心疾患の既往のない経皮的冠動脈インターベンション治療が成功した急性心筋梗塞患者で，経皮的冠動脈治療後の左心室駆出機能（LVEF）が 30-50（%），心筋梗塞発症後 36 時間以内及び経皮的冠動脈治療 24 時間以内の患者を対象に治療が行われた。経皮的冠動脈治療後，自己脂肪組織を採取し分離装置を用いて分離・回収された ADRCs を over-the-wire バルーンカテーテルで梗塞責任冠動脈内より移植注入する方法で，プラセボ群または細胞投与群を対象とした二重盲検・無作為化（フェーズ I/IIa）・用量漸増試験である。

　現在のところ，14 名に対する移植投与が終了し，今治療は既存療法により改善した心機能を維持し，心筋梗塞に伴う組織瘢痕の部位を最小限に留め，治療に伴う有害な心筋リモデリング（心筋形状の変化）を抑制し心不全進行を最大限に予防するという事が示唆された[13]。

　現在この臨床トライアルは，安全性及び長期的（1 年 6 カ月）な有効性データに基づいて欧米で最大 210 名を対象とした大規模臨床試験（フェーズ IIb/III）が展開されている。

2.6　まとめ

　現代医学という分野は，内科学と外科学という 2 つの大きな医学が存在し，西洋式治療と東洋式治療という 2 つの大きな医療が中心となり，20 世紀までの医療を支えて来た。そのうねりの中で 20 世紀後半には，心臓や肝臓にはじまる臓器移植が注目を浴び，世界的に移植症例というものが増加しつつ今日に至っている。ではこれからの 21 世紀医療とは一体どんな医療なのか？と考えてみると，再生治療の中でも他人の臓器から頂く他家移植ではなく，更に一歩踏み入れた自家移植，それも個々の Quality of Life（QOL）の改善を目指した総合的再生治療ではないだろうか。

　本稿では，我々のコンセプトである，①培養する事なく，②免疫拒絶の心配がなく，③ウイルスや細菌感染の確立が極めて低く，④高価な医薬品を使用せず，⑤リアルタイムでの自家移植，を中心に述べて来たが，今後はより効率の良い細胞培養法や細胞増幅法の開発も総合的再生治療

の発展には不可欠であろうし，将来のコンビネーション治療の可能性という意味でも解決すべき問題は山積している。

2.7　おわりに

　これらの研究基盤整備が果たしてどこまで実現化に向けて始動しているかは，今後も法規制の問題を始め，官民一体・基礎/臨床連携など様々な問題解決が不可欠であると同時に，再生医療の根幹をなす「安全性」の諸問題をクリアしてこそ，21世紀で求められる「真の再生医療」の発展ではないだろうか。再生医療発展の将来の為にも，是非とも我々医療提供者の連携を強化し，「夢」で終わらない実現化ロードマップを明確にし，再生治療の安全性を最優先に研究開発を進め，寿命の最後まで健康に過ごす事が出来る社会を目指して他ならない。

文　　　献

1) Takahashi K.：*Cell*, **131**（5）：861-872（2007）
2) 新谷理：医学のあゆみ，**217**（5）：392-396（2006）
3) 厚生労働省：「第3回再生医療における制度的枠組みに関する検討会」（委員長　永井良三先生　東京大学大学院医学系研究科循環器内科教授）平成21年8月24日
4) Zuk P. A.：*Tissue Engineering*, **7**（2）：211-28（2001）
5) Fraser J. K.：*Cytotherapy*, **9**（5）：459-67（2007）
6) Caplan A. I.：*Journal of Cellular Physiology*, **213**（2）：341-7（2007）
7) Ishikawa T.：*Current Stem Cell Research & Therapy*, **5**（2）：182-189（2010）
8) 杉町圭蔵：日本美容外科学会会報，**30**（3），151-160（2008）
9) Perez-Cano R.：*European Journal of Surgical Oncology*, **38**（5）：382-9（2012）
10) Meliga, E *et al*：*Euro Intervention*, *Suppl. B*, 26-32（2007）
11) Alt, E *et al*：*International Journal of Cardiology.*, **144**（1）：26-35（2010）
12) Sanz-Ruiz R.：*Cell Transplantation*, **18**：245-254（2009）
13) Houtgraaf JH.：*Journal of the American College of Cardiology*, **59**（5）：539-40（2012）

3 骨髄間葉系幹細胞分離デバイスの開発

小林　明*

3.1　はじめに

　近年，薬物療法や外科的療法では治療が難しい難治性疾患に対する新しい治療方法として再生医療が世界的に注目され，骨・軟骨の再生，肝硬変における肝機能の回復，虚血性疾患（脳・心臓・下肢）における臓器の機能回復，角膜の再生など様々な臨床研究が活発に行われている。再生医療に使用される細胞としては，患者自身の骨髄液や脂肪組織から調製でき，倫理面や腫瘍化，感染，拒絶反応などの安全面に関する問題も少ない骨髄液由来の間葉系幹細胞（MSC）や脂肪組織由来の幹細胞（ADSC）が，最も実用化に近い細胞ソースとして期待されている。しかしながら，これら幹細胞は他の有核細胞に比較して存在比率が低いために，無駄なく回収することが重要である。本稿では，骨髄液から間葉系幹細胞が濃縮された細胞画分を効率よく取得することが可能な「間葉系幹細胞分離デバイス」について紹介する。

3.2　間葉系幹細胞分離デバイスの特徴

3.2.1　開発の背景

　骨髄液中には脂肪細胞・骨細胞・軟骨細胞・筋細胞・腱などの中胚葉系のさまざまな組織に分化する能力を持った間葉系幹細胞が存在する。しかしながら，間葉系幹細胞は骨髄液中の有核細胞の1～10万個に1個の割合でしか存在しないため，できる限りロスなく回収することが重要である。

　現在，間葉系幹細胞の分離は主に密度勾配遠心法（Ficoll 分離法など）が使用されているが，熟練度を要する，分離時間が長い，開放系での操作が含まれるなどの課題を抱えている。我々は，これらの課題が解決できる細胞分離技術の検討を進めてきた結果，間葉系幹細胞が付着性を有する細胞であること，サイズが他の細胞より若干大きいことなどを利用し，間葉系幹細胞を選択的に捕捉できる材料を見出し，間葉系幹細胞分離デバイスを開発するに至った[1]。

3.2.2　製品の形態及び使用方法

⑴　製品の形態

　カラム，回路，バッグから構成され，閉鎖系での処理が可能な「総合セット」（写真1），及びクリーンベンチ内で簡便に使用できる「簡易セット」（写真2）の2種類を販売している。実験目的に応じて使い分けが可能である。

　間葉系幹細胞を捕捉するためのカラムには，細胞分離材としてレーヨン／ポリエチレンからなる平均繊維径 10～15μm 程度の不織布が充填されている。またバッグは，骨髄液バッグ，細胞回収バッグ，及び廃液バッグより構成され，骨髄液バッグの入口には骨髄液中の血餅や骨片を除去する骨髄液濾過フィルターが装着されている。

---

　*　Akira Kobayashi　㈱カネカ　フロンティアバイオ・メディカル研究所　基幹研究員

幹細胞医療の実用化技術と産業展望

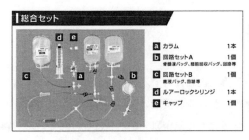

写真1　総合セット

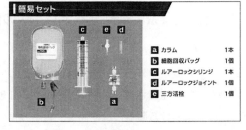

写真2　簡易セット

(2) 使用方法（総合セット）

間葉系幹細胞分離デバイスの使用方法の概要を以下に示す（図1）。

1) 生理食塩液をカラムに通液することによりカラム内の空気を除去する。
2) 骨髄液バッグに入れた骨髄液をカラムに通液する。
3) 再び生理食塩液をカラムに通し，カラム内に留まっている赤血球などの夾雑細胞を洗浄する。
4) 細胞回収液導入ポートより細胞回収液を勢い良く注入し，カラムに捕捉された細胞（間葉系幹細胞など）を細胞回収バッグに回収する。

3.2.3　デバイスの基本分離性能

(1) 血球の分離性能

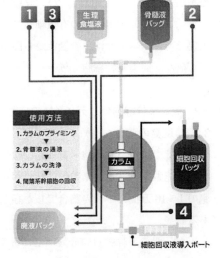

図1　間葉系幹細胞分離デバイスの概要

本デバイスにて，新鮮ブタ骨髄液 25mL を処理した時の細胞分離性能を図2に示す。赤血球を95％以上除去できるという大きな特徴を有する。一方，有核細胞は約70％除去され，約30％が回収される。回収された有核細胞の内訳は，顆粒球が約60％，単核球が約40％から構成される細胞画分である。

(2) 間葉系幹細胞の分離性能

間葉系幹細胞の分離性能を評価するために，市販のヒト骨髄液を用いて，間葉系幹細胞分離においても広く使用されている密度勾配遠心法（Ficoll 分離法）との分離性能比較を行った。

本デバイス処理，及び密度勾配遠心法でそれぞれヒト骨髄液 3mL を処理し，回収直後の細胞画分中に含まれる間葉系幹細胞の割合を比較した。なお，間葉系幹細胞のマーカーとしては，$CD10^+/CD271^+$，$CD90^+/CD271^+$，$CD90^+/CD166^+$，$CD106^+/STRO-1^+$の二重染色を行いフローサイトメーターにて解析した。その結果，いずれの抗体の組み合わせにおいても，デバイス処理で得られた細胞画分で，密度勾配遠心法に比較して高い陽性率を示した。特に，$CD90^+/CD271^+$，$CD106^+/STRO-1^+$ではデバイス処理の方が有意に高い陽性率を示すことを確認した[2]（表1）。

第2章　現状の細胞ソース

また，同時に実施したColony-forming unit（CFU）評価の結果，デバイス処理の方が密度勾配遠心法に比較して有意に高値を示すことも確認された（図3）。

さらに，培養して増殖させたヒト間葉系幹細胞，及びヒト末梢血から調製した白血球をそれぞれ1×10^6（cells）ずつ混合した細胞懸濁液を調製し，本デバイス処理を行い間葉系幹細胞の回収率を求めた。その結果，間葉系幹細胞が90％以上回収され，白血球の回収率は約30％程度であり[2]，本デバイスの高い間葉系幹細胞分離性能が確認された。

ヒト骨髄液以外にも，ブタやウサギ，ラットやマウスなどの実験動物の骨髄液においても，間葉系幹細胞の効率的な分離が可能であることを確認している（図3）。

(3) 細胞分離に要する所要時間

骨髄液量10mL処理時の細胞分離に要する時間は，デバイス法が約8分，密度勾配遠心法は約60分であり，デバイス法が圧倒的に短いことを確認した[2]。

(4) 分離／培養した細胞の特徴

本デバイス処理により得られた細胞を培養した結果，間葉系幹細胞に特徴的な表面抗原を発現しており（図4），骨，軟骨，脂肪への分化能を有する一般的な間葉系幹細胞であることを確認した[2]。

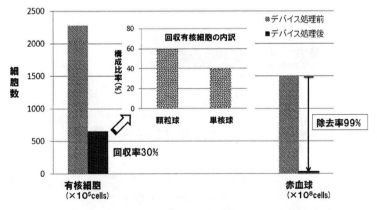

図2　間葉系幹細胞分離デバイスの血球分離性能

表1　各種分離法で得られた有核細胞画分中の間葉系幹細胞マーカーの陽性率（％）

Markers	Fraction of double positive cells	
	デバイス	密度勾配遠心法
CD10$^+$/CD271$^+$	0.16 ± 0.05	0.13 ± 0.02
CD90$^+$/CD271$^+$	0.13 ± 0.00**	0.01 ± 0.01**
CD90$^+$/CD166$^+$	0.31 ± 0.02	0.23 ± 0.15
CD106$^+$/STRO-1$^+$	1.61 ± 0.37*	0.71 ± 0.42*

**$p<0.01$　*$p<0.05$

幹細胞医療の実用化技術と産業展望

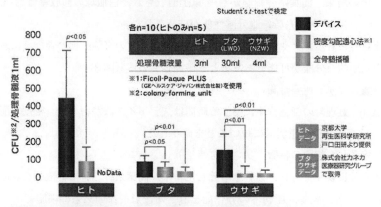

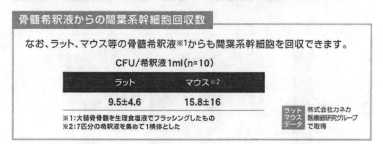

図3　ヒト骨髄液，及び各種実験動物骨髄液からの間葉系幹細胞分離性能

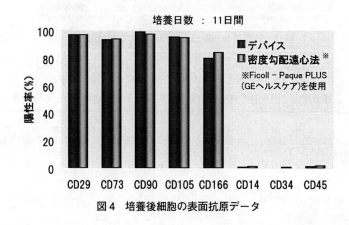

図4　培養後細胞の表面抗原データ

第2章　現状の細胞ソース

3.3　間葉系幹細胞分離デバイスの新展開

　間葉系幹細胞は細胞数が少ないために，必要な細胞数まで培養して増やしてから使用されている。本デバイスでは細胞回収液に培養液を使用すれば，細胞回収バッグに回収された細胞懸濁液を培養基材に直接播種し，簡便に間葉系幹細胞の培養が可能である。一方で治療用間葉系幹細胞の調製は，高度に清浄度がコントロールされている CPC（セルプロセッシングセンター）内で，作業者の手作業で実施されているが，CPC の設置と維持には莫大な費用がかかること，作業者に依存しているためミスオペレーションのリスクがあるなどの課題を抱えている。

　そこで，本デバイスで分離した細胞画分を，培養工程を経ずに，直接患部に移植した時の有効性評価を，月状骨無腐性壊死（キーンベック病）モデルのイヌを用い評価を行った。本デバイスで回収した細胞画分と人工骨基質である βTCP を混合した後に，骨欠損部に移植し移植4週間後に患部の X 線撮影を行い，骨再生状態を評価した。なお，コントロールは，患部に βTCP のみを移植した。その結果，本デバイスで処理した細胞画分と人工骨基質である βTCP を混合し移植した系において，良好な骨再生像が確認された。一方，βTCP のみ移植したコントロールでは骨再生は不良であった[2]。また，骨再生量をマイクロ CT 等を用いて定量的に評価した結果においても，コントロールに比較して本デバイスで処理した細胞画分と βTCP を共に移植した系において，有意に良好な骨再生が確認された（表2）。

　このことは，本デバイスで分離した細胞画分は，培養工程を経ずに直接患部に移植しても高い骨再生能を有する細胞画分であることを示している。また，本デバイスは閉鎖系での処理も可能であることから，今後は手術室内で簡便に再生医療用細胞を調製するデバイスとしての用途展開も考えていきたい。

表2　月状骨無腐性壊死（キーンベック病）モデルイヌを用いた骨再生評価

	X-ray evaluation		Micro CT evaluation		
	CHR	St・hl index（%）	Bone Volume（cm³）	Total Volume（cm³）	Bone ratio
βTCP	0.30 ± 0.03**	67.6 ± 2.4*	0.56 ± 0.07**	0.81 ± 0.11	0.67 ± 0.03**
デバイス処理細胞画分 ＋ βTCP	0.32 ± 0.03**	72.1 ± 6.3*	0.64 ± 0.06**	0.85 ± 0.10	0.76 ± 0.03**

**p<0.01　*p<0.05

	Actual Measurement		
	Weight（g）	Volume（cm³）	Weight/Volume
βTCP	1.78 ± 0.22*	1.33 ± 0.16*	1.34 ± 0.03*
デバイス処理細胞画分 ＋ βTCP	1.83 ± 0.19*	1.34 ± 0.15*	1.38 ± 0.04*

*p<0.05

―デバイスの特長―

間葉系幹細胞分離デバイスは，不織布より赤血球を除去し，間葉系幹細胞が濃縮された細胞画分を分離・回収する新しいデバイスである。

◆安全に
閉鎖系の操作により，コンタミネーションの危険性が低減される。

◆簡便に
20分以内で細胞画分の分離・回収が可能。

◆効率よく
密度勾配遠心法より，効率よく細胞画分の分離／回収が可能。

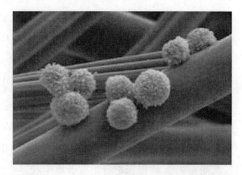

写真3　フィルター繊維上の間葉系幹細胞

3.4　今後の展開

本デバイスは，医療機器メーカーとして医療機器と同等の安全性データを蓄積しているが，現段階では研究用理化学機器である。今後，本デバイスが一日でも早く医療現場で活用頂けるよう，医療機器としての承認取得を目指した取り組みを行いたい。

また，近々発売予定の当社自動細胞培養装置[3]は，間葉系幹細胞分離デバイスで分離／回収した細胞懸濁液が充填されたバッグを無菌的に接続できるように設計されており，本自動培養装置，及び間葉系幹細胞分離デバイスを組み合わせて使用することにより，骨髄液から間葉系幹細胞の分離から培養までを一連の閉鎖系システムで処理することが可能である。今後，再生医療を広く普及させていくためには，CPCのような特段の設備を必要とせず，一般環境下においても，一定の品質が担保できる間葉系幹細胞を高い安全性をもって，かつ低コストで調製できる技術開発が求められる。本稿で紹介した間葉系幹細胞分離デバイス，及び自動細胞培養装置の組み合わせは，このようなニーズに大きく近づいた新システムであり，将来的にはクリニックレベルで安心して使用できる装置として開発し，細胞・再生医療の普及に貢献したいと考えている。さらに，本装置の技術，並びに間葉系幹細胞などの体性幹細胞で得られた知見や経験をベースに，iPS細胞やES細胞を手軽に維持培養するための研究用ツールとしても開発していきたいと考えている。

文　　献

1) 小林明, 吉田進也, *JETI*, **58** (8) ; 83-85 (2010)
2) Ito K, *et al*., *TISSUE ENGINEERING* : Part C, Vol.16, No 1 ; 81-91 (2010)
3) 中谷勝, ほか, *BIO Clinica*, **26** (9) ; 813-816 (2011)

4 組織採取と組織処理・細胞単離の実際

高木 亮[*1], 大和雅之[*2]

　培養細胞による再生医療は，1981年に行われたIII度熱傷に対する培養表皮角化細胞移植からはじまった。ここで用いた培養表皮グラフトは，1975年にRheinwaldとGreenによって報告されたフィーダーレイヤー法という培養方法によって作製された。フィーダーレイヤー法とは，X線照射等により増殖能を失わせた3T3細胞（マウス胎仔由来線維芽細胞株の一つ）を，目的とする細胞（この場合では表皮角化細胞）と共培養するという方法である。この方法で培養された表皮角化細胞は，試験管内で良好な増殖能を示し，生体内の表皮組織のように重層扁平上皮様の組織を構築する。さらにフィーダーレイヤー法は，表皮以外の上皮細胞の培養にも応用することが可能で，角膜上皮細胞や口腔粘膜上皮細胞等を培養して作製した移植グラフトによる再生医療へと発展した。口腔粘膜上皮細胞は，組織採取が容易である事や，比較的培養しやすい細胞であることから，上皮組織再生を目的とした再生医療の細胞ソースとして非常に有用である。そのため，異所性の培養上皮細胞グラフトとして角膜上皮幹細胞疲弊症や表皮欠損，さらには食道粘膜再生にも用いられてきた。

4.1　はじめに

　近年，再生医療は，従来の治療法では満足のいく結果を得ることができなかった多くの疾患に対する根治的療法として大きな期待を集めている。ここでは組織工学的手法を用いて作製された組織様構造物の移植による再生医療の代表例であり，もっとも長い歴史をもつ上皮の再生について，特に培養上皮細胞に焦点をあてて概説したい。

　細胞懸濁液を点滴で経静脈的に移植するか，あるいは患部に直接注射する再生医療を細胞治療と呼ぶことが多い。現在，世界中で様々な治験が進行中であるが，これまでに規制当局の製造販売承認が得られたものとして，膝関節欠損治療のための培養自家軟骨細胞，GvHD（移植片対宿主病）を適応とする培養同種間葉系幹細胞，皺（豊齢線）伸ばしを目的とする培養自家皮膚線維芽細胞がある。一方，合成高分子や生体由来材料製の足場に細胞を播種するなどの組織工学的手法[1]を用いて作製した組織様構造物では，培養真皮，全層型培養皮膚（いずれも同種），培養自家軟骨などが上市されている。

　組織工学はきわめて集学的な研究領域であり，細胞生物学，分子生物学といった基礎生命科学からバイオマテリアルなどの各種工学まで幅広い知識・技術の統合的な活用が求められる。たとえば，目的とする細胞の単離・培養法の確立や，組織様構造の作製に必要な培養条件の探索など，非常に基礎的なレベルから，ヒト臨床応用の際に求められるGMP準拠の培養工程の運用まで，

---

*1　Ryo Takagi　東京女子医科大学　先端生命医科学研究所　研究技師

*2　Masayuki Yamato　東京女子医科大学　先端生命医科学研究所　教授

幹細胞医療の実用化技術と産業展望

どこを欠いても安全かつ有効な再生医療は成立しない。

4.2 フィーダーレイヤーを用いた表皮角化細胞の培養

表皮角化細胞は，皮膚表皮組織の主要構成細胞であり，外界の刺激から生体を守り，体内の水分を保持するなどの重要な機能を果たしている。1975年，GreenらはX線照射した3T3細胞との共培養により，ヒト表皮角化細胞が旺盛に増殖し，培養系で重層扁平上皮組織様の構造を作ることを報告した[2]。抗がん剤処理により増殖能を失わせた3T3細胞も用いることもでき，3T3細胞が分泌する因子あるいは3T3細胞との細胞間接着が，ヒト表皮角化細胞を促進するものと考えられる。このように，目的とする細胞と異なる細胞との共培養を一般にフィーダーレイヤー法と呼ぶ。

皮膚組織から表皮角化細胞の単離法としては，皮膚組織片を培養皿上に貼り付け，組織片から這い出してきた細胞を培養するエクスプラント法や，皮膚組織を細切した後，トリプシン処理を行う酵素法があるが，どちらも真皮由来の線維芽細胞や，上皮中に含まれるランゲルハンス細胞，メラノサイトの混入が少量ではあるものの不可避である（図1）。Greenのフィーダーレイヤーを用いる培養条件では，これら表皮角化細胞以外の混入細胞の増殖が抑制される点もきわめて重要である。この培養条件下では，長期の継代培養が可能であること[3]から，3T3細胞が，表皮角化細胞の増殖と分化を促進する因子を供給しているほか，上皮幹細胞を維持する因子も産生していると考えられる。

さらにGreenらは，*Bacillus polymyxa*由来のタンパク分解酵素であるディスパーゼを用いることで，培養により作製した重層扁平上皮様の培養組織の細胞基質間接着を選択的に破壊し，移植に供しうる培養表皮細胞シートとして回収できることを報告した[4]。2年後，重度熱傷の治療

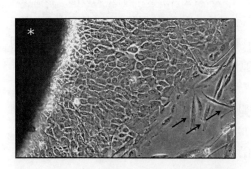

図1 エクスプラント法によるヒト表皮角化細胞
写真左側（*）に培養皿に貼付けた皮膚組織がみられる。組織のまわり囲む敷石状の形態の細胞が皮膚表皮角化細胞。写真の右側（矢印）に紡錘形の線維芽細胞が観察される。

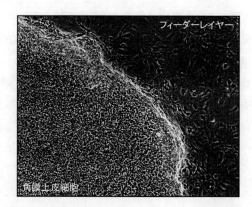

図2 フィーダーレイヤー法によるウサギ角膜輪部上皮細胞
写真右側がウサギ角膜輪部由来の上皮細胞。左側の扁平な形態の細胞はフィーダーレイヤーとして用いたマイトマイシンC処理したマウス線維芽細胞株。

第2章　現状の細胞ソース

に成功したことを報告している[5]が，これは培養細胞を用いた世界初の再生医療の報告である。その後，95％以上にわたる重度熱傷患者の救命や[6]，先天性巨大母斑[7]の治療にも成功している。また，他のグループにより他家由来の表皮細胞を用いた皮膚潰瘍の治療も報告されている[8]。フィーダーレイヤーを用いたGreenの培養条件は，角膜上皮細胞や口腔粘膜上皮細胞など他の重層扁平上皮細胞の培養にも応用することができ（図2），角膜上皮幹細胞疲弊症の治療等で臨床応用されている[9]。

フィーダーレイヤーを用いることにより，重層扁平上皮細胞の継代培養を可能にすると同時に，上皮細胞の分化，重層化が可能となった。未分化性を維持しつつ，分化誘導による上皮細胞の重層化が起きることは，一見矛盾した現象のようにも見える。しかしながら，未分化な細胞を試験管内において適切に維持できるということが，正常な分化を誘導する上でも重要であると考えれば，ここで起こっている現象は不自然なものではないのかもしれない。

これまでにフィーダーレイヤーによる上皮細胞の分化増殖制御がどのような機構によるものであるのかについて様々な研究が行われてきたが，未だその全貌は明らかになっていない。

4.3 フィーダーレイヤーを用いない重層扁平上皮細胞の培養

Henningsらは，フィーダーレイヤーを用いずに表皮角化細胞の継代培養を可能にする培養条件を報告している[10]。一般的な培地のカルシウムイオン濃度は数mMであるが，これを0.05-0.1mMにした低カルシウム培地では表皮角化細胞の分化が高度に抑制され，継代培養が可能である。現在，複数の会社から培養ヒト表皮角化細胞が市販されており，そのほとんどは低カルシウム培地を用いた培養条件で培養するキットとなっている。すべてのメーカー，あるいはロットにおいて可能ではないが，低カルシウム培地で継代培養された表皮細胞をGreenの培養条件など分化誘導可能な条件で培養することによって，重層化した培養表皮組織を作製することもできる（図3）。我々は，低カルシウム条件では上皮細胞において間葉系細胞マーカーが上皮間充織転換（EMT）に関連する遺伝子の発現が誘導され，これをカルシウムを含む分化誘導条件に供することで間充織上皮転換（MET）のような現象が培養系にて生じることを報告している[11]。

また我々は，培養表面にサブミクロンサイズの微小孔を多

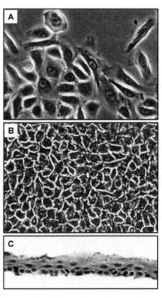

図3　温度応答性カルチャーインサートを用いて作製したヒト表皮角化細胞シート

A：市販されているヒト表皮角化細胞（アジア人，21歳）を低カルシウム培地で培養した時の細胞形態。B：Aで示した細胞をトリプシン処理にて回収し，温度応答性インサートに播種し分化誘導培地で培養を行なった。写真はインサート培養10日目の細胞形態。C：培養11日目に低温処理によって回収したヒト表皮角化細胞シートの組織学的所見。

数有する多孔膜（インサート）上で培養を行い，細胞底面からも培地を供給することで，フィーダーレイヤーや低カルシウム条件を用いることなく，重層扁平上皮細胞を増殖させ，重層扁平上皮様組織を培養系で構築できることを報告している[12]。インサート上に，温度に応じて水との親和性を大きく変化させる温度応答性高分子をグラフトすることで，上皮様組織を構築した後に室温程度の低温処理を行い，ディスパーゼを用いることなく，移植可能な細胞シートとして回収することもできる。

4.4 口腔粘膜上皮細胞を用いた再生医療

口腔粘膜上皮も皮膚表皮と同じく重層扁平上皮である。ヒトでは口腔粘膜は口蓋，歯肉では皮膚表皮と同様，角化を生じるが，頬粘膜では角化を生じない。頬粘膜は口腔内でも特に組織採取が容易であり，組織採取後の瘢痕化が生じにくいため，組織採取後の傷もほとんど目立たない。よって，口腔粘膜，特に頬粘膜は，上皮の再生医療に供する上皮細胞の細胞ソースとして有用であると考えられる。実際に，培養口腔粘膜上皮細胞シートは，移植可能な上皮グラフトとして，口腔粘膜再建のみならず皮膚や角膜の再生に臨床応用されている[13~15]。すなわち，培養口腔粘膜上皮細胞を異所的移植に供し，組織再生を促すことができる。現実には，サイトケラチンなどの発現プロファイルは口腔粘膜上皮と角膜上皮とは異なるものの，培養条件の工夫により，口腔粘膜上皮細胞を用いても角膜上皮様組織を培養系で作製できる。

我々は，内視鏡的食道がん切除後に生じる食道人工潰瘍面に，培養自己口腔頬粘膜上皮細胞シートを経内視鏡的移植することで粘膜再生を促し，食道狭窄等の合併症の予防にきわめて有効であることを報告している[16]。

日本の規制当局による現行の指針では，ヒトに移植する細胞の培養は臨床研究においてもGMP省令に基づいて行うべきとなっている。我々は，学内に設置した培養用クリーンルーム内で，各種ドキュメントを整備し，安全かつ安定に細胞培養を行う体制を確立している。すべての作業は指図記録書に基づいて行われ，記録された作業内容はすべて厳重に保管される。

4.5 結語

再生医療に用いられる細胞は，治療の目的とする疾患等によって異なり，それぞれの細胞ごとに適切な培養法が存在する。培養細胞を用いた臨床研究を行う上で，どのような性質の細胞を用いるか，どのような採取法が適切か，どのように培養するかといった研究計画を十分練ることは，きわめて重要である。本節では，重層扁平上皮細胞の培養法の発展と，再生医療への応用について概説した。末筆ながら，細胞培養技術の発展が，今後の再生医療のさらなる発展を推進することを期待したい。

第2章　現状の細胞ソース

文　　　献

1) Langer R. and Vacanti J. P., *Science*, **260**, 920-6 (1993)
2) Rheinwald J. G. and Green H., *Cell*, **6**, 331-43 (1975)
3) Mathor M. B., *et al.*, *Proc Natl Acad Sci USA*, **93**, 10371-6 (1996)
4) Green H., *et al.*, *Proc Natl Acad Sci USA*, **76**, 5665-8 (1979)
5) O'Connor N. E., *et al.*, *Lancet*, **317**, 75-8 (1981)
6) Gallico G. G. 3rd, *et al.*, *N Engl J Med*, **311**, 448-51 (1984)
7) Gallico G. G. 3rd, *et al.*, *Plast Reconstr Surg*, **84**, 1-9 (1989)
8) Phillips T. J., *et al.*, *J Am Acad Dermatol*, **21**, 191-9 (1989)
9) Pellegrini G., *et al.*, *Lancet*, **349**, 990-3 (1997)
10) Hennings H., *et al.*, *Cell*, **19**, 245-54 (1980)
11) Takagi R., *et al.*, *BBRC*, **412**, 226-31
12) Murakami D., *et al.*, *Biomaterials*, **27**, 5518-23 (2006)
13) De Luca M., *et al.*, *Transplantation*, **50**, 454-9 (1995)
14) Ueda M., *et al.*, *Ann Plast Surg*, **35**, 498-504 (1995)
15) Nishida K., *et al.*, *N Engl J Med*, **351**, 1187-96 (2004)
16) Ohki T., *et al.*, *Gastroenterology*, **143**, 582-88 (2012)

5　組織処理・細胞単離の自動化

久保寛嗣[*]

5.1　はじめに

　再生医療は自己の細胞を使用することにより免疫拒絶等の副作用リスクが存在せず，従来治療が困難であった疾患や障害を細胞そのものを用い組織・臓器を再生し，根治につなげることのできる新しい医療として近年大きく脚光を浴びている。

　中でも東京女子医科大学岡野教授らの開発した細胞シート工学はその技術が発明されて以来[1,2]，様々な細胞が細胞シートとして回収することに成功し[3,4]，細胞を直接治療に利用する新しい治療法として注目されるようになってきた。これまでに動物細胞での前臨床的な臨床基礎技術の確立を進め[5,6]，現在では，ヒト組織由来の骨格筋，角膜，歯根膜，食道粘膜等の細胞シートを作製し，疾患部位に移植する臨床応用が進んできており[7,8]，細胞シートを用いた治療法は今後再生医療学的な細胞治療法として大きな柱になると予測される。

5.2　細胞シート製造の流れ

　細胞シート作製において，その製造工程は大きく分けて次の5段階の工程に分けられる。①患者からの組織採取工程，②細胞単離・初代培養工程，③細胞継代・大量増幅培養工程，④細胞シート作製・積層化工程，⑤患者への移植である。現在は医師がこの5工程の全てに関わり，個々の患者の治療計画に乗っ取り移植のための細胞シート作製がなされ，最終的に患者に移植されるというステップにて臨床研究が行われている。

　治療法自体が黎明期にある現在においては，細胞シートは医師，細胞培養技術者等の専門的な教育訓練を受けた人間が，熟練の技術を駆使し手作業により製造がなされているが，今後このような再生医療学的治療法が普及し細胞シートの需要が増大してくると，現在のように製造工程の全てに医師が関わり，移植を行う医師全てが細胞シート製造の技術を習得しなければ治療ができない状態では不十分である。

　この先進的な治療法を広く一般に適用可能な治療法として普及させる為には，現在の手作業での細胞シート製造を脱し，大量で安価で安定した細胞シート製造を実現させる自動化製造システムの構築，細胞シート製造をサービスとして提供する産業構造の創造が必要となってくることは必須であると考えられる。

5.3　手作業での細胞シート作製から自動化によるファクトリーでの高品質・大量生産へ

　現在細胞培養を行う施設においては，専門教育機関にて細胞培養に必要な基本的技術を習得するための教育訓練を受けた細胞培養技術者がCPC（Cell Processing Center）等の高度に清潔，無菌を管理された細胞培養設備内で培養を行っている。しかし，細胞培養行為は培養技術者の所

---

　[*]　Hirotsugu Kubo　日本光電工業㈱　荻野記念研究所　河田町研究室　室長

第2章　現状の細胞ソース

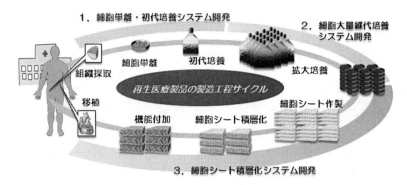

図1　組織ファクトリー概念図[11]

作の節々に教科書には明文化されていない熟練の技が隠れており，往々にしてその技を入れるか否かにより，培養細胞の品質に多大な影響が現れるという側面を有していた。技術熟練度の違いによる細胞シートの品質のばらつきは，安定した細胞シートを生産する上での大きな障害となり，人的工数の増大は製造コストの上昇を招き，医療費の抑制が叫ばれる昨今の医療社会事情に合致しない。

　そこで求められるのは，安心・安全・安価な細胞シートを大量生産する細胞シート自動製造システムの開発である。現在筆者らは，組織採取後の細胞単離・初代培養から，細胞シート積層化までの一連の工程を全自動で行う自動培養システム（Tissue Factory）の開発（図1）を行っており，本システムが完成し細胞シートの自動生産体制を構築することが出来れば，現在製薬と医療との間での分業体制が確立している創薬と医療行為が，再生医療の分野でもシート製造と医療行為の分業体制を確立することができ，医師単位により行われている再生医療学的治療を産業として確立し，広く一般に普及させることに大いに寄与すると思われる。本稿では特に自動化工程の中の最初の工程である細胞単離・初代培養工程の自動化について次節より述べることとする。

5.4　細胞単離・初代培養工程

　骨格筋芽細胞シート作製を例とした場合，手作業での細胞単離・初代培養工程は以下に示す5つの工程をとる。①骨格筋組織を採取。②酵素により細胞間の結合組織を溶解し，組織から細胞を単離。③回収した細胞を遠心分離，洗浄動作を行い，細胞懸濁液を得る。④回収した細胞懸濁液を培養皿上に播種。⑤播種後，コンフルエントになるまで初代培養。但し，筋芽細胞の場合は，コンフルエントになると，隣接する筋芽細胞同士が細胞融合をおこし，多核化した筋管を形成するため，分化を押さえるためにサブコンフルエントになった状態で，次工程である継代・大量培養工程に受け渡される。

5.4.1　細胞単離における自動化

　近年機械化，省力化の波は細胞培養の世界にも波及しつつあり，自動培養装置としては自動継代培養装置や，細胞破砕装置などいくつかの自動化アイテムが近年世の中に出現しつつある。し

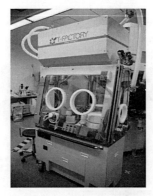 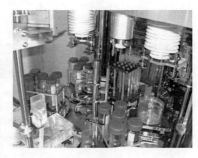

図2　細胞単離・初代培養システム試作機

かしながら，組織から細胞単離し，細胞懸濁液を作製するまでの一連の工程を自動化させた例は世界でもあまり報告されていない。これは，細胞種毎に細胞単離する手法が異なること，最初の入力である組織の品質が患者個人に大きく依存し，一定の細胞数を得るためには培養期間，培養プロトコルの最適化等，細かな調整が必要である等，様々な理由が挙げられる。しかし，細胞単離・初代培養工程を自動化は細胞シート製造システムを構築するためには解決しなければならない課題である。

　今回，筆者らの研究グループは，細胞単離・初代培養工程自動化のための試作機を開発した（図2）。本システムは細胞単離ユニット，試薬ハンドリングユニット，遠心分離ユニット等より構成され，組織投入を行った後は全自動で細胞懸濁液を製造する装置である。

　本装置を用い，まずラット，豚の動物組織を用い筋芽細胞の培養試験を行ったところ，大腿部骨格筋組織より筋芽細胞を生きたまま単離し，初代培養を行うことに成功した。

5.5　品質管理のためのモニタリングシステム

　通常，細胞培養を行う作業者は細胞懸濁液播種の後，目的の細胞数にまで増殖するまで毎日観察を行い，細胞の様子を確認し，必要に応じて培地交換を行う。培養状態の把握は培養期間中においては主に顕微鏡観察等の視覚的な情報を用い，その増殖・活性度合いを判断し，適宜適切な処理を施している。

　しかし，培養工程が自動化された場合は，無菌が維持された自動化装置の庫内空間中では安易に観察のために培養皿を外部に出すことはできず，細胞はそのまま次工程に渡されるため，蛍光標識等の操作は出来ない。大阪大学紀ノ岡教授らの研究グループは連続的な培養中の細胞増殖過程を詳細に把握するために様々な培地成分分析を行い[9]，培養中の細胞挙動の定量化を行っている。

　特に初代培養工程においては，単離時の酵素処理や組織ミンス処理時の物理的な力により，細胞がダメージを受けた状態にある。このような状況の中，従来の観察に代わり，サンプリングに

第 2 章　現状の細胞ソース

よる細胞ロス，コンタミリスクを回避しつつ，細胞の増殖及び分化度合いを生かしたまま評価・判断する指標細胞の状態を把握する培養状態モニタリングシステムを構築することは，高品質で安定した細胞シートを生産する上で不可欠である。

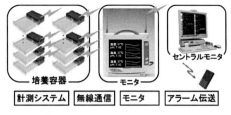

図 3　培養モニタリングシステム

5.5.1　非侵襲モニタリングシステム

今回，細胞の代謝の状態を非侵襲で計測するモデルとして，図 3 のような培養状態モニタリングシステムを開発する。本システムは培養状態を 24 時間連続的に監視し，計測パラメータに不測の事態が発生した場合，即管理者に通知が届く仕組みを備える。これにより，従来の顕微鏡観察による視覚情報に加え，細胞の代謝，活性，増殖度合いを把握することのできる指標としてのモニタリングパラメータを確立し，細胞治療を基軸とした再生医療においてもトレーサビリティのとれた品質保証システムを構築し，安定した品質の細胞シートを生み出す生産システムを構築する。

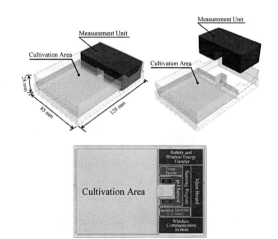

図 4　着脱式非接触 pH 計測ユニットと専用培養容器

一例として，光学的なアプローチによる非接触型の pH 計測システムを開発した（図 4）。細胞培養においては培養期間中の pH の管理は最も大切な指標の 1 つであるが，連続，かつ非侵襲に培養溶液中に含まれるフェノールレッドの吸光度を計測することで，従来の電極法による接触型の pH 測定装置と同等の性能を非接触にて計測することに成功した[10]。本システムでは培地中に含まれるフェノールレッドの吸光度の変化量により培養中の pH の変化量を計測することができ，同時に連続的温度計測，ID 管理を行うことができ，今後，グルコース，pO2，乳酸，アンモニア等の細胞代謝による産生物質を計測することができれば，培養期間中の細胞の状態を詳細に把握することが可能となる。

5.6　おわりに

細胞シート工学の発展により，従来の薬を使用した治療行為と同様に細胞そのものを治療デバイスとして利用することができる世界が現実のものとなりつつある。今後，広く普及が進み，再生医療的な治療が身近なものとなるとき，細胞シートの需要は一気に増大し，安定した品質の細胞シートを大量に生産しなければならない時期がそう遠くない将来に訪れるであろう。その時ま

でに，現在の培養技術者の職人芸に頼った細胞培養技術を吸収し，発展させ，大量，高品質，安定な細胞シートを生産できる組織ファクトリーを創生し，新しい産業として育成しておかなければならない。

謝辞

　本研究は，総合科学技術会議により制度設計された最先端研究開発プログラムにより，日本学術振興会を通して助成された。

文　　　献

1)　Yamada N, *et al., Makromol Chem Rapid Commun* **11**, 571-6（1990）

2)　Kikuchi, A., *et al., Journal of Biomaterials Science, Polymer Edition* **9**（12），1331-1348（1998）

3)　Shimizu, T., *et al., Tissue Engineering* **7**, 141-151（2001）

4)　Kanzaki, M., *et al., Tissue engineering* **12**, 1275-1283（2006）

5)　Ohki T, *et al., Gut.* **55**（12），1704-10（2006）

6)　Memon, I. A., *et al., The Journal of thoracic and cardiovascular surgery* **130**, 1333-1341（2005）

7)　Nishida, K., *et al., The New England journal of medicine* **351**, 1187-1196（2004）

8)　Ohki, T., *et al., Tech Gastrointest Endosc,* **13**（1），105-109（2011）

9)　紀ノ岡正博，田谷正仁，細胞培養・再生医療のための培養システム，pp.214-224，シーエムシー出版（2010）

10)　M. Oura, *et al.,* Development of Cell Culture Monitoring System and Novel Non-Contact pH Measurement, Volume：2, Issue：6, pp.22-25, IEEE EMBS

11)　組織ファクトリープロジェクト概要 http://twins.twmu.ac.jp/first/soshiki.html

6　幹細胞を利用した再生医療最適化に向けた展望

桜田一洋*

6.1　はじめに

　幹細胞を利用した再生医療を牽引してきたジェロン社が，昨年（2011年）再生医療事業から撤退した。再生医療は現在，分水嶺に差し掛かっていると言える。大きな期待を持って迎えられた再生医療は，有効性と安全性に関する課題を克服できないでいる。再生医療開発の課題をあげるとしたら，それは「治療戦略（コンセプト）の妥当性」と「細胞治療薬の同等性」の二つに整理することが可能である。本節では，この二つの観点から問題点を整理し，細胞医療最適化に向けた展望について論じたい。

6.2　再生医療の治療戦略

6.2.1　新しい医療を開発するプロセス

　新しい医療の開発プロセスは一般にコンセプト検証（Proof of Concept）と呼ばれる。生命は遺伝子型（Genotype）と表現型（Phenotype）の二重システムであり，物理や化学に用いられるような法則によって現象が記述できない。そのために生命現象はコンセプトによって記述される。このコンセプトはシステムを構成する要素の構造と機能によって表象される。

　しかし無条件の生命現象は存在しない。あらゆる生命現象は個々の生命体の固有の条件によって特徴づけられているので，ヒト生体を構成する要素の機能という知識によって，治療の有効性や副作用を予想することができない。そのために臨床試験というデータ主導型の解析が予想に用いられている。データ主導型の解析に先立ち，「ある条件の人間に対して，ある治療を行えば効果を引き出せる」という仮説を立てることがコンセプトの創成と呼ばれる。このコンセプトのもととなる実験生物学における普遍的な原理を検証することがProof of Principle（原理検証）と呼ばれる。従って，新しい医療の開発には，①コンセプトの創成，②原理検証，③コンセプト検証という三つのハードルを克服する必要がある。

　再生医療においては，「機械論的細胞組織補充療法」と「再生誘導療法」という大きく異なるコンセプトによって臨床開発が進められている[1]。これら二つのコンセプトにはそれぞれ固有の問題点が存在する。

6.2.2　機械論的細胞組織補充の課題

　失われた体細胞や組織をES細胞やiPS細胞から分化誘導した体細胞や組織を移植することで補充するという機械論的な治療コンセプトは，1998年にヒトES細胞が樹立されて以来ES細胞の有用性を語るうえでしばしば引用されている[2]。しかし，現時点でこのコンセプトの有用性は臨床試験によって一般化できるレベルでは実証されていない。

　全体を部分に分解し，部分の機能によって全体を理解することは還元主義や機械論と呼ばれ

---

　*　Kazuhiro Sakurada　㈱ソニーコンピュータサイエンス研究所　シニアリサーチャー

幹細胞医療の実用化技術と産業展望

る。しかし生命を理解するのに，この手法が十分でないのは明らかである。これは生命体を構成する要素である細胞が相互作用によってその性質が規定されるからだ。これは体細胞の性質が「生体内という複雑な相互作用のある場」と「生体外という人工的な場」では異なることを意味する。

　全体と部分の問題はすでに50年以上前にシステム生物学の創始者であるベルタランフィによってシステムと環境の関係へと転換された[3]。この結果，生物現象を入出力モデルによって記述する手法が生物学において一気に主流となり，創薬などの医療の開発にも広く利用されている。しかしベルタランフィの動的平衡を基盤とした入出力モデルでは，発生分化や表現型の可塑性の問題をうまく記述できないために再生医療への応用は限定的である。このことは再生医療の治療戦略において機械論的還元主義はもちろんのこと，動的平衡を基盤とした入出力モデルを克服しなければならないことを意味している。その具体的な方法は別の機会に譲るとして，以下システム論の観点から再生医療の課題に関する一面を紹介したい。

　システム論の観点からは，心臓移植と心筋細胞移植は同等ではない。心臓は神経系やホルモンなどを介して他の組織や臓器と相互作用している。しかし心臓というサブシステムには明確なシステム境界をもっていることから，心臓移植によって心臓というシステムが破たんすることはない。しかし心臓に生じた傷害を心筋細胞の移植によって治療しようとする場合，心筋細胞間の高度な相互作用によって維持されている心臓システムが少数の移植した心筋細胞によって形成された新たな少数の相互作用の影響をうけて不整脈などの副作用によって破たんする。これは心筋細胞の移植が全面的に問題であることを意味しない。細胞治療による心臓システムの破たんと再構築は障害の大きさや形状，移植する心筋細胞の状態，移植細胞数などによって決定される。この関係が明確に定式化できていないことが副作用や無効の原因となっている。動物実験では心臓の大きさや障害の形状がヒトとは異なっているために，動物実験での実践を積み重ねても臨床上の安全性と有効性は単純に向上しない。

　一方で，細胞間の相互作用の大きくない組織や臓器における細胞組織補充療法は比較的良好な結果を示している。その例として角膜移植，関節軟骨移植などがあげられる。しかし，これらの治療は多能性幹細胞の技術によって達成されたものではない[4]。

6.2.3　再生誘導療法の課題

　傷害を受けた組織の修復はそれぞれの動物に適した型で進化してきた。再生医療においてヒトが持つ固有の組織修復の仕組みを理解し，それを最大限に引き出す方法を発見することは，機械論的な治療戦略を定量化できない現状では最も合理的なコンセプトである。実際，臨床現場で安全性と有効性が確認されている造血幹細胞の移植，真皮や表皮の移植，間葉系幹細胞の移植，心筋シートを用いた心筋梗塞の治療などはすべて自己修復系を活性化することで治療効果を引き出している[5]。皮膚の再生では移植した皮膚組織が長期的に生着するのではなく，再生のための足場を形成する役割があり，最終的な皮膚は自己幹細胞から形成される。心筋シートを用いた治療では，移植したシートによって梗塞部位に血管新生が誘導されることで休止化した心筋細胞が活

性化されることが治療効果に働いている。

　ヒトの持つ固有の組織修復の仕組みを治療に応用するコンセプトを増やしていくことは再生医療分野の発展に当面不可欠である。しかし再生誘導がすべての患者でうまく機能するわけではない。なぜなら慢性炎症や加齢に組織修復を抑制する働きがあるからだ。この場合，炎症抑制薬や加齢に伴う生体内部環境変化を抑制する薬剤と再生誘導治療を併用することが必要となる。

　老化に伴う組織修復の抑制に関しては，血中にある Wnt/β カテニン活性化分子が働いていることが示唆されていたが，最近大阪大学小室一成教授らのグループから，炎症関連分子である補体 C1q が老化に伴い増加し，C1q が Wnt/β カテニンを活性化することが報告された[6]。補体 C1q の発現量を適度に抑制可能な薬品が開発できれば老化に伴う組織修復の抑制がコントロールできる可能性がある。

　進化の点から観察すると獲得免疫の発達と再生能力が逆相関の関係にある[7]。実際ヒトをはじめ獲得免疫を持っている生物では，組織再生の時に一過的に獲得免疫が抑制される。逆に自然免疫には再生能を助ける働きがある。従って一般的な免疫抑制薬は再生誘導を抑制することになる。このように組織の再生誘導を成功させるには，免疫系をはじめ組織再生系に間接的に影響を及ぼすサブシステム全体を包括的に制御できる治療戦略を創出していくことが必要である。またこのサブシステム間の相互作用の問題は機械論的な治療戦略においても十分考慮する必要がある。なぜなら組織の破壊が進行するなかでは，どのような再生医療を行ってもそれは一過的な効果しか上げないからである。

6.3　細胞医療の同等性問題

　遺伝子型と表現型の関係は一対一ではない。すなわち生命システムは一つの遺伝子型から様々な表現型を発現する可塑性を有している。この特性は「表現型の可塑性」と呼ばれる[8]。表現型可塑性の第一の例としては発生分化がある。同じゲノム情報から，ニューロンや上皮細胞など異なる表現型を持った細胞が現れてくるのが細胞の分化である。ニューロンや上皮細胞には莫大な種類があり，遺伝子型には実に様々な異なる体細胞を分化誘導することができる。

　このような分化の多様性に加えて，同じ種類の体細胞にも多様性があることが近年明らかになってきている。例えば父親が低たんぱく食で育った子供では，肝細胞の脂質代謝関連遺伝子の発現量が大きく変化していることが報告されている。これには DNA のメチル化というエピジェネティックスが関与している[9]。このような表現型の可塑性は「予想的適応反応」と呼ばれる[8]。表現型の可塑性の第三の例はガン化や加齢のプロセスで観察されるランダムなエピジェネティックス変化やジェネティックス変化である。ガン抑制遺伝子に対する発現抑制的なエピジェネティックス修飾や，ガン遺伝子に対する発現促進的なエピジェネティックス修飾は，突然変異や染色体転座などとならびガン化や加齢に伴う変性疾患の原因となっている[8]。

　表現型の可塑性は細胞医療における細胞の同等性を確保することを難しくする。実際，細胞治療用の細胞を製造すると，異なるドナーから取得し培養した体細胞はもちろんのこと，同じド

ナー由来であっても培養条件や培養期間によって増殖因子，栄養因子，サイトカインなどの分泌性因子の産生の差異が観察される。これらの因子が異なっていることは移植部位において異なる細胞外情報伝達の引き起こすことを意味する。その結果，疼痛の誘導をはじめ様々な症状を引き起こす危険性がある。現在の技術では分泌因子の差異からどのような副作用が誘導されるかを完全に予想することができないため，厳密に安全性と有効性を担保しようとすると，まず様々な点で同等に製造された細胞を大量に確保し複数の臨床試験で利用することが必要となる。一方で同等に製造された"ある状態の細胞"が，個々人で状態が異なる疾患に対して広く有効な移植細胞であるという保証はない。現在の科学技術では，治療が必要な患者の体細胞の状態や，移植すべき体細胞の状態を厳密に観測し予想することができない。

　パーキンソン病に対して実施された胎児脳由来組織を移植する臨床試験ではいくつかの難しい問題が報告されている[10]。まずオープンラベルでは有効であったのに，二重盲検試験では顕著な効果が観察されなかった。これはパーキンソン病特有の問題を背景にもっている。例えば，パーキンソン病の治療されているL-DOPAはプラセボを用いた二重盲検試験では効果が検出できない。これはプラセボ治療を受けた患者でも報酬系が駆動され脳内のドーパミン量が増加することでL-DOPA投与と同等の治療効果を出してしまうからである。このことはL-DOPAの治療が不要であることを意味しない。むしろ二重盲検試験という手法の限界を示している。しかし現時点では二重盲検試験に代わる手法は存在しない。

　パーキンソン病に対する胎児脳移植における効果や副作用は患者によって異なる。しかし，胎児脳を用いた移植治療では移植細胞の同等性を厳密にコントロールできない。そのため，治療結果の多様性が病態の違いを原因とするのかそれとも移植細胞の違いを原因としているのかを原理的に区別できないことになる。このような臨床試験は患者さんと医療関係者に大きな負担をかけるのに比して決定的な知識を創出することができない[10]。治療剤の同等性は二重盲検試験を行う限り不可欠の前提条件である。

　細胞治療剤の同等性を確保するには，表現型の可塑性を定量的に追跡することを可能とするシステム理論が必要である。

6.4　再生医療による新しい価値の提供

6.4.1　新しい再生誘導能の賦与とその可否

　イモリやサンショウウオなどの有尾両生類では目や脳を大きく破損してもほぼ完全に再生することが可能である。脳という複雑な組織を構築するために生物はラジアル・グリアというガイドを発生時期に利用している。中枢神経系の再生能のある生物では出生後もラジアル・グリアが保存されている[7]。しかしヒトの脳では組織傷害が起きてもラジアル・グリアが再構成されることはない。この観点から考察するとヒトの脳には本来備わっていない再生能を賦与するにはラジアル・グリアを成体脳に誘導する技術が一つの鍵を握ると考えられる。しかし，ヒトに大がかりな中枢神経系の再生能を与えることには大きなリスクがある。脳の高い再生能の結果，過去の記憶

第 2 章　現状の細胞ソース

を大幅に書き換えられてしまう危険性があるからだ。脳の可塑性と記憶の堅牢性にはトレードオフがあるのだ。その折り合いをつけた最適解が現在の脳システムであるとしたら，過剰な再生能を賦与することは患者さんを幸せにしないであろう。

6.4.2　先制的再生医療

　多くの慢性疾患はいったん症状が現れ，病気が進行すると根治することは難しくなる。健康と病気を管理するには，今以上に病気の潜在的な進行を早期に予想し，先制的に介入する治療法を開発することが必要である。米国国立衛生研究所（NIH）は 4 つの P の医療として整理した[11]。四つの P とは Personalize（個別化），Predictive（予想的），Preventive/Preemptive（予防的あるいは先制的），Participatory（参加的）である。

　再生医療ももちろん例外ではない。もし再生医療が「予防を怠り，病気が進行し組織破壊が進んでも再生医療によって治せる究極の医療である」という宣伝（プロパガンダ）に基づくのであれば，遅かれ早かれ医療のトレンドから逸脱した時代遅れのものになるであろう。それだけではなく，このようなコンセプトに基づき開発を行ってきたことが有効な治療法が開発できないでいる主要な原因であることに気づかされるであろう。再生医療に関連する多くの臨床試験の結果が疾患の早い時期に治療を行うことで高い治療効果が得られることを示している。このような先制的再生医療の場合は治療に必要な細胞数を抑えられることから，細胞の同等性を制御しやすくなり開発コストも下げることができるようになる。先制的再生医療，を実施するには画像診断と生化学診断を組み合せた新しい診断法の開発についても考えなければならない。今，再生医療に求められているのは，先制医療というコンセプトに基づく大幅な改革である。

文　　　献

1)　K. Sakurada, *et al., Angew. Chem. Int. Ed. Engl.,* **47**, 5718-5738（2008）
2)　J. A. Thomson, *et al., Science,* **282**, 1145-1147（1998）
3)　L. Bertalanffy, *General system theory.,* George Braziller（1968）
4)　C. Mason and E. Manzotti., *Regen. Med.,* **5**, 307-313（2010）
5)　澤芳樹，幹細胞の分化誘導と応用，242-243，NTS（2009）
6)　A. T. Naito, *et al., Cell,* **149**, 1298-1313（2012）
7)　E. M. Tanaka and P. Ferretti, *Nature Reviews Neuroscience,* **10**, 713-723（2009）
8)　スコット F. ギルバート，デイビッド イーベル，生態進化発生学，東海大学版（2012）
9)　B. R. Carone, *et al., Cell,* **143**, 1084-1096（2010）
10)　P. Brundin, *et al., Progress in Brain Research,* **184**, 265-294（2010）
11)　J. Bousquet *et al., Genome Med.,* **3**, 43（2011）

第3章　幹細胞の未分化維持培養と分化誘導

1　幹細胞用無血清培地の開発

加藤幸夫[*1]，邵　金昌[*2]，長谷川森一[*3]，西村正宏[*4]，
桂　由紀[*5]，中村憲正[*6]，辻　紘一郎[*7]

1.1　血清含有培養液の欠点と無血清培養液の利点

幹細胞培養系には，通常10％牛胎児血清（FBS）が添加されている。患者の自家血清は，FBSより安全だが，小児や重症患者からの大量採血は困難である。血清には3つの問題点がある[1, 2]。

a)　血清を用いると，細胞品質は一定しない。血清成分は1万以上あり未知物質が含まれる：血清成分はロットにより変化する：血清成分は，蛋白分解酵素により変化する。

b)　血清は再生医療の安全性を損なう。各種病原体BSEプリオン，ウイルスなどによる感染：異種蛋白によるアレルギー：動物型シアル酸産生リスクがある。

c)　血清の組成は幹細胞に対して最適でない。幹細胞の種類や個体差によって増殖しないことがある。

一方，再生医療に無血清培養液を用いると，血清ロットチェックが不要：培養日数の減少：移植用細胞の検査費の減少：一定品質の細胞を増幅できる：自動培養装置へ適用できるなど，多くの利点がある。

1.2　無血清培養液の要件

未知成分（血小板濃縮液や組織抽出物）や異種動物蛋白を含まず，フィーダー細胞やマトリゲルなどの培養皿コート剤がない。また製造過程で，培養液成分の由来をトレースできることが望ましい。

---

*1　Yukio Kato　広島大学　大学院医歯薬保健学研究科　口腔生化学　教授

*2　Jinchang Shao　㈱ツーセル

*3　Shinichi Hasegawa　㈱ツーセル

*4　Masahiro Nishimura　長崎大学　大学院医歯薬学総合研究科　歯科補綴学分野　准教授

*5　Yuki Katsura　㈱ツーセル

*6　Norimasa Nakamura　大阪保健医療大学　保健医療学部　教授；大阪大学　臨床医工学融合研究教育センター　招聘教授

*7　Koichiro Tsuji　㈱ツーセル　代表取締役社長

第3章 幹細胞の未分化維持培養と分化誘導

1.3 初期の無血清培養液

　動物細胞の無血清培養は容易ではない。1980年頃，Gordon Sato らは，成長因子を添加した無血清培養液を開発した[3]。彼らの無血清培養液は，株化（不死化）細胞の増殖を支持したが，動物やヒトの組織から分離した初代細胞の増殖を十分には支持しなかった。その後，Denis Gospodarowicz らは，基底膜コート培養皿や血漿リポ蛋白画分を用いて，各種の初代細胞を長期間無血清培養した[4~6]。ただし基底膜や血漿リポ蛋白画分には，未知物質が含まれている。そして2000年頃から，幹細胞用の無血清培養液の開発が始まった。

1.4 ヒト胚性幹細胞（ES細胞）用の無血清培養液

　ES細胞および iPS 細胞は株化細胞（不死化細胞）であり高いテロメラーゼ活性と無限増殖能をもつ。しかし ES 細胞の培養には，フィーダー細胞を要する。近年，フィーダー細胞なしのヒト ES 細胞用の無血清培養液が9種類報告されている。しかし，ヒト ES 細胞は株間で性質が異なり，無血清培養液では，増殖しない株も多い。しかも，マトリゲルやビトロネクチンなどでコートした培養皿が必要である。従来法（KSR 培地，フィーダー細胞の使用）と同等の ES 細胞用の無血清培養液は未だに開発されていない。

　各種の無血清培養液を混合したり，それらの含有成分を一つの培養液にまとめて添加すれば培地改良ができると思われがちである。しかし，個々の成分は互いに相互干渉するので，単純な足し算は成り立たない。むしろ最新のヒト ES 細胞用の無血清培養液では，従来培養液より成分数（アルブミンなど）を顕著に減らして性能を向上させている[7]。

1.5 間葉系幹細胞（MSC）用の無血清培地：STK2 の開発

　MSC は，骨，軟骨，靭帯，筋肉，脂肪など中胚葉由来組織へ分化するのみならず，外胚葉および内胚葉由来組織（神経，肝臓など）へも分化する。しかも MSC は，成人の骨髄，脂肪，滑膜，歯髄などから容易に分離できる。さらに ES 細胞より癌化リスクが小さい。所謂 MSC には共通の分化能や共通の細胞表面抗原が知られているものの，ES 細胞のようには MSC を分子レベルで規定できていない。これは今後の課題である[8~11]。

　MSC 移植治療には多くの臨床例（骨疾患，関節疾患，心疾患，脳梗塞，骨髄移植での移植片対宿主病）がある。しかし臨床成績は必ずしも一定しない。多くの臨床研究のなかには，有効性を統計的に証明できなかったものもあるようである。臨床研究で有効性を証明するためには，できるだけ高品質の MSC を使用すべきである。

　我々の目標は，単に無血清で安全であれば良いのでなく，従来法よりも高品質の MSC を得るための培養液を開発することであった。無血清培養液 STK2 の開発実験では，当初はヒト腸骨骨髄由来 MSC を使用した。我々は，Fibroblast growth factor-2（FGF-2）が骨髄 MSC の増殖を促進し，軟骨，脂肪，骨への分化能を高レベルに維持することをすでに報告している（超増幅法）[12]。現在では，FGF-2 添加法／超増幅法は，全世界で定着している。そこで，STK2 でも

51

幹細胞医療の実用化技術と産業展望

FGF-2を基軸とした。通常FGF-2は非常に不安定であるが，無血清培養液中では低濃度でも長期間安定であった。おそらく血清中のFGF分解酵素やFGF結合蛋白がないためである。Hepatocyte growth factor（HGF）はMSC増殖を抑制すると報告されていた。またTransforming growth factor-β（TGF-β）は，一般には増殖抑制因子であり分化促進因子である。しかし，無血清条件下では，これらの因子は，MSCの未分化状態を維持しつつ増殖を促進した。さらにVascular endothelial cell growth factor（VEGF），Connective tissue growth factor（CTGF）な

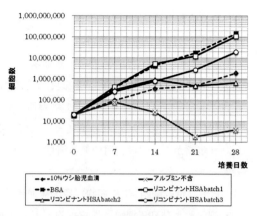

図1　ヒトMSCの長期培養に及ぼすヒト血清アルブミンの影響：STK2の他成分を含有する培地中での影響

どもMSCの増殖を促進した。STK2にはこれらの成長因子を組み合わせて添加した。またアルブミンは，ヒトES細胞の生存と増殖に必須でないが[7]，ヒトMSCの生存と増殖には必須であった（図1）。一方，各種の脂肪化合物は，低濃度で増殖を促進し高濃度で抑制したので，それらの組み合わせと濃度を最適化してからSTK2に加えた。

単層培養系でSTK2は10%FBS含有培養液以上にヒトMSCの増殖を促進した（図1）。さらにSTK2はリン酸カルシウム担体存在下でもMSCの増殖をも促進した[13]。また初期のSTK2には，牛血清アルブミンが含まれていたが，現在ではリコンビナントのヒト血清アルブミンに置き換えてある（図1）。

次に，STK2から各成分を一つだけ除去した培養液を作製した。STK2から各因子を一つ除去することで，生存率あるいは増殖率が低下した。そして，STK2中にはMSCの生存に必須である化合物（インスリンなど）と増殖を促進する化合物（TGF-βなど）が存在することを明らかにした。

一方，AktとErkは，それぞれ，細胞の生存と増殖を促すMAPKである。増殖実験で生存あるいは増殖を支持した化合物の多くは，これらの酵素を活性化したが，どちらにも影響しない化合物も多数存在した。MSCの生存と増殖には，MAPKを介さない経路も重要であることが示唆された。

1.6　ヒト初代MSC用（分離用）無血清培養液：STK1

全培養プロセスを無血清化するには，初代培養系でも無血清培養が必要である。しかし初代ヒト骨髄MSCの培養系では，STK2は増殖をほとんど促進しなかった。とくに細胞接着能が低下した。分離直後のMSCは接着力が弱いため，無血清では増殖しないが，継代培養系で人工的環境に馴化すれば，STK2でも増殖できるようになるのかもしれない。一方，血清には接着因子が

第 3 章　幹細胞の未分化維持培養と分化誘導

存在するため，初代，継代に関わらず，MSC の接着と増殖を支持するものと推察される。いずれにせよ，初代の無血清培養系では，培養環境への馴化と細胞接着の亢進が必要である。この点を考慮して，初代用の無血清培地 STK1 を開発した。STK1 は，多くの（全てでなく）ドナーからの骨髄液で，MSC を増幅した。初代骨髄 MSC はとくに接着能が低いためドナーによっては骨髄液から MSC が分離できないことがあった。通常，骨髄液あるいは骨髄単核球を播種してから，MSC 細胞集団が得られるまでに 10 日から 2 週間程度かかるが，初代培養の全期間を STK1 で培養した方が良い。播種一週前後で STK2 に交換すると，増殖が遅延することがある。

1.7　ヒト MSC 分化用無血清培地：STK3

　骨欠損の治療に自家骨移植が用いられているが，骨採取は長期間の疼痛をもたらす。しかも採取できる骨量は少ない。したがって大量に作製可能である MSC 由来培養骨への期待は社会的に大きい。ところが，従来の骨分化誘導培地（OS-medium：β-グリセロリン酸，アスコルビン酸，デキサメタゾン含有）には 10% 血清が含まれているので，骨分化用の無血清培養液が求められていた。

　各種化合物を検討した結果，いくつかの成長因子は増殖を促進する一方で，骨分化を抑制した。

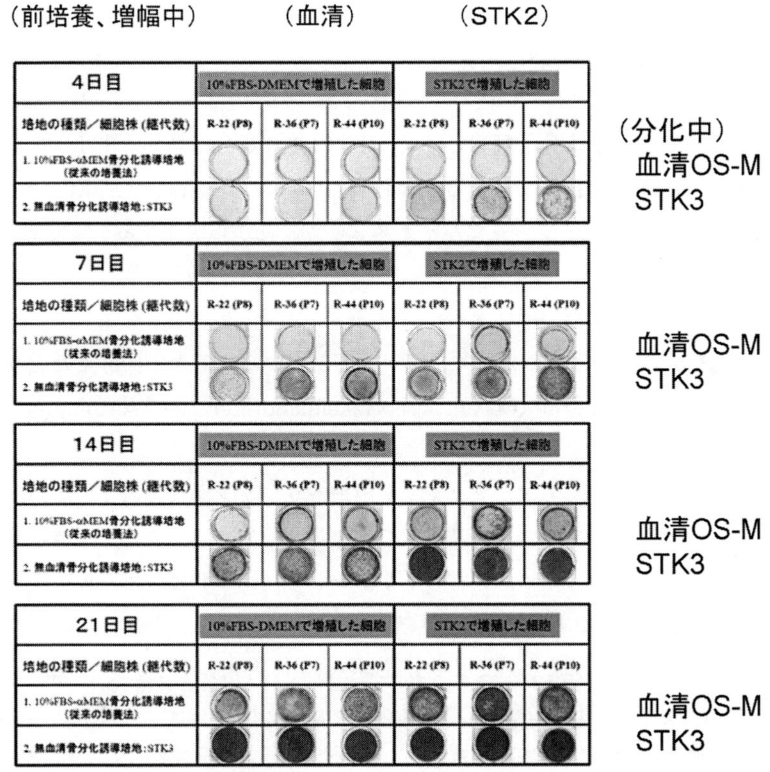

図 2　ヒト MSC の骨分化に及ぼす無血清培養液の影響

53

幹細胞医療の実用化技術と産業展望

STK3 からは，これらを除去して，デキサメサゾン，β-グリセロリン酸を追加した。しかし，BMP-2 など骨誘導因子は添加していない。それでも，STK3 は従来の血清含有 OS-medium よりも強力にかつ短期間に骨分化を誘導した。このことは，血清中には，骨分化を抑制する因子が存在することを示唆している。しかも，STK2 で前培養した MSC は血清培地で前培養した細胞よりも STK3 添加後に早く骨分化した。そして，STK2 による前培養は STK3 と相乗的に，骨分化を促進した（図2）。従来法では，骨分化に3週間から4週間を要するが，STK3 を用いれば1週間に短縮できるので，培養の省力化に役立つ。

我々は，脂肪分化用の無血清培養液 STK4 も開発した。STK4 は 10%FBS 含有脂肪分化培養液と同等の性能を示す。しかも血清含有脂肪分化培養液には細胞毒性があるため，維持培養液との交互培養が必要だが，STK4 は細胞毒性がないため，維持培養液との交互培養は不要である。

1.8 STK の共通成分と追加成分

無血清培養液の成分を7つのカテゴリーに分類した（栄養素，血漿蛋白，成長因子，脂質，低分子化合物，抗酸化剤，その他）。STK シリーズで最も成分数が多いのは，栄養素（無機質を含む）であり 54-60 化合物からなる。STK1-4 の全成分数は 65 から 86 である。血清中には1万以上の化合物が存在すると考えられるので，百以下の化合物で細胞の長期間の生存と増殖を維持できることは不思議である。細胞内で必要な化合物が合成されるかもしれないし，微量分子は最初の持ち込みだけで足りるのかもしれない。

STK1-4 には共通成分（60個）以外に，追加化合物（5-26個）が配合されている。共通成分は生存を維持し，STK1 追加成分は馴化と接着，STK2 追加成分は増殖，STK3 追加成分は骨分化，STK4 追加成分は脂肪分化を支持する。なお我々は，近く，STK4，STK5（軟骨分化用），STK6（線維芽細胞用）も，DS ファーマバイオメディカル社から販売する予定である。

1.9 無血清培養で使用する酵素液

組織から MSC を分離，分散するのにコラゲナーゼが用いられるが，同酵素の生産過程で血清フリーの製品を使用すべきである（Collagenase-A, animal origin free, Worthington Biochemical Co. など）。

継代のための細胞剥離剤としては，ブタやウシ由来トリプシンが使われているが，ウイルスやプリオン感染リスクがあり，アニマルフリーでなくなる問題もある。また無血清培養液には血清蛋白分解酵素阻害因子が不在のため，通常のトリプシンを使用すれば，剥離後に精製トリプシンインヒビターの添加が必要である（無血清培養ではこれを怠ると細胞が死ぬ）。一方，最近，cGMP 対応の設備で，動物由来成分を使用せず製造された組換え体トリプシン様酵素（TrypLE™ Select CTS™, Invitrogen；TrypZean™ Solution, Sigma など）が発売され，これらはヒト MSC の無血清培養に適用できる。トリプシンより精製度が高く毒性が少ない。多くの場合，トリプシンインヒビター添加は不要である。また，無血清で希釈するだけで作用を止められる海

第 3 章　幹細胞の未分化維持培養と分化誘導

洋生物由来の酵素処理液「Accutase」（哺乳類動物およびバクテリア由来成分不含）も有用である。ただし，いずれの酵素を用いても細胞剥離後の十分な洗浄は必要である。無血清での継代では，機械的刺激（過度の撹拌など），酵素濃度，酵素反応時間を最小にしなければならない。

1.10　各種ヒト組織由来 MSC の無血清培養

　様々な組織（骨髄，脂肪，滑膜，歯髄，骨膜など）から MSC が分離されている。これらの分化能は類似しているが，滑膜 MSC の軟骨分化能や，歯髄 MSC の神経分化能は他の MSC と比較して高い。STK2 は，いずれの MSC に対しても，10％FBS より高レベルに増殖を促進した[14]。

　それに対して，これらの MSC の STK1 への応答能は多様であった。初代滑膜 MSC は STK1 中で最も高レベルの増殖を示した。次いで，初代歯髄 MSC と初代脂肪由来 MSC（フィブロネクチン添加）が STK1 中で活発に増殖した[14]。しかし初代骨髄 MSC のなかには，STK1 では培養できない株が存在した。組織によって，MSC の自己分泌，傍分泌に関わる成長因子あるいは成長因子受容体のレパートリーが異なるのかもしれない。

1.11　各種動物 MSC の無血清培養

　ビーグル犬 MSC に対しては，STK1 と STK2 は十分に有用であった。一方，これらは，マウス，ラット，ブタの MSC の増殖を十分に支持しなかった。10％FBS 培養液は，これらの動物 MSC の増殖を促進する因子をすべて含んでいるのに対して，STK1 と STK2 には，動物種で固有の役割をもつ成長因子が不足していると推察される。

　近交系動物は多くの研究で有用であり，マウス，ラット MSC の無血清培養が必要な場合がある。しかしマウス骨髄 MSC は STK でほとんど増殖しなかった。また，STK1 と STK2 はラット骨髄 MSC に対して血清培養液よりも低い性能を示した。

　そこで，我々は様々な基質でコートした培養皿でラット骨髄 MSC を培養した。近交系 F344 ラット 4 週齢雄の大腿骨から，Maniatopoulos らの方法で[15] MSC を分離して，10％FBS 含有 αMEM にて培養した。13 日後，トリプシン-EDTA にて得られた細胞懸濁液を STK2 あるいは 10％FBS 培養液にて懸濁し，以下の基質でコートした 6 穴培養皿に 2×10^5 個の割合で播種した。播種 3 日後，細胞を剥離し，コールターカウンターにて細胞数を計測した。Type IV コラーゲン，Type I コラーゲン培養皿，通常培養皿（TC）の順に得られる細胞数は多かったが，他の様々な基質は増殖をむしろ抑制した（図 3）。

1.12　無血清 MSC の生体内での骨形成能

　ラット大腿骨から STK1 によって骨髄 MSC を 4 日間培養した。その後，STK2 にて継代培養した。コンフルエントに達した後，Accutase にて細胞を剥離し，ハイドロキシアパタイト骨補填材（APACERAM-AX，PENTAX 社製）の顆粒上に細胞を播種し，その後 5 日間骨補填材上

幹細胞医療の実用化技術と産業展望

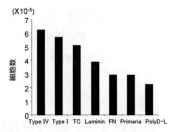

図3 培養皿がラット MSC の無血清培養に及ぼす影響
Type IV コラーゲン，Type I コラーゲン，TC（通常の組織培養皿），Laminin，FN（フィブロネクチン），あるいは Primaria（BD 社のプライマリア処理培養皿），PolyD-L（ポリ-D-リシン処理）培養皿にラット MSC を播種して STK2 にて培養した（Primaria 以外は BD BioCoatTM バラエティーパック）。

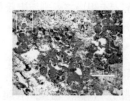 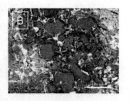

図4 無血清 MSC の生体内での骨形成能
(A) OS-medium での前培養 Bar = 300 μm
(B) 無血清骨分化培地での前培養 Bar = 300 μm

で MSC を培養した。その際，OS-medium（10%FBS 含有），あるいは STK2 に β-グリセロリン酸のみを添加した培地の2種類で移植前の培養を行った（この実験の時点では，STK3 は未発売だった）。そして F344 ラット（9週齢）の背部皮下へ MSC/骨補填材複合体を移植し，6週後に移植した部位の組織を固定，脱灰後，薄切り切片を作成し，H-E 染色にて観察した。その結果，無血清で培養した MSC（図4B）は血清含有 OS-medium で培養した MSC（図4A）よりも高い異所性骨形成能を示した。

1.13 関節疾患治療に用いる他家滑膜 MSC の増幅

滑膜 MSC は，他組織 MSC と比較して，高レベルの軟骨分化能を有するので，関節疾患治療での細胞源として優れている。しかし，FBS や自己血清を用いる従来法では，移植に必要とする数千万から億単位の細胞数を確保するのは難しい。そこで，我々は STK1 と STK2 を用い，ヒト滑膜組織から MSC を分離，培養した。

Collagenase-A（animal origin free）の処理により組織から単離した初代滑膜 MSC を STK1 で培養すると，血清培地より多くの細胞が接着・増殖した。また STK1 と STK2 を用いた完全な無血清の培養条件下で連続的に継代培養（9継代以上）ができた。そして，10%FBS 含有 DMEM と比較して1万倍まで細胞を増幅させる時間を約半分に短縮した（図5）。無血清培養液で得られた MSC は，血清と比較して，細胞集団として均質であり（図6），血清培養液と同様の細胞表面抗原を発現した（図6）。また，すべての株で5継代後も染色体異常がなかった。さらに無血清培養した MSC は，血清よりも顕著に高レベルの軟骨・骨・脂肪分化能を示した（図7）。

従来の血清培養法では，高性能 MSC は数十人分程度しか得られないので自家移植は可能であるが他家移植は困難である。しかし STK シリーズを利用することにより，ドナー一人分の滑膜（0.5-1 g）から，関節疾患治療用の高性能 MSC を千人から一万人分（10^{13}）増幅できるようになっ

56

第3章 幹細胞の未分化維持培養と分化誘導

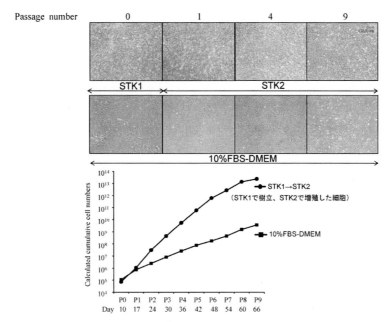

図5 STK1, 2を用いたヒト滑膜MSCの長期連続的な継代培養・大量増殖：
10%FBS-DMEM培地との比較

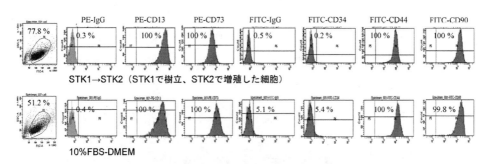

図6 STK1, 2で増殖したヒト滑膜MSCの表面抗原マーカーの解析：
10%FBS-DMEM培地との比較

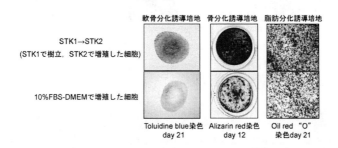

図7 STK1, 2で培養したヒト滑膜MSCの軟骨・骨・脂肪への分化能：
10%FBS-DMEM培地との比較

た。

　MSCの軟骨分化能は加齢により低下するので，高齢患者の自家MSCよりも，若年の他家MSCの方が有用かもしれない。しかも他家MSCは臓器移植での移植片対宿主病を抑制し，かつ免疫拒絶を免れる。そして他家軟骨組織移植には，臨床実施例がある。一方，他家移植では，移植するMSCの品質が十分管理されていないといけないが，我々が開発した各種MSCマーカーは，MSCの仕様を規定するのに役立つ[8~11]。

1.14　滑膜MSC由来Tissue Engineered Construct（TEC）の作製

　細胞治療用の足場：スキャフォールドは，生物（動物）由来材料や高分子化学材料などを含むため，生体に複雑で長期的な影響を及ぼす。そして移植後のコントロールが困難である。そこで，著者の一人である中村憲正と大阪大学整形外科の吉川秀樹教授らは，ヒト滑膜MSCと細胞自身の産生するマトリックスのみから構成された三次元人工組織（TEC）を開発した[16,17]。TECは滑膜MSCをアスコルビン酸添加下に単層培養し，これを浮遊化させ自己組織収縮を誘導することにより作成する。TECは組織接着性に優れ，高レベルの軟骨分化能を持つ。動物実験（ブタ）において，TECを軟骨損傷部に移植することにより良好な修復が得られた[18]。また我々は，無血清培養法でTECを作製し，これらが，有血清TECよりも高い軟骨分化能を示すことを明らかにした（図8）。

　大阪大学では，有血清で作製したTECを用いた臨床研究「関節軟骨病変に対する自己滑膜間葉系幹細胞由来三次元人工組織移植法」が，ヒト幹細胞臨床研究審査委員会の承認（承認番号：HM1201）のもとで始まった。今後，無血清で作製した他家MSC由来TECを用いた臨床研究への展開が期待される。

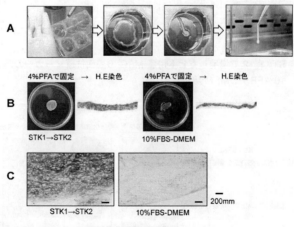

図8　無血清で作製したTEC
（A）無血清で作製したTEC（B）従来法（有血清培地）との比較（day 8）（C）無血清で作製したTECの軟骨分化能：軟骨分化誘導培地：day 10，トルジンブルー染色

第3章　幹細胞の未分化維持培養と分化誘導

1.15　培養液開発の課題

　無血清培養液への化合物の配合について，多数が良いのか，最少数が良いのかは意見が分かれる。最近のヒト ES 細胞用の無血清培養液は，最少数の化合物しか含有しないにも関わらず高性能を示した[7]。STK シリーズについても最小限の化合物に限定して配合したが，将来は化合物の入れ替えや削減または追加が必要になるかもしれない。追加化合物については，効果とコストのバランスも考慮しなければならない。

　培養液の開発には，培養皿への考慮も必要である。生体内で，幹細胞はニッチェに存在するが，ニッチェでは，液性因子以外に，細胞外基質，他細胞への接触が幹細胞の stemness を維持する。培養系において，培養液は液性因子，培養皿は細胞外基質，フィーダー細胞は他細胞の影響を模倣する。したがって，無血清培養液は，高機能の培養皿との組み合わせによりその真価を発揮すると考えられる。

　10%FBS 含有培養液を使用すれば，血清蛋白が培養皿に付着して，細胞外基質と類似した機能を発揮するのに対して，無血清培養液では血清の効果が期待できない。したがって，無血清培養用の培養皿が必要であり，各社が開発を進めている。従来のプラズマ処置したプラスチック培養用培養皿の表面化学組成は一定でなくしかも保管中に変化することが問題である。フィブロネクチンなどを塗布した培養皿も，接着分子が培養皿表面全体をコートしていないので，培養皿の表面化学組成の影響が残存する。基底膜やマトリゲルでコートした培養皿は，MSC などの細胞の増殖と分化能を著しく高めるが[19, 20]，これらは未知物質を含むことが問題である。今後，無血清培養液と新たな高機能の培養皿の組み合わせが必要となる。とくに無血清による自動培養には，培養表層の表面処理がキーとなると予想される。

文　　　献

1)　F. Mannello & G. A. Tonti, *Stem Cells*, **25**, 1603（2007）

2)　Y. Kato & J. Shao, "*3rd Hiroshima Conference on Education and Science in Dentistry*", p38, Hiroshima University faculty of Dentistry（2009）

3)　D. Barnes & G. Sato, *Anal Biochem.*, **102**, 255（1980）

4)　D. K. Fujii *et al.*, *J. Cell. Physiol.*, **114**, 267-278（1983）

5)　Y. Kato & D. Gospodarowicz, *J Cell. Physiol.*, **120**, 354（1984）

6)　Y. Kato & D. Gospodarowicz, *J. Biol. Chem.*, **260**, 2364（1985）

7)　G. Chen *et al.*, *Nature Methods*, **8**, 424（2011）

8)　Y. Kubo *et al.*, *Genes Cells*, **14**, 407（2009）

9)　M. Ishii *et al.*, *Biochem. Biophys. Res. Commun.*, **332**, 297（2005）

10)　A. Igarashi *et al.*, *Tissue Engineering*, **13**, 2405（2007）

11) 加藤幸夫ら，バイオテクノロジージャーナル，**11-12**，693（2006）

12) S. Tsutsumi *et al.*, *Biochem. Biophys. Res. Commun.*, **288**, 413（2001）

13) 石川格ら，薬学雑誌，**129**，381（2009）

14) 加藤幸夫ら，広島歯科医学雑誌，**39**，1（2012）

15) C. Maniatopoulos *et al.*, *Cell Tissue Res.*, **254**, 317（1998）

16) W. Ando *et al.*, *Biomaterials*, **28**, 5462-70（2007）

17) W. Ando *et al.*, *Tissue Engineering*：*Part A*, **14**, 2041-9（2008）

18) K. Shimomura *et al.*, *Biomaterials*, **31**, 8004（2010）

19) Y. Kato & D. Gospodarowicz, *J. Cell Biol.*, **100**, 486（1985）

20) T. Matsubara *et al.*, *Biochem. Biophys. Res. Commun.*, **313**, 503（2004）

2 幹細胞培養専用培地の開発

淺井康行*

2.1 はじめに

多細胞生物の生体の一部を人工的な環境で増殖させる「培養」技術は，幹細胞に限定しなければこれまでも広く生物学実験で行われてきている。研究者に高い技術を要求しない細胞種／株と培地との組合せが存在する一方，取り扱いに細心の注意を求める細胞もある。本稿で述べるヒト多能性幹細胞も，技術的要求度の高めの細胞である。このような細胞を容易に培養できる培地の開発は，幹細胞研究分野を発展させるためには重要である。我々は幹細胞特有の要求を考慮しつつ，使いやすい培地の開発に取り組んでいる。

2.2 ReproFF2 の登場

2011 年，我々は新しい培地である ReproFF2 を発表した。この培地は，細胞の継代を週に1回とし，培地交換は週に2回とするものである（図1）。通常，ヒト多能性幹細胞の良好な未分化維持培養のためには，毎日の培地交換が必要とされてきた。しかしながら，ヒト多能性幹細胞の研究の広がりに対して，この毎日の培地交換という要求は，休日出勤に対して難しい対応を迫られる企業での研究や，アカデミアなどにおける小規模研究室でのヒト多能性幹細胞の研究を難しいものとしている。そこで，当社は培地交換を月曜日と水曜日の週二日のみとする培地の開発を開始したのである。

ReproFF2 は，上述の通り作業負担を軽減する培地であるが，非ヒト由来成分を含む培地である。このような組成の培地は必要とされるのであろうか？

現在もそうであるが，ヒト多能性幹細胞用の培地は，ヒト由来成分以外は含まない xeno-free 培地や，化学合成品（あるいは高度精製品）のみを組成とする chemically defined 培地の開発が盛んである。当社もそのような培地の開発を進めてはいるが，非ヒト由来成分を含んでいたとしても扱いやすい培地を使用しての研究も現時点では相当あると考えた。また，そのような研究が今後の幹細胞研究の発展に寄与するものと考えている。一方，非ヒト成分を含んでいることで，例えばヒトにおける再生医療に適用できないのかどうかは，議論されているものの，現時点では

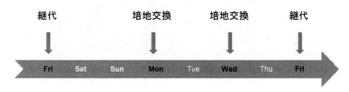

図1 ReproFF2 の実験フロー
週に一回の継代および週に2回の培地交換のみで未分化維持培養を行う

---

* Yasuyuki Asai ㈱リプロセル　取締役 CTO

幹細胞医療の実用化技術と産業展望

結論が出ておらず，適正な方法で安全性が確認されれば，非ヒト由来成分含有培地も極めて重要な位置づけとなるのではないかと考えたのである．すなわち，当社のReproFF2は，

1. フィーダーレス＝フィーダー細胞を必要としない
2. 火，木，土，日曜日は細胞のメンテナンスを求めない（図1）
3. ディッシュあたりの培地の使用量は同じ＝培地の使用量が（毎日培地交換する場合の）半分以下となる
4. 特別な培養技術を要求しない

をコンセプトとして開発を進めたのである．

2.3　ReproFF2での長期間接着培養

ReproFF2の成分は非公開である．そのため，培地組成についての検討は割愛する．

培養成績について以下に述べる．ReproFF2で，図1の如く週2回の培地交換および，週1回の定法に従う継代操作で，35継代した後のヒトiPS細胞（201B7株）[1]のコロニーの形態は，ラミニン5およびマトリゲルコートディッシュ上で良好であり，緻密に細胞が集まった輪郭の明瞭なコロニーを形成した（図2A，C）．このコロニーが未分化維持をしている幹細胞であるかを簡便に確認する目的でアルカリフォスファターゼ染色を行ったところ，アルカリフォスファターゼ染色陽性であった（図2B，D）．また，細胞免疫染色法による未分化マーカー発現確認の結果を図3に示す．これらの図において示されるように，本培地での培養において，細胞の形態だけでなく各種マーカーの発現は，この細胞が良好に長期間未分化維持されていることを示している．同時に細胞表面マーカーの発現をフローサイトメトリーを用いて解析したが，未分化が良好に維持されていることを示している（図4）．あわせて，核型解析の結果を図5に示すが，特に異常は認められない．引き続き，長期培養された細胞の分化能を確認するために，心筋分化（図6）および神経分化（図7）を試みたところ，良好に心筋あるいは神経分化することを確認した．

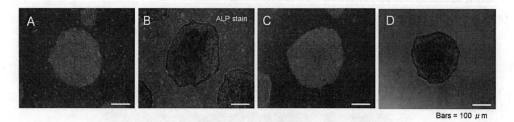

図2　ReproFF2で培養したヒトiPS細胞（201B7株）の形態とアルカリフォスファターゼ（ALP）染色像
　（A）ラミニン5コート上でのヒトiPS細胞の形態
　（B）ラミニン5コート上でのヒトiPS細胞のアルカリフォスファターゼ染色像
　（C）Matrigel™コート上でのヒトiPS細胞の形態
　（D）Matrigel™コート上でのヒトiPS細胞のアルカリフォスファターゼ染色像

第 3 章　幹細胞の未分化維持培養と分化誘導

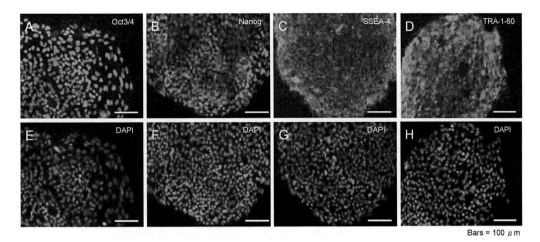

図 3　ReproFF2 で培養したヒト iPS 細胞(201B7 株)の未分化マーカー発現
Oct3/4(A), Nanog(B), SSEA-4(C), および TRA-1-60(D) の発現およびそれぞれの発現確認に用いた細胞の DAPI 染色像(E-H)。※使用抗体 Oct-3/4(Snata Cruz, Delaware, USA, sc-5279), Anti-human Nanog (ReproCELL, Yokohama, Japan, RCAB0004P), SSEA-4 Monoclonal Antibody (Millipore, Billerica, USA, SCR001), TRA-1-60 Monoclonal Antibody (Millipore, Billerica, USA, SCR001)

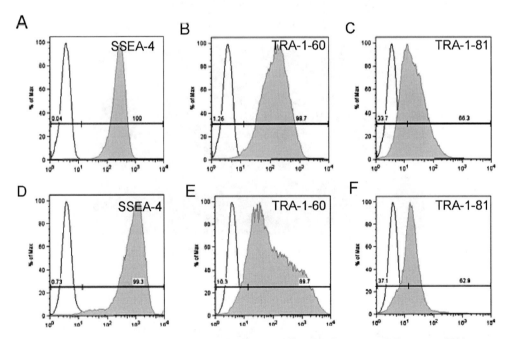

図 4　ReproFF2 で培養したヒト iPS 細胞(201B7 株)の未分化マーカー発現の FACS 解析
(A-C) ReproFF2 で培養した SSEA-4(A), TRA-1-60(B) および TRA-1-81(C)
(D-F) フィーダー細胞との共培養培地である PrimateES/iPS medium で培養した SSEA-4(D), TRA-1-60(E) および TRA-1-81(F) 発現解析　※使用抗体 SSEA-4 Monoclonal Antibody (Millipore, Billerica, USA, SCR001), TRA-1-60 Monoclonal Antibody (Millipore, Billerica, USA, SCR001), TRA-1-81 Monoclonal Antibody (Millipore, Billerica, USA, SCR001)

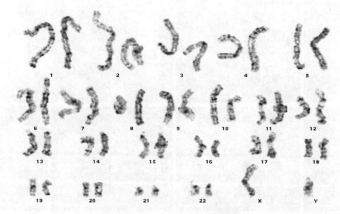

図5　ReproFF2で35継代培養したヒトiPS細胞（RCHIPC株）の核型解析
異常は認められなかった。

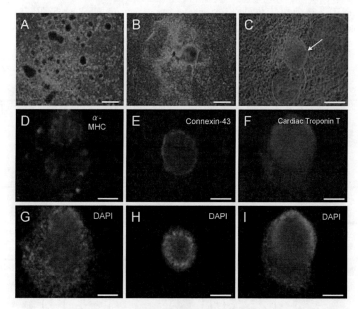

図6　ReproFF2で培養したヒトiPS細胞の心筋分化
(A) 分化7日目。
(B) 分化10日目。
(C) 分化15日目。拍動領域（矢印）が認められる。
(D-F) 分化細胞における心筋マーカーの発現。α-Myosine Heavy Chain（MHC）(D), Connexin-43
(E) およびcardiac Troponin T (F) (G-I) (D-F) 各細胞におけるDAPI染色像
Bars = 200μm（A and B），100μm（C-I）。
※使用抗体・Anti-human　Myosin heavy chain Antibody（R & D, Minneapolis, USA, MAB4470），
Monoclonal Anti-Connexin-43（Sigma-Aldrich, St. Louis, USA, C8093），Anti-human Troponin T
（Cardiac）（AbDserotec, Oxford, UK, 9202-1047）

第3章 幹細胞の未分化維持培養と分化誘導

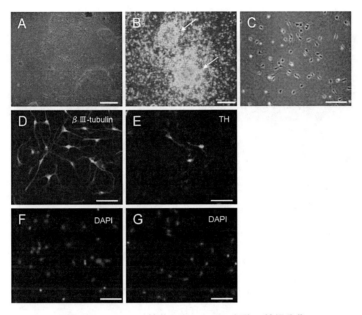

図7 ReproFF2で培養したヒトiPS細胞の神経分化
(A) 分化3日目。
(B) 分化15日目。ロゼッタ（矢印）が認められる
(C) 分化26日目。
(D-E) 分化細胞における神経マーカーの発現。beta Ⅲ tubulin(D) および Tyrosine-3-Hydroxyrase(TH)(E)
(F-G)(D-E) 各細胞における各細胞におけるDAPI染色像
Bars=200μm（AおよびB），50μm（C-G）。
※使用抗体 Rabbit polyclonal to Neuron specific beta Ⅲ Tubulin（Abcam, Cambridge, USA, ab18207），・Tyrosine 3-Hydroxylase Rabbit Monoclonal Antibody（Epitomics, Burlingame, USA, 2266-S）

　これらの結果は，ReproFF2で図1に示すような作業フローに従った長期間未分化維持培養が可能であることを示している。

2.4 ReproFF2での長期間非接着培養

　この培地の開発当初は，ヒト多能性幹細胞の培養方法は，接着培養が主流であったが，培養皿の底面に接着しない，いわゆる浮遊培養方法の検討も世界的にはすでに開始されており，接着培養を先行させつつも，我々もこの方法での培養を検討した。既報[2〜4]を参考に本培養を試みたところ，図8に示すように，細胞がやや緩く凝集したように観察される球状塊を形成した。その細胞の球状塊は，胚葉体とは明確に異なり，内部までアルカリフォスファターゼ陽性であり，未分化維持されていることを示していた。同時に細胞免疫染色法による未分化マーカー発現を確認したところ，すべての（確認した）未分化マーカー陽性であった（図9）。同時にフローサイトメトリーによる細胞表面マーカーの発現を解析を行ったが，未分化が良好に維持されていることを

幹細胞医療の実用化技術と産業展望

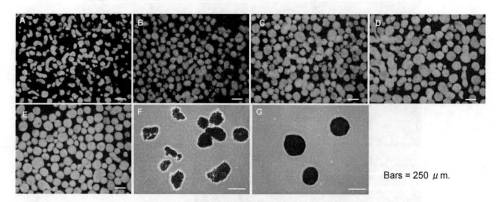

図8　ReproFF2 で浮遊培養したヒト iPS 細胞
(A) 培養0日目
(B) 培養1日目
(C) 培養3日目
(D) 培養5日目
(E) 培養7日目
(F) 培養0日目の ALP 染色像
(G) 培養7日目の ALP 染色像

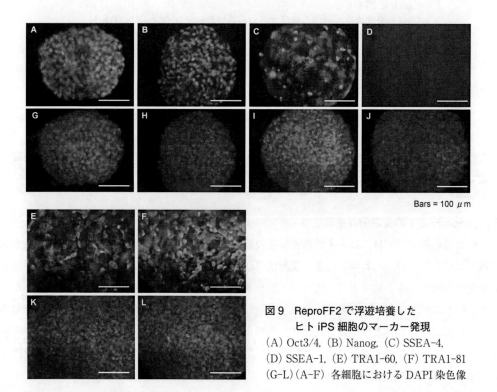

図9　ReproFF2 で浮遊培養した
　　　ヒト iPS 細胞のマーカー発現
(A) Oct3/4, (B) Nanog, (C) SSEA-4,
(D) SSEA-1, (E) TRA1-60, (F) TRA1-81
(G-L)(A-F) 各細胞における DAPI 染色像

第3章　幹細胞の未分化維持培養と分化誘導

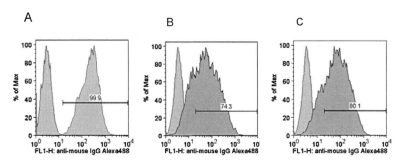

図10　ReproFF2で浮遊培養したヒトiPS細胞(201B7株)の
未分化マーカー発現のFACS解析
ReproFF2で浮遊培養したSSEA-4(A), TRA-1-60(B) およびTRA-1-81(C)

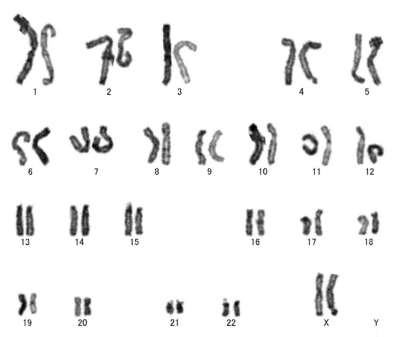

図11　ReproFF2の浮遊培養で35継代培養したヒトiPS細胞(RCHIPC株)の核型解析
異常は認められなかった。

示していた（図10）。あわせて，核型解析の結果を図11に示すが，特に異常は認められなかった。
　非接着培養は，2012年初頭には国外において盛んに検討され，実施されている（私信）。その理由は，高価な培養皿が不要であることや高価なコーティング材を培養皿に塗布しなくても済むからであり，ReproFF2の数2回の培地交換と組み合わせることにより，非常に安価に培養できるからである。これは，小規模培養から大規模培養まで共通していることであり，特に大規模培養実施者においては，培養費用の低減は重要な課題である。一方で，この非接着培養は，継代操

作の技術的難易度を大きく下げ，簡単に未分化維持できるというメリットも提供している。このような理由から，費用低減を課題としている大規模培養研究者だけでなく，小規模培養の研究者にも急速に普及している。

2.5　おわりに

　本稿で述べたように，ReproFF2は，現在広く行われている培養方法である接着培養から，次世代の培養方法である浮遊培養までも広くカバーする汎用性の高いヒト多能性幹細胞用培地である。また，培養における技術的な要求度の比較的低い培地であり，しかも，週末を含め，週7日のうち4日は細胞のメンテナンスから解放される。それでいて，未分化維持は良好である。ReproFF2の発表から1年以上を経過したが，急速に本コンセプトは支持されていると考えている。

　世界的に見れば，フィーダーフリー培養は広く行われており，非接着培養も立ち上がり始めた。我々は本邦においてもこの流れに従うものと考えている。このときに，xeno-freeであるか，あるいはchemically definedであるか，に研究者は戸惑うかもしれない。ただ，これまでも幹細胞以外の培養細胞の培養についても，接着細胞や非接着細胞は存在し，細胞種や実験目的に応じ，研究者は培養方法や培地の選択を行ってきた。同様にヒト多能性幹細胞についても，研究目的に合わせて種々の培養方法や培地の選択がなされていくものと考えている。このような多様化の流れに対し，当社はあらゆる要請にも応えられる培地の研究開発を進めていく計画である。

文　　献

1)　Takahashi K *et al., Cell,* **131**, 861（2007）
2)　Amit M *et al., Stem Cell Rev.,* **6**, 248（2010）
3)　Amit M *et al., Nat. Protoc.,* **6**, 572（2011）
4)　Steiner D *et al., Nat. Biotechnol.,* **28**, 361（2010）

3　医療用細胞培養培地の安全性について

佐々木哲二[*]

3.1　はじめに

　本節では，医療用細胞培養培地（以後，医療用培地とする）の開発・製造に必要な安全性に関する事項について，留意しなければならない国内外の規制当局からの指針や規制，あるいは物質生産用培地（以後，生産用培地とする）との考え方の違いなどを論じ，ユーザーが培地調製や組成改変の際に必要な考え方についても解説を加える。

　特に重要な点は，培地は栄養成分や増殖因子の補給等の代謝だけではなく，浸透圧，粘性，pH，ガス交換や毒性の中和など複数の機能の相互関係からなる細胞の生存のための環境を構築しており，細胞は培地という環境下で増殖や分化などの機能を発現するため，培地の影響を強く反映するということである。必然的に医療用細胞の安全性を担保するには，医療用培地の安全性を担保しなくてはならない。

3.2　原料の留意点

3.2.1　生産用培地と医療用培地の安全性の対応の違い

　生産用培地では，生産物の精製過程で不純物の除去，加熱や薬剤による菌類やウイルスの不活化処理などが可能であるが，医療用培地では，細胞に対して著しい負担や影響を与えるため同様な処理ができない。また近年，ウイルス不活化処理として使用前の生産用培地に高温短時間殺菌（HTST 処理）[1] を行う例が増えているが，医療用培地は，熱に不安定な蛋白質や増殖因子を含んでおり，そのままでは過度の熱処理はできない。

　医療用培地では原料や生産物が要因となる制約が多く，生産用培地と比較しても原料の選択や工程の汚染防止対策には，より高い安全性への配慮が必要である。

3.2.2　培地原料の問題点

　培地原料を大別すれば，アミノ酸類，ビタミン類，無機塩類，緩衝成分（重炭酸緩衝系，燐酸緩衝系，HEPES 等），核酸前駆物質，生体必須金属，脂肪酸，増殖因子，その他等々から成り，各々の分類毎に数種類～10 数種の成分を含んでいる。表 1 を参照して欲しいが，基礎培地でも30～60 種の原料が，各種の成長因子を加えてある無血清培地では 50～100 種類の原料を混合している。

　厚生労働省のヒト（自己，同種）由来細胞・組織加工医薬品等の品質及び安全性の確保に関する指針（薬食発第 0208003 号，0912006 号，以後，「ヒト細胞加工医薬品指針」とする）では，培地を構成する原料において，「培地に使用する成分及び水は，可能な範囲で医薬品又は医薬品原料に相当する基準で品質管理されている生物学的純度の高い品質のものを使用すること。」としている。また，FDA の cGMP（FDA 21CFR 210-211）では，使用する原料については，自社

---

　[*]　Tetsuji Sasaki　極東製薬工業㈱　研究開発部門　研究企画部　部長；主席研究員

幹細胞医療の実用化技術と産業展望

表1　各種培地の成分数

基礎培地	成分数	無血清培地	成分数
MEM	29	RITC80-7	53
DMEM	34	MCDB104	55
RPMI1640	41	ハイブリドーマ用無血清培地（極東）	58
IMDM	43	表皮角化細胞用無血清培地（極東）	66
Ham F12	48	A社幹細胞用無血清培地	94
Williams E medium	52		
Medium 199	63		

液体調整製品としての精製水を含め成分数を示す。成分数は原著論文，培地メーカー各社の公表数値に基づく。

で適切に評価した上で，最低でも純度，力価及び品質について適合性試験の実施を義務付けている。

　一部の原料では医薬品として承認されているものがあり，日本薬局方（JP），米国薬局方（USP）あるいは，欧州薬局方（EP）などの各国の薬局方の基準に準拠した高品質の原料が入手可能であるが，全てについて，そのような原料を入手することは困難である。特に「研究用試薬」として販売されている原料の中には，由来や工程を確認できない場合があるので，医療用培地にそのような原料を使用するのは適切ではない。少なくとも，信頼出来る供給者により管理された状態で生産されたものであることが確認できることが必要である。

3.2.3　生体由来原料

　生産用培地あるいは医療用培地では安全性や安定性のため，昨今では生体由来原料を排除する方向にあり，メーカー各社も生体由来原料を使わない培地の開発を推進している。その結果，各社からは Serum Free，Xeno Free，Animal-component Free，Chemically-defined と様々なグレード，分類の培地が開発，販売されている。

　生体由来材料を排除する理由として

　　・生物由来の感染性物質混入

　　・異種動物起源のアレルギー

　　・生体物質によるロット間差

　　・トレーサビリティーの困難性（採取個体ベースの確認が困難）

がある。しかしながら，生体成分には複合的な機能を持ち，単純に合成品に置換することが不可能な場合もある。また，遺伝子組換え蛋白質を用いて生体由来材料を代替する方法もあるが，遺伝子組換え蛋白質は高額なため，多用すると非現実的な価格になってしまう。今後，解析が進むことで細胞の要求する環境や必須の成分が明確になり，必要で高額な因子が低価格化することで，化学的に純粋な成分の組合わせ（Chemically-defined）のみでより安価な培地が作られると考えるが，現時点では要求される安全性とコスト，リスクとベネフィットを考慮の上，代替不可能な生体由来原料についてはより安全な材料の選択を行う必要がある。

第3章　幹細胞の未分化維持培養と分化誘導

3.2.4　調整水

「ヒト細胞加工医薬品指針」においても調整水は可能な範囲で医薬品又は医薬品原料に相当する基準で品質管理されていることを推奨しており，JP の注射用水相当の基準を満たす純水を使うことが望ましい。最近の超純水製造装置は逆浸透膜，イオン交換，活性炭，UV 照射，限外ろ過膜などを組み合わせて注射用水の基準を満たす超純水が調整可能である。注意すべきは，超純水は空気中のガス，揮発性有機物や容器材質中の可溶な成分を溶かしこむ能力が高いため，長時間放置により注射用水の基準を外れることがある。また，長時間の放置は菌類汚染のリスクも上がるので，調整後は直ちに使用しなければならない。

3.3　危険因子

3.3.1　培地の安全性試験項目

培地の安全性を担保するための試験項目について，現時点で規制当局の明確な規定がなく，メーカー各社は各国局方等の注射用薬剤に準じた試験項目を選択している場合が多い。我々も必要に応じて以下の項目を試験項目として採用している。

(1)　重金属

重金属は比重が 4 以上の金属元素を指し，鉄，鉛，金，白金，銀，銅，クロム，カドミウム，水銀，亜鉛，ヒ素，マンガン，コバルト，ニッケル，モリブデン，タングステン，錫，ビスマス等がある。重金属の一部は生体必須成分であり，ほとんどの培地に鉄，亜鉛，銅が使われている。一部の無血清培地では更に錫，クロム[2]，マンガン[3]，コバルト[4, 5]，ニッケル[6]，モリブデン[7]等も用いられる。

医薬品への重金属の混入は重大な問題であり，原料から工程まで監視が必要である。我々は JP の重金属試験法を採用しており，Pb に換算して重金属の限度試験を行っている。鉄，亜鉛，マグネシウムなどを除き，錫，銅，クロム，マンガン，コバルト，ニッケル，モリブデンなどの重金属類の成分量は他の原料に比較して著しく少ないため，検出感度上，本試験法ではほとんど問題とならない。

(2)　ヒ素

ヒ素も生体の必須成分ではないかとの報告もあるが，ヒ素を有効な成分とする培地は見当たらない。我々は JP のヒ素試験法を採用しており，三酸化二砒素（As_2O_3）換算量としてヒ素の限度試験を行っている。

(3)　エンドトキシン

エンドトキシンはグラム陰性菌の外膜にある耐熱性のリポ多糖類でパイロジェンとも呼ばれ，ごく微量の混入であっても生体に発熱等，様々な反応[8]を引き起こす。耐熱性のため，高圧蒸気滅菌処理で除くことは不可能である。筆者の経験では，原料の選別と管理を行う限り，原料が要因となるエンドトキシンの増加はほぼ見られないが，製造工程での汚染には最新の注意をはらう必要がある。製造設備や器具は洗浄を行い，常に清浄な状態を保ち，使用時以外は十分乾燥する

ことでグラム陰性菌の増殖を防止すると良い。我々は JP のエンドトキシン試験法のゲル化法を採用している。

⑷　マイコプラズマ

国内での使用を目的とするなら，JP 参考情報のマイコプラズマ否定試験を推奨する。試験法については，第 7 章 鮫島氏の節を参照して欲しい。

⑸　無菌試験

無菌試験の現状と迅速法の詳細は，第 7 章 能見氏の節を参照して欲しい。

3.3.2　毒性物質

培地成分中には，毒物及び劇物取締法に指定されている毒物及び劇物，薬事法に指定されている毒薬，劇薬に相当する成分を含む場合がある。これらの成分の安全性を考える場合は，培養細胞の移植投与時に同時に投与される培地成分の投与量を換算し，体内に入った際の人体に及ぼす影響を予測することで対応する。その際には急性毒性の半数致死量（LD50）との比較が安全性の根拠として用いられる。毒性物質の半数致死量（LD50）等については，以下の資料，サイトを参照して欲しい。

- ・Registry of Toxic Effects of Chemical Substances（RTECS，有料），MDL Information Systems, Inc.
- ・Hazardous Substances Data Bank（HSDB，無料），U.S. National Library of Medicine
- ・既存化学物質毒性データベース（JECDB，無料），国立医薬品食品衛生研究所
- ・化学物質の環境リスク評価　第 8 巻，環境省

⑴　毒物及び劇物取締法指定物質

①　2-メルカプトエタノール

2-メルカプトエタノール（以後 2-ME とする）は，アミノ酸のシステインの酸化を防止し，シスチン形成を阻害する還元剤として作用する。シスチンを代謝できない細胞種の場合，2-ME など還元剤の添加が必須の場合もある。再生医療用培地にもしばしば添加されている[9~11]。

最近の毒物及び劇物指定令の一部を改正する政令（平成 20 年政令第 199 号）により，2-ME は毒物として指定された。濃度の規定が無いため培地に含まれるような極微量でも毒物としての取り扱いや表示が必要である。2-ME の培地への添加量は，0.2~10mg/L 程度であり毒性は低いと考えられる。

②　亜セレン酸ナトリウム

セレンはセレノシステインとしてタンパク質に組み込まれ，活性酸素やラジカルから生体を防御するため，生体では必須栄養成分である。多くの細胞，特に酸化耐性の低い細胞にとっても必須な因子であるため，医療用培地を含む多くの無血清培地に亜セレン酸ナトリウムとして添加されている。

亜セレン酸ナトリウムは毒物であるが，毒物及び劇物指定令の改定で，「亜セレン酸ナトリウム 0.00011％以下を含有する製剤」は除外する事になった。一般的な添加量は 0.000004％~

第 3 章　幹細胞の未分化維持培養と分化誘導

表 2　薬事法による急性毒性の半数致死量の（LD50）の分類

投与法	毒　薬	劇　薬
経口	＜30mg/kg	＜300mg/kg
皮下	＜20mg/kg	＜200mg/kg
静脈（腹腔）	＜10mg/kg	＜100mg/kg

0.00009％であるため，この濃度範囲ならば毒物及び劇物指定令の指定は受けないが，亜セレン酸ナトリウムは効果量と LD50 が比較的近いので，添加する場合には濃度に十分注意して欲しい。

③　劇物

培地成分の中には毒物及び劇物取締法で劇物指定がされている物質も含まれる。ほとんどの培地には硫酸銅，硫酸亜鉛が，無血清培地に稀にカドミウム，錫等が用いられている。いずれも培地添加濃度が低く，LD50 には至らないが，培地に添加する場合には各々の物質の LD50 も考慮の上で添加濃度を決めてほしい。

(2)　薬事法指定物質

薬事法は投薬される医薬品で，毒性と薬効量が近接している薬剤について，毒薬と劇薬を分類している。培地が生体内に混入する場合，使用する原料の安全性の参考となる（表 2 参照）。例えば，インシュリンは薬事法では劇薬に分類されているが，医療用細胞培地の多くでインシュリンを用いている[11, 12]。培地への添加濃度は 5〜20mg/L 程度で，この濃度範囲ならば培地 1 L を静脈（腹腔）投与しても生体に対する毒性は低い。

3.3.3　感染性物質

医療用培地の最大のリスクは感染性物質の混入である。以前は菌類，ウイルスを指していたが，近年では牛海綿状脳症（BSE）の原因となる異常プリオン蛋白まで含まれる。

市販の医療用培地には事前に抗生物質を添加している培地もみられるが，抗生物質は，必ずしも万能ではなく，抗菌スペクトル，耐性菌の出現，薬剤の失活等により無効となることもある。また，制菌的に作用している場合，混入時期や原因が特定不能となり必要な対策が講じられなくなる事態や薬剤が培養細胞に悪影響を及ぼす場合もある。「ヒト細胞加工医薬品指針」でも抗生物質の使用は極力避けるべきとある。感染性物質に対する対策は混入したものを除去，殺菌するより，混入させないようにすることが重要である。

(1)　マイコプラズマ

細胞培養において見出されるマイコプラズマは *Mycoplasma ariginini*, *M. fermentans*, *M. hyorhinis*, *M. orale*, *M. salvarum* 及び *Acholeplasma laidlawii* 等の 6 種類で感染例全体の 96％を占めているとされている[13]。過去には公的研究機関で保存されていた細胞株の 30〜60％に感染していたという報告もあった。また，多くの人に常在菌として口腔などに存在していることが知られており，培養環境で混入しやすい菌類である。

「ヒト細胞加工医薬品指針」では，異種血清及び異種もしくは同種の血清に由来する成分を用いた場合には，「由来動物種に特異的なウイルスやマイコプラズマに関する適切な否定試験を行い，ウイルス等に汚染されていないことを確認した上で使用すること。」となっている。培地原料向けの生体由来原料ではメーカーによるマイコプラズマのチェックが完備してきており，専用の原料を選択することで原料からの汚染の可能性を下げることができる。

現在は原料よりむしろ，工程，特に作業者からの汚染が問題となる。マイコプラズマは一般的に培地の濾過滅菌に用いられる 0.2μm のフィルターを通り抜けてしまう場合があり，更にカナマイシンやゲンタマイシンに抵抗性もあるなど，汚染された場合の除去は難しい。最も有効なのは培地の製造/加工時における環境及び作業者からの汚染防止対策と製品及び中間品の汚染検査の徹底である。

(2) 細菌

個別の細菌については最終製品の無菌性のみではなく，工程や原料の菌数についても注意を払うことが必要である。原液の調整工程や製造原料の保管管理等で菌数コントロールが不十分な場合，菌の増殖によるエンドトキシンや菌体毒素の混入，培地組成の変動が起こるので，各工程の菌数のバリデーションを実施し，製造／調整時に原液や製造原料，製造工程の菌数検査を行うことが重要である。

(3) ウイルス

ウイルスについては，牛や豚由来の生体由来原料を用いる場合，USDA 9 CFR 113 から動物由来物質のウイルスに関する規制，基準，検査などの詳細が出ているので，参照して欲しい。ただし，未知のウイルスは当然のこととして，既知のウイルスであっても，検出感度等の問題も含めて，全てのウイルスに対応できる検出法は現時点では存在しない。既知で危険性の高いウイルスの検査が中心になってしまうのは仕方がない処だが，培地の安全性を考慮するためには常に最新の情報を調査，入手すべきである。

(4) 異常プリオン蛋白

異常プリオン蛋白は BSE や，ヒトのクロイツフェルト・ヤコブ病などの伝染性海綿状脳症の原因物質として BSE に感染した牛およびその他類縁反芻動物から人へと感染するとされている[14]。汚染対策としては反芻動物由来の原料を用いないことであるが，代替が不可能な成分については，BSE リスクの高い国や危険性の高い部位からの原料は避け，BSE の検査済みの物を使用すべきである。厚生労働省の「ウシ等由来物を原料として製造される医薬品，医療用具等の品質及び安全性確保の強化について」（医薬発第 1069 号）に高リスク国や危険部位の情報が記載されているので参照して欲しい。

「ヒト細胞加工医薬品指針」においても，異種血清及び異種もしくは同種の血清に由来する成分については，「血清等の由来を明確にすること」，「牛海綿状脳症発生地域からの血清を極力避ける等感染症リスクの低減に努めること」とされており，原料原産国や使用部位の調査は必須である。また，原料の生産工程で反芻動物由来原料（酵素等）を用いていた例もある。使用にあたっ

第3章　幹細胞の未分化維持培養と分化誘導

て原産国や原料の由来のトレースができない原料は採用すべきではない。

文　　献

1) Murphy M, *et al.*, *Biologicals.*, **39** (6), 438 (2011)
2) Keszthelyi Z, *et al.*, *Pharmacopsychiatry.*, **37** (5), 242 (2004)
3) Niidome T, *et al.*, *Eur J Pharmacol.*, **548** (1-3), 1 (2006)
4) Ng KM, *et al.*, *Cell Reprogram.*, **13** (6), 527 (2011)
5) Nonaka J, *et al.*, *J Biosci Bioeng.*, **106** (2), 141 (2008)
6) Mölders M, *et al.*, *J Biomed Mater Res A.*, **83** (2), 303 (2007)
7) Mendel RR, *et al.*, *Biochim Biophys Acta.* (2012, In Press)
8) Ken-ichi Tanamoto, *Bull. Natl. Inst. Health Sci.*, **126**, 19 (2008)
9) Li Y, *et al.*, *Biotechnol Bioeng.*, **91** (6), 688 (2005)
10) Hayashi Y, *et al.*, *PLoS One*, **5** (11), e14099 (2010)
11) Mei Y, *et al.*, *Nat Mater.*, **9** (9), 768 (2010)
12) Chen G, *et al.*, *Nat Methods.*, **8** (5), 424 (2011)
13) 小原有弘ほか, *Tiss. Cult. Res Commun.*, **26**, 159 (2007)
14) Stanley B P, *Proc. Natl. Acad. Sci. USA.*, **95**, 13363 (1998)

4　膜を利用した細胞培養法

岩元　潮[*]

4.1　はじめに

ES 細胞や iPS 細胞は再生医療における有用な細胞ソースとして期待されている。

しかし，例えばヒトの左心室組織を構成する心筋細胞の数は 10^9 オーダーと報告されており[1]，移植のための再生心筋組織を現実に構築するためにはまず大量の心筋細胞を調製する必要がある。加えて将来の再生医療の産業化のためには，細胞を大量かつ安定して調製することのみでなく，培養のコスト低減・省力化なども重要な課題と考える。

我々は，これらを同時に満足する細胞培養法の開発に中空糸膜技術が有用と考え基礎検討を行った。本稿では，マウス ES 細胞での培養結果を例として報告する。

マウス ES 細胞は，浮遊培養すると球状の細胞塊である胚様体（embryoid body；EB）を形成する。この状態で 10 日間程度培養すると様々な細胞種への分化が観察される。ES 細胞をこのように分化誘導する培養形態としてはこれまでに様々な方法が実施されている。小スケールの培養形態としては，未分化な ES 細胞を酵素処理により単一細胞にした後，シャーレの蓋の内側で懸濁培養するハンギングドロップ法[2]や比較的大スケールでの培養が可能な各種形状のバイオリアクターを用いた方法などの報告がある[3]。

今回我々は，培養形態については将来の培養スケール拡大が容易と考えられる一般的な撹拌式のバイオリアクターでの浮遊培養法を採用し，これに透析中空糸膜を用いたシステムを組み合わせて透析培養システムを構築した。

4.2　透析培養システムの設計

平板上の半透膜を利用した培養の歴史は古く，1960 年代にはすでに微生物培養に適用した例が報告されている[4]。また，中空糸膜を用いた動物細胞培養用システムもすでに市販され，実用化されている[5]。しかし，これらは主として培養後に細胞産生物を利用することを目的としたシステム設計がなされており，再生医療用途のように培養後に細胞を回収して利用することを目的として設計されていない。よって，そのような応用例はまだ報告が少ない。

また，中空糸膜を用いた培養システムでは中空糸膜の束を収納した円筒型容器内において糸の外側または内側空間を用いて細胞を培養する例が多い。このような限定された空間での培養システムでは，培養する細胞の種類や培養環境のコントロール手段が限定される，培養中に細胞の状態を確認し難い，また培養後に細胞が回収し難い等の課題があると考えた。

以上を考慮して，今回我々は図 1 のような培養システムを構築した。システム構成の特徴を以下に説明する。

a）浮遊培養用の 100mL 培養槽（左側）と，透析用中空糸膜束を内部に設置した 1 L 培養液貯

---

　*　Ushio Iwamoto　旭化成㈱　医療新事業プロジェクト　再生・細胞医療領域　主幹研究員

第3章 幹細胞の未分化維持培養と分化誘導

留槽（右側）とを独立した槽とし，2槽間を閉鎖回路にて連結し，培養槽内の培養液をポンプで図中の矢印のとおり連続的に灌流するシステムとした。

b）上記灌流時にEBを培養液とともに培養槽外に一旦排出することは，温度低下による細胞増殖・分化への影響，ポンプによる胚様体構造破壊のリスクがあると考え，培養槽内の培養液取込み口には一次膜を設置し閉鎖回路内には培養液のみが灌流するようにした。

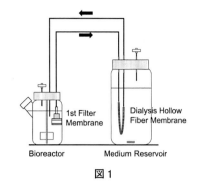

図1

培養液は，中空糸膜の内側を通過する際に培養液貯留槽内の溶液と膜を介して接する。その際，それぞれの溶液に含有する成分は，その分子量と両液間の濃度差により両液間で調整される。分子量が膜の孔径より小さく実質的に膜を透過しうる成分は，その濃度差が少なくなるように両液間を移動する。対して，分子量が膜の孔径よりも大きく実質的に膜を透過できない成分は移動しない。

透析用中空糸膜としては，旭ポリスルホンダイアライザーAPS（旭化成メディカル㈱）の中空糸を400本，有効長20cmとして使用した[6]。一次膜としては，ポリエチレンの焼結体からなる直径15mm，平均孔径$30\mu m$の平板型膜を使用した。

本システムにより細胞培養を実施することで期待される効果については，以下の3点が考えられる。

①細胞代謝物質の蓄積緩和：培養期間に細胞が産生する代謝物質は，通常は培地交換を実施するまで培養槽内に蓄積し続けることになる。しかし，透析培養においては代謝物のうち膜を通過する低分子成分は，膜を通して培養槽から培養液貯留槽へと拡散し濃度が平行化するまでは希釈される。よって，培養液貯留槽の容量を適切に設定することにより，細胞増殖に悪影響をおよぼす物質の蓄積速度を緩和できる。

②栄養物質等の補充：細胞によって消費され失われていく低分子の栄養成分や酸素等は，それらを貯留槽の培養液にあらかじめ加えておくことにより，①とは逆に培養槽へ補充される。

③タンパク質成分の温存：血清タンパク質等の膜孔径より分子量が大きく膜を通過しない成分は，細胞が消費したり，分解等で失活したりしない限りは培養槽内に温存可能である。

上記3点の効果を実証すべく，以下の実験を実施した。

4.3 実験方法

マウスES細胞EMG7[7]を，以下のとおり透析培養法と従来培養法とで10日間浮遊培養法にて培養し比較検討をおこなった。ここで，従来培養法とは培養液を1日1回または2回手動で全量交換し浮遊培養する方法とした。10日間の培養スケジュールを図2に示した。

(培養0日目から培養3日目)

マウスES細胞を密度1×10^5cells/mLとし，培養を開始した。この時点を培養0日目とした。

幹細胞医療の実用化技術と産業展望

3日目までこのまま培養し胚様体を形成させた。

（培養3日目から10日目）

培養3日目に得られた全細胞数を算出し，以下のように透析培養法と従来培養法に分割し培養を再開した。一つの培養槽あたりの細胞密度は $1.8×10^5$ cells/mL とした。透析培養システムの培養液灌流速度は，3日目から4日目は100mL/日，4日目から5日目までは400mL/日，5日目から10日目までは1,000mL/日とした。

培養槽の液容量が実質的に同じレベルを維持できるようにしながら培養を維持し10日目に培養を終了した。

培養液としては，Glasgow最少必須培地（GMEM）に以下の成分を添加して使用した。すなわち，10%ウシ胎児血清（Fetal bovine serum；FBS），0.1mM非必須アミノ酸（NEAA），1mMピルビン酸ナトリウム（Na-pyruvate），0.1mM 2-メルカプトエタノール（2-ME）となるように培養液を調製し100mLとした。

培養液貯留槽には，調整液として10%FBS添加なしの培養液を1L使用した。

3-10日目に用いた培養液とFBS量の合計は次のとおりである。すなわち，従来法では，培養液を990mL，FBS 110mLで合計1,100mL，対して透析培養法では，培養液を1,090mL，FBS 10mLで合計1,100mLとした。合計容量は同じであるが，透析培養ではFBSの使用量を約1/10と圧倒的に少なく設定した。

培養装置としては，Bio Jr.8（エイブル㈱）を使用した。培養槽には，温度，pH，溶存酸素（DO）をそれぞれ計測可能なセンサーと攪拌回転翼を設置した。攪拌回転数は85rpmとした。

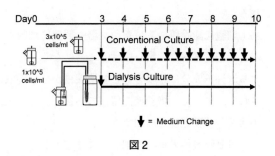

図2

4.4 実験結果

4.4.1 細胞の増殖と心筋分化

培養3日目から10日目までの細胞増殖結果を図3に示した。10日目の回収細胞数は従来法で $3.4×10^8$ 個，透析培養で $4.6×10^8$ 個であった。透析培養では従来法の約1.4倍の生細胞の増殖を達成した。

次に，フローサイトメーターで10日目の細胞について心筋細胞への分化率，すなわちGFP陽性率を解析した。GFP陽性の心筋細胞への分化率は従来法で2.0%，透析培養で2.1%と同等であった。

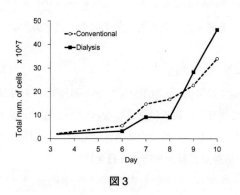

図3

第3章　幹細胞の未分化維持培養と分化誘導

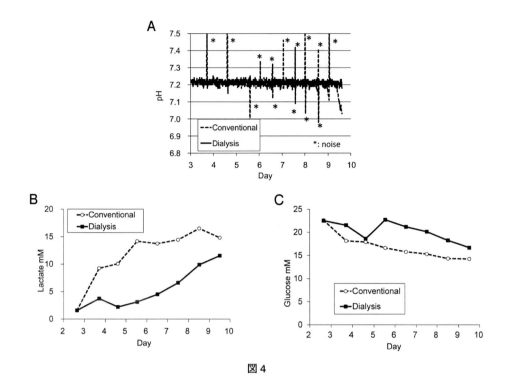

図4

4.4.2　培養環境：培養槽内のpH，乳酸濃度，およびグルコース濃度変化

培養3日目から10日目までの培養槽内のpH変化を図4Aに示した。培養期間の後半（6日目以降）で，従来法では1日2回の培養液交換を実施したにも関わらず，培養液交換の前には明らかなpH低下が確認されたが，透析法では期間中pH 7.2を維持できた。

次に同期間の培養槽内の乳酸濃度の変化を図4Bに示した。乳酸濃度は，従来法に比し透析培養では低値を維持できた。これがpHの維持に貢献したと考えられた。

さらに同期間の培養槽内のグルコース濃度の変化を図4Cに示した。乳酸濃度とは逆に，グルコース濃度は従来法に比し透析培養では高値を維持できた。

以上から，培養環境の維持に対して透析培養システムでは上述の期待した効果が実証できたと考える。

4.4.3　EBの解析：直径とTunel染色

次に，上記培養環境維持の違いが細胞に及ぼす影響について解析するべく胚様体の解析を実施した。

培養期間中のEBの顕微鏡写真図5Aから円相当直径を算出し，ヒストグラムを作成した（図5B）。透析培養では，通常培養と比較して小径のEBが多く生成されたことがわかった。

次にEBの凍結切片を作製し，Tunel染色によりアポトーシス細胞を染色した結果を図5Cに示した。写真より，透析培養によるEBではアポトーシス細胞（黒い点）が少ない傾向を確認で

幹細胞医療の実用化技術と産業展望

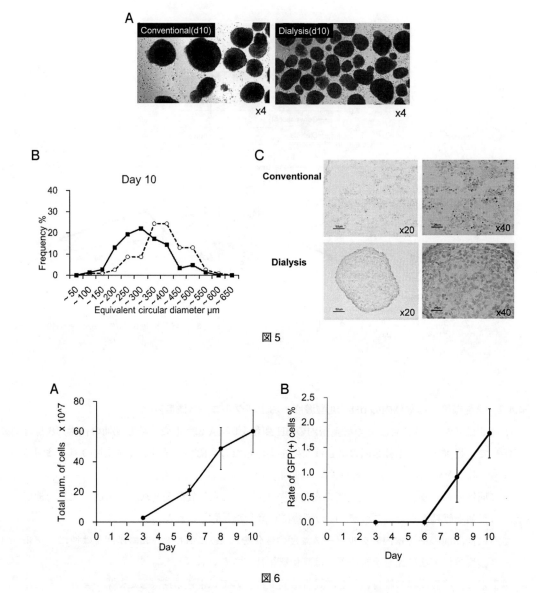

図5

図6

きた。

EBの径が小さいことで，栄養や酸素が胚様体の内部まで均一に浸透することができ，培養期間後半の細胞増殖に対して効果がみられたと考える。

4.5 再現性の確認（n=6）

最後に透析培養システムを用いて，合計6回のマウスES細胞培養の実験を実施し細胞数とGFP陽性細胞の比率をまとめた結果を図6に示した。透析培養システムでは平均 $6.0 \pm 1.4 \times 10^8$

第3章　幹細胞の未分化維持培養と分化誘導

個の細胞が得られた。GFP 陽性の心筋細胞への分化率は，1.8±0.5％であった。

4.6　まとめ

　今回開発した透析培養システムにより，従来法に比し多くの細胞を得ることができた。また，本システムでは通常毎日マニュアル操作にて実施しなくてはならない培養液交換が不要で，かつ良好な培養条件を 1 週間維持可能であった。これにより，菌のコンタミネーションリスクを下げる効果もあり，かつ省力化に貢献できるシステムが構築できると考えられる。さらに今回の培養条件では，コストの高い FBS 量を約 1/10 にすることが可能で，培養液のコストを約 1/2 に低減可能であった。

　以上から，我々の開発した透析培養システムは大量の細胞を調製できると同時に，培養コスト低減や省力化にも貢献できる実用的な培養システムになりうると考える。

謝辞

　本研究は，総合科学技術会議により制度設計された最先端研究開発支援プログラムにより，日本学術振興会を通して助成されたものである。

文　　　献

1)　G. Olivetti *et al.*, *Circ. Res.*, **68**, 1560（1991）
2)　G. M. Keller *et al.*, *Curr. Opin. Cell Biol.*, **7**, 862（1995）
3)　S. Rungarunlert *et al.*, *World J. Stem Cells*, **1**, 11（2009）
4)　J. S. Schultz *et al.*, *Bacteriological Revews*, **33**, 1（1969）
5)　W. G. Whitford *et al.*, *BioProcess International*, **7**, 54（2009）
6)　小泉智徳，ハイパフォーマンスダイアライザー 2008, p49，東京医学社（2008）
7)　J. K. Yamashita *et al.*, *FASEB J.*, **19**, 1534（2005）

5　多能性幹細胞の未分化維持培養と分化誘導の具体例

松浦勝久[*]

5.1　はじめに

多能性幹細胞（胚性幹細胞（以下 ES 細胞），人工多能性幹細胞（以下 iPS 細胞））は，その自己複製を伴う無限増殖能および多分化能から，再生医療の重要な細胞ソースとして認識されている。また iPS 細胞技術は，疾患モデルの確立によって病態解明および創薬へと応用が可能であることから，近年世界中で研究開発が進められている。一方で未分化性維持培養や分化誘導法の煩雑さ，継代の反復によって生じうる染色体異常を介した腫瘍化リスクの増大，樹立細胞間および施設間で細胞増殖率や分化効率の相違，培地を含む高価な培養コストなど課題も多い。本稿では，自験例も交え，多能性幹細胞の未分化大量増幅および心筋分化誘導に関して概説し，産業化を見据えた多能性幹細胞培養技術の標準化に向け，現在までの知見を整理したい。

5.2　多能性幹細胞の未分化大量増幅

ヒト多能性幹細胞は，bFGF（basic fibroblast growth factor）存在下に，通常マイトマイシン C 処理ないしは放射線照射したマウス胎児線維芽細胞（mouse embryonic fibroblast, MEF）上もしくはマトリゲルをコートした培養基材上で培養される。後に述べるが，例えば心筋組織の再生を目標とするだけでも 10^9 オーダーの細胞が必要であることを踏まえると，その種細胞として利用される未分化多能性幹細胞の大量培養法の開発は，再生医療のみならず幹細胞関連の産業化には必須の開発要素と考えられる。上記のような用手法によるヒト多能性幹細胞の継代培養を，自動化培養装置で行う技術はすでに開発・報告されているが[1]，ある程度のスペースの確保が必要であること，培養皿数に応じて必要となる培地，増殖因子にかかるコストは大きな問題である。

そのような背景を踏まえ，近年急速に 3 次元浮遊培養技術によるヒト多能性幹細胞の未分化大量培養技術開発が進められている。3 次元浮遊培養は，高密度培養が可能であることから，培養スペースおよびコストの削減が可能と考えられている。浮遊培養環境における多能性幹細胞培養の問題であった細胞の足場の確保として，現在 1) マイクロキャリア（表1），2) 細胞凝集塊（表2），の 2 通りの手法が確立されている。

1) マイクロキャリア

これまでに Cytodex[TM]3（GE Healthcare），Hillex[TM]II（Solohill Enngineering Inc.），Cultispher® S（ThermoFisher Scientific）が応用されており，各キャリア上に多能性幹細胞が接着し増殖する。表1に示すように，効率的な未分化細胞増幅が数多く報告されているが，まだ短期間（5継代以内）の培養の報告がほとんどであり[2~9]，長期間培養での未分化性，染色体の安定性などはまだ十分評価できていない。最近 Chen らは，マトリゲルでコーティングした DE53（Whatman）マイクロキャリア上で 17 継代にわたってヒト ES 細胞の未分化大量増幅に成功している[10]。一

---

[*]　Katsuhisa Matsuura　東京女子医科大学　先端生命医科学研究所・循環器内科　特任講師

第3章　幹細胞の未分化維持培養と分化誘導

表1　マイクロキャリアーを用いたヒト多能性幹細胞の未分化培養

cell line (s)	Microcarrier	Medium ([FGF2])	Fold expansion (days)	Authours	Ref
ESI017, HUES9	Hillex™II (Solohill Engineering)	MEF-conditioned (150ng/ml)	2.5(5)	Phillips *et al.*	2
B12-3 (iPS)	Collagen (Hyclone)	MEF-conditioned (8 ng/ml)	7(7)	Kehoe *et al.*	3
HES2, HES3	DE53 (Whatman)	MEF-conditioned (10ng/ml)	10(7)	Leung *et al.*	4
H1, H9	Collagen (Hyclone)	MEF-conditioned (8 ng/ml)	34(8), 45(12)	Lock *et al.*	5
H1, H9	Cytodex™3 (GE Heathcare)	MEF-conditioned (8 ng/ml)	3.25(2.5)	Nie *et al.*	6
HES2, HES3	DE53 (Whatman)	mTeSR, StemPro	5.8(7)	Oh *et al.*	7
SCED461	Cytodex™3 (GE Heathcare)	MEF-conditioned (10ng/ml)	15(14)	Serra *et al.*	8
SHEF3	Cultispher®S (ThermoFisher Scientific)	MEF-conditioned (4 ng/ml)	10(7)	Storm *et al.*	9
HES2, HES3	DE53 (Whatman)	MEF-conditioned (4 ng/ml)	119(119), 238(119)	Chen *et al.*	10

表2　細胞凝集塊によるヒト多能性幹細胞の未分化3次元浮遊培養

Cell line(s)	Medium ([FGF2])	Agitated；fold expansion(days)	Static；fold expansion(days)	Authours	Ref
H1	MEF conditioned (not stated)	6(7)	N/A	Kehoe *et al.*	3
I3, I4, I6, H9.2	MEF-conditioned (4 ng/ml)	25(10)	N/A	Amit *et al.*	11
H1	mTeSR1 (10ng/ml)	25(6)	N/A	Krawetz *et al.*	12
hiPS-2, hES-3	mTeSR1 (10ng/ml)	4(4)	4(4), 6.5(4)	Olmer *et al.*	13
HES2, HES3, ESI049	mTeSR1 (10ng/ml)	2.25(5)	0.25(5), 2(5), 0.25(5)	Singh *et al.*	14
HES1, HES2, H7	Neuroblast (20ng/ml)	N/A	100 (35)	Steiner *et al.*	15

方でマイクロキャリア上での未分化増幅には，マトリゲルやMEF，ラミニンなどの蛋白ないしは細胞のコーティングが必要であるが，再生医療への応用においては，安全性の観点から異種の細胞・蛋白の使用を避ける取り組みも必要である。

2)　細胞凝集塊

　最近になり，ヒト多能性幹細胞も細胞凝集塊を形成し，それを足場として増幅することが可能

となっている（表2）。マイクロキャリアを用いる手法に比して，特別な基材を要せず，それに伴いコーティングも不要となるため，異種蛋白混入のリスクの軽減が大きな利点と考えられる。またROCK inhibitorであるY27632の添加により，これまで不可能であったヒト多能性幹細胞の単一細胞浮遊状態からの培養が可能となったことで，より均一な細胞凝集塊が形成され，未分化性を維持した安定的な培養が可能となっている[3, 11〜15]。また酵素処理によって継代も可能であるため，培養漕のスケールアップによって収量のスケールアップも可能である。我々もヒト多能性幹細胞用バイオリアクターの開発により，単一細胞浮遊状態から均一な細胞塊を形成させ，4日で5倍程度の未分化増幅を可能にしている。3次元浮遊培養では高密度培養が可能であるため，100mlスケールの培養では，おおよそ1×10^8個程度にまで増幅が可能であるが，この細胞数は10cmの培養皿50枚分に相当する。人的・培養コストの節約にもつながるものと考えられる。このような背景から，産業化を見据えた多能性幹細胞の未分化培養においては，細胞凝集塊を用いた手法が今後しばらくの標準となっていくものと考えられる。

5.3 多能性幹細胞からの心筋分化誘導

ヒトの左心室には，おおよそ100億個の細胞からなり，その半数が線維芽細胞，4割が心筋細胞，残りが血管内皮細胞，血管平滑筋細胞および神経細胞と考えられている。再生医療の応用に際しては，相応の細胞を準備する必要があり，分化効率およびスケールアップ可能な系での培養法の確立が必要である。

図1に示すように，多能性幹細胞から心筋細胞への分化過程には，種々の段階があり，その各々への分化に必要とされる増殖因子・細胞内シグナル伝達も異なる。したがって多能性幹細胞からの心筋分化には，発生に準じて増殖因子を時期特異的に添加することが必要である。このような知見を踏まえ，近年数多くの心筋分化誘導法に関する報告されており，おおむね20-80%程度の心筋分化誘導効率が得られている。

多能性幹細胞から心筋細胞へ分化誘導するには，大きく分けて胚葉体を形成する方法[16〜21]と単層培養による方法[18, 22〜25]が一般的である。さらに胚葉体形成法には，酵素処理後の細胞凝集塊をそのまま浮遊環境で培養することで胚葉体を形成させる方法（suspension EB culture）[19, 20, 26]と，単一細胞浮遊状態の多能性幹細胞をV字型のマイクロウェルに播種して胚葉体を形成する方法（Forced aggregation）[16〜18]に大別される（表3）。Suspension EB culture法は簡便であり，スケールアップも含め広く応用されているが，胚葉体の大きさが不均一であるために，細胞の分化にも不均一性が生じ，結果心筋分化誘導効率が低くなることが懸念される[19〜21, 27]。その欠点を補うため開発された手法がForced aggregation法であり，最近の報告でも80%程度の心筋分化誘導効率が報告されているが[17, 18]，培養操作が煩雑であることが課題である。最近我々は，バイオリアクターを用いた3次元浮遊培養にsuspension EB cultureの手法を応用し（図2），マウスES細胞からの心筋細胞への分化誘導に成功している[28]。単一細胞浮遊液の状態のマウスES細胞を血清存在下に3次元浮遊環境で撹拌培養を行うことにより，3日目には胚葉体が形成

第3章　幹細胞の未分化維持培養と分化誘導

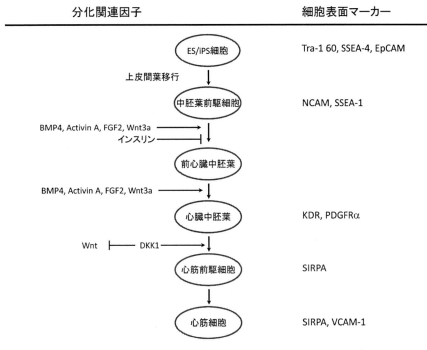

図1　心臓発生を考慮した多能性幹細胞からの心筋分化誘導モデル

され，10日目には細胞数も約240倍に増え，かつ自律拍動する細胞が観察される。さらに心筋特異的な薬剤耐性遺伝子を導入したES細胞を用いた検討では，薬剤添加によって非心筋細胞は細胞死に陥り心筋細胞のみが残存するため，心筋細胞の純化が可能である。1リットルスケールでの培養では，1×10^8個の心筋細胞を18日間の培養で得ることが可能となっている。この心筋細胞は，温度応答性培養皿に線維芽細胞とともに再播種することで，温度降下処理後には細胞シートを形成し，細胞シート内の心筋細胞の自律拍動および電気的結合も観察されていることから，機能的な心筋細胞を得ることが可能と考えられる。

　ヒト多能性幹細胞も，胚葉体を形成し種々の細胞に分化するが，単に胚葉体形成のみでは心筋細胞への分化は1%以下と著しく低い。しかし胚葉体形成早期よりActivin A，BMP (Bone morphological protein) 4，FGF (Fibroblast growth factor) 2を添加することにより，中胚葉への分化が促進され，結果心筋細胞への分化も促進される（表1）[19~21]。さらに心臓中胚葉から心筋前駆細胞への分化にはWntシグナルは負に制御していることから，Wntの生理的阻害物質であるDkk1（Dickkopf1）や化学的に阻害作用を示すIWR-1，IWP-4の添加により心筋分化が促進する[19~21]。最近我々は，ヒトiPS細胞のバイオリアクターによる3次元浮遊培養に，上記知見を応用し心筋分化に成功している[23]。またヒトiPS細胞のバイオリアクターでの培養では，低シェアストレスおよび均一撹拌を可能にする撹拌翼およびベッセルを開発し（特許出願済），さらに心筋分化を促進する目的にて40%飽和酸素濃度での培養を行った（図3）。時期特異的な増

表3 ヒト多能性幹細胞の心筋分化誘導法

	Pluripotent culture	Pre-differentiation culture	Differentiation format	Mesoderm induction factors	Cardiac specification factors	Cardiac differentiation factors	Cardiomyocyte differentiation efficacy	Authors	Ref
EB culture	KSR/FGF2	KSR/FGF2	StemPro34	ActivinA, BMP4, FGF2	VEGFA, DKK1	VEGFA, FGF2	40%	Yang et al. 2008	21
	KSR/FGF2	KSR/FGF2	StemPro34	ActivinA, BMP4, FGF2	VEGFA, DKK1, SB431542, dorsomorphin	VEGFA, FGF2	82%	Kattman et al. 2011	19
	Colonies on MEF	Matrigel Feeder depletion	Suspension EB	Suspension EB	IWR-1	Triiodothyronine	27%	Willems et al. 2011	20
					Suspension EB	Suspension EB			
Forced aggregation	MEF CM	MEF CM	IMDM/F12+PVA	Activin A, FGF2	20% FBS DMEM	20% FBS DMEM	n.d.	Burridge et al. 2007	16
	Monolayer on Geltrex	Passaged 1day prior	RPMI+PVA	BMP4, FGF2	RPMI+FBS or RPMI+Ins	RPMI+Ins	64–89%	Burridge et al. 2011	17
	KSR/FGF2 on MEF	KSR/FGF2 on low density MEF	LI-APEL	Activin A, BMP4, Wnt3a, VEGFA, SCF	LI-BEL	LI-BEL	27%	Elliott et al. 2011	18
	Monolayer on Matrigel	Confluence	Forced aggregation EB	Suspension EB	Suspension EB	Suspension EB			
Monolayer culture	MEF CM	MEF CM	RPMI+B27	Activin A, BMP4	RPMI+B27	RPMI+B27	>30%	Laflamme et al. 2007	22
	MEF CM	MEF CM		Activin A, BMP4, FGF2	NPGGIN, Rai, DKK1	DKK1	83%	Zhang et al. 2011	25
	MEF CM	Matrigel overlay	RPMI+B27 (−insulin)	Activin A, BMP4, FGF2	VEGFA, DKK1	VEGFA, FGF2	54%	Uosaki et al. 2011	24
	KSR/FGF2 on MEF	KSR/FGF2 on low density MEF			RPMI+B27 (−insulin)	RPMI+B27 (−insulin)	80%	Matsuura et al. 2012	23
	Monolayer on Matrigel		LI-APEL	Activin A, BMP4, Wnt3a, VEGFA, SCF	LI-BEL	LI-BEL	24%	Elliott et al. 2011	18
		Confluent monolayer	Monolayer	Monolayer	Monolayer	Monolayer			
Bioreactor EB culture	ES primate medium	mTeSR1	StemPro34	BMP4, Activin A, FGF2	IWR-1	VEGFA, FGF2	80%	Matsuura et al. 2012	23
	Colonies on MEF	Suspension EB in Bioreactor	Suspension EB in Bioreactor	Suspension EB in Bioreactor	Suspension EB in Bioreactor	Suspension EB in Bioreactor			

第3章 幹細胞の未分化維持培養と分化誘導

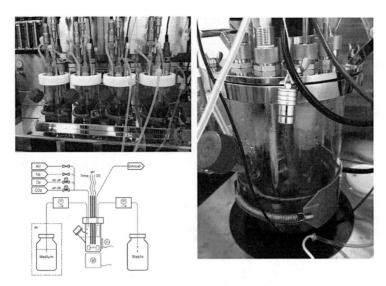

図2 マウスES細胞用バイオリアクター
左上；100ml用バイオリアクター。左下；培養システムの模式図。
右；1リットル培養用バイオリアクター。

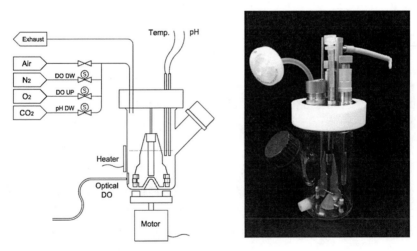

図3 ヒトiPS細胞用バイオリアクター
左；培養システム模式図。右；100ml用バイオリアクター。

殖因子および低分子化合物の添加と相まって，培養開始17日目には，ほとんどの胚様体で自律拍動が観察され，また約8割の細胞が心筋トロポニンT陽性であった（図4）。また細胞数も約4倍（8×10^7個）に増加しており，100mlのベッセル中に6.4×10^7個の心筋細胞が一度の培養で回収できることが明らかとなった。このヒトiPS細胞由来心筋細胞は，マウスES細胞同様，温度応答性培養皿への播種および温度降下処理により細胞シートを形成し，また心筋シート前面に

幹細胞医療の実用化技術と産業展望

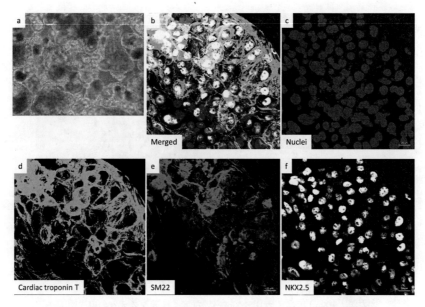

図4 バイオリアクターを用いたヒトiPS細胞からの心筋分化誘導
(a) 培養開始12日目の胚葉体の位相差イメージ。(b-f) 胚葉体中の心筋細胞の分布。
(b) 重ね合わせ画像。(c) 核。(d) 心筋トロポニンT。(e) SM22。(f) NKX2.5。

わたって細胞外活動電位が観察されたことから，ヒト心筋組織として機能しうることも明らかとなった。

一方ヒトiPS細胞は，胚葉体を形成せずとも，培養皿上に単層培養し，かつ時期特異的に増殖因子を添加することでも心筋分化可能である[18, 22~25]。この培養法では，単一細胞状態のヒトiPS細胞をマトリゲル上で高密度培養することが重要であり，また増殖因子添加前日にマトリゲルで細胞を覆うことでより細胞間接着が強固となるため，その後の心筋分化効率が上昇する。我々も単層培養でのヒトiPS細胞の心筋分化に成功しており，培養開始11日目には培養皿全体に拍動する細胞が観察され，また免疫染色の結果から8割程度の細胞が心筋細胞であることが確認されている。この手法は，スケールアップの点で問題はあるものの，特別な機器は不要であり，また一度の培養で$2×10^7$個程度の心筋細胞の回収が可能であることから，用途に合わせた応用が可能と考えられる。

5.4 まとめ

ヒト多能性幹細胞を用いた未分化培養および心筋分化誘導法について概説した。上記のように多能性幹細胞は豊富な増殖能と多分化能から，十分量の細胞の供給を可能にする一方で，未分化細胞の残存に伴う腫瘍化など，臨床を見据えた産業化においては，解決すべき課題は多い。また昨今iPS細胞技術の開発により，数多くの細胞が樹立されているが，ヒトES細胞ですら細胞間で増殖効率，分化誘導効率，培養基材要求性など相違あり，本領域の産業化および標準化におい

第3章　幹細胞の未分化維持培養と分化誘導

ては，ある程度使用する細胞の選択も今後必要と考えられる。

謝辞

　本研究の一部は，総合科学技術会議により制度設計された最先端研究開発支援プログラムにより，日本学術振興会を通して助成されたものである。

文　　献

1) Thomas, R. J., *et al.*, *Biotechnol. Bioeng.* **102**, 1636-1644（2009）
2) Phillips, B. W., *et al.*, *J. Biotechnol.* **138**, 24-32（2008）
3) Kehoe, D. E., *et al.*, *Tissue Eng. Part A* **16**, 405-421（2010）
4) Leung, H. W., *et al.*, *Tissue Eng. Part C Methods* **17**, 165-172（2011）
5) Lock, L. T. & Tzanakakis, E. S., *Tissue Eng. Part A* **15**, 2051-2063（2009）
6) Nie, Y., *et al.*, *Biotechnol. Prog.* **25**, 20-31（2009）
7) Oh, S. K., *et al.*, *Stem Cell Res.* **2**, 219-230（2009）
8) Serra, M., *et al.*, *J. Biotechnol.* **148**, 208-215（2010）
9) Storm, M. P., *et al.*, *Biotechnol. Bioeng.* **107**, 683-695（2010）
10) Chen, A. K., *et al.*, *Stem Cell Res.* **7**, 97-111（2011）
11) Amit, M., *et al.*, *Stem Cell Rev.* **6**, 248-259（2010）
12) Krawetz, R., *et al.*, *Tissue Eng. Part C Methods* **16**, 573-582（2010）
13) Olmer, R., *et al.*, *Stem Cell Res.* **5**, 51-64（2010）
14) Singh, H., *et al.*, *Stem Cell Res* **4**, 165-179（2010）
15) Steiner, D., *et al.*, *Nat. Biotechnol.* **28**, 361-364（2010）
16) Burridge, P. W., *et al.*, *Stem Cells* **25**, 929-938（2007）
17) Burridge, P. W., *et al.*, *PLoS One* **6**, e18293（2011）
18) Elliott, D. A., *et al.*, *Nat. Methods* **8**, 1037-1040（2011）
19) Kattman, S. J., *et al.*, *Cell Stem Cell* **8**, 228-240（2011）
20) Willems, E., *et al.*, *Circ. Res.* **109**, 360-364（2011）
21) Yang, L., *et al.*, *Nature* **453**, 524-528（2008）
22) Laflamme, M. A., *et al.*, *Nat. Biotechnol.* **25**, 1015-1024（2007）
23) Matsuura, K., *et al.*, *Biochem. Biophys. Res. Commun.* **425**, 321-327（2012）
24) Uosaki, H., *et al.*, *PLoS One* **6**, e23657（2011）
25) Zhang, Q., *et al.*, *Cell Res.* **21**, 579-587（2011）
26) Young, R. A., *Cell* **144**, 940-954（2011）
27) Burridge, P. W., *et al.*, *Cell Stem Cell* **10**, 16-28（2012）
28) Matsuura, K., *et al.*, *Biomaterials* **32**, 7355-7362（2011）

6 ヒト間葉系幹細胞を用いた再生治療

岩田隆紀*

6.1 はじめに

ヒト間葉系幹細胞（human multipotent mesenchymal stromal cells：hMSC）はさまざまな組織より採取可能な細胞集団であり，その再生医療への応用は世界中で実施されている。主に骨髄や脂肪組織由来の細胞を用いた治療が歴史的に古く研究も進んでいるが，他の臓器からも採取・培養増殖・移植可能な細胞が多数報告されている。由来臓器により性質が若干異なっていることは指摘されているが，2006年に発刊された国際細胞治療学会のポジションペーパーによるとMSCの必要最小条件は①プラスチック（培養基材）に接着する，②95％以上の細胞がフローサイトメーターでCD105，CD73ならびにCD90陽性であり，かつ，CD45（白血球共通抗原），CD34（造血前駆細胞のマーカー），CD14もしくはCD11b（単球やマクロファージのマーカー），CD79αもしくはCD19（B細胞のマーカー）等の血球系マーカー並びにHLA-DR陰性（2％以下）である，③インビトロでの分化環境下で骨芽細胞，脂肪細胞，軟骨が細胞に分化しうる，の3点である。これらの最小条件を確認することで，ドナー間や研究所間で存在していたhMSCのばらつきを規格化することが可能となり，研究材料としてのhMSCの一般化と研究の加速化が期待されている。よって，採取されたhMSCがこれらの必要最小条件を満たしていることをまず確認する必要がある。

hMSCの移植は多種多様な疾患に既に臨床応用され（表1），国外の研究を見渡すと自己組織由来だけでなく，他家組織由来の移植も実際に行われている。hMSCには免疫調節能と栄養補助機能があるとされ[1]，近年では抗炎症作用[2]や抗菌作用[3]などの報告もあり，あたかも万能薬のような使用法が，既存薬物では困難であった難治性疾患において臨床研究が実施されている。

本稿では我々の実施している自己歯根膜由来間葉系幹細胞の培養例を織り交ぜながら，間葉系幹細胞の培養・分化誘導・その評価方法の実例を紹介する。

6.2 幹細胞の拡大培養の難易度とその解決の方策

hMSCの培養は比較的簡単であるとされているが，そのステップは基本的には三段階に分けて考えることが出来る。

6.2.1 酵素消化方法の選定

骨髄液より抽出するhMSCの場合，通常，密度勾配遠心法を用いるか全骨髄を播種するため酵素消化の必要は無いが，固形組織等よりhMSCを分離するためには酵素消化法が一般的に用いられている。ヒト臨床を視野に入れた場合，酵素の選定は安全性を留意しなければならない。古典的にはトリプシンやディスパーゼなどを用いた方法が多用されているが，結合組織の主要成分はコラーゲンであることから各種コラゲナーゼを用いた方法が盛んに実施されている。酵素反

---

* Takanori Iwata　東京女子医科大学　先端生命医科学研究所　特任講師

第 3 章　幹細胞の未分化維持培養と分化誘導

表 1　hMSC を用いた臨床研究の対象疾患（http://clinicaltrials.gov より検索した結果）

1. BMT（骨髄移植）
2. Graft versus host disease（移植片対宿主拒絶反応）
3. Acute myocardial infarct（急性心筋梗塞）
4. Stroke（脳卒中）
5. Spinal cord（cuts and contusions）（脊髄断絶ならびに損傷）
6. Lung（asthma and chronic obstructive pulmonary disease［COPD］）ぜんそくと慢性閉塞性肺疾患
7. Acute kidney failure（急性腎不全）
8. Liver fibrosis（肝線維症）
9. Tendinitis（腱炎）
10. Juvenile diabetes（若年性糖尿病）
11. Radiation syndrome（放射線症候群）
12. Burns and wound healing（火傷と創傷治癒）
13. Osteo-arthritis and rheumatoid arthritis（変形性関節症，関節リウマチ）
14. Lupus（エリテマトーデス）
15. Autism（自閉症）
16. Inflammatory bowel disease（炎症性腸疾患）
17. Multiple sclerosis（MS）（多発性硬化症）
18. Amyotrophic lateral sclerosis（ALS）（筋萎縮性側索硬化症）
19. Urinary incontinence（尿失禁）
20. sepsis（敗血症）

応を実施するにあたり考慮すべきポイントは，必要最小濃度かつ短時間の処理を行うことにより組織中の細胞へのダメージを最小化することにあるので，組織量に従い，至適濃度と酵素反応時間検討するべきである。また酵素反応を促進する目的で，組織塊をあらかじめ細断するケースがほとんどである。我々の臨床研究[4]においては一本の歯牙から 50-100 μl 程度の細断された歯根膜組織が採取できることから 500 μl の反応系を用いて，GMP グレードのコラゲナーゼ 0.8PZ-U/ml（SERVA Electrophoresis, Heidelberg, Germany）とディスパーゼ 1200PU/ml（Sanko Junyaku, Tokyo）を終濃度で添加し，37℃ で 1 時間激しく震盪することにより酵素消化を行っている。通常，視認できる組織塊は 45 分程度で消失し，70 μm のセルストレイナーなどを用いてシングルセルを回収する。

6.2.2　初期接着の向上

　hMSC の初期接着は比較的悪いため，接着を促進するタンパクなどで培養基材をコーティングする方法が主流である。殊に，無血清培地を用いた培養系では初期接着は非常に悪く，各社より細胞接着促進剤によるプレコーティングが推奨されている。動物実験においては血清や血清入り培地で数時間から数日プレコーティングを行えば数日後には接着した細胞を確認することが出来よう。我々の臨床研究においては細胞培養を促進する科学表面処理がなされた基材（BD Primaria™）に 10％血清入り培地で数時間のコーティングを行っている。また，非接着細胞を除去する目的で播種後 24-48 時間後に培地交換を行っている。

91

幹細胞医療の実用化技術と産業展望

6.2.3 低密度培養による CFU-F の濃縮

hMSC の培養に用いられている α MEM や DMEM を用いると線維芽細胞様の細胞がほぼ選択的に増殖される。また播種密度を低く設定することにより間葉系幹細胞のひとつの特徴と考えられているコロニー形成能を持つ線維芽細胞コロニー（Colony Forming Unit-Fibroblast；CFU-F）を濃縮することも可能である。由来組織の浮遊細胞含有率にもよるが，接着する細胞が近接しないような初期接着密度で播種することにより CFU-F を選択的に増殖させることができる。また，低密度培養を行うと細胞の増殖が促進することも知られている[5]。

一般的には hMSC は継代を重ねるとその潜在能力が低下することがわかっている[6]ことから，不必要な継代は避けるべきである。我々の臨床研究では低密度で 3 回継代した細胞を温度応答性培養皿に播種し，下記に示す誘導培養の後に移植に供じている。

6.3 目的細胞への分化誘導の至適化を図るための検討要件とその意味

6.3.1 多分化能を確認するための分化誘導

前述のように hMSC の基本性質として，その多分化能（骨芽細胞，脂肪細胞，軟骨細胞）を検討する必要がある。骨芽細胞分化ならびに脂肪細胞分化においては CFU-Osteoblast（CFU-O）ならびに CFU-adipocyte（CFU-A）をカウントすることにより，それぞれの細胞への分化能を定量化することが可能である[7]。骨芽細胞分化に関しては後述する骨芽細胞誘導培地を用いる。

脂肪分化培地は通常の培地に 0.5 μ M dexamethasone, 0.5 mM isobutylmethylxanthine, 50 μ M indomethacin の三種類のサプリメントを添加し，2 週から 3 週程度培養する。染色はオイルレッド-O にて行う。軟骨誘導に関してはペレットカルチャー法を用いる。約 20 万細胞をポリプロピレンの遠心管に入れ，遠心操作を行う。その後，高グルコース DMEM に 500ng/ml BMP-6, 10 ng/ml transforming growth factor beta 3, 10^{-7} M dexamethasone, 50 μ g/ml ascorbate-2-phosphate, 40 μ g/ml proline, 100 μ g/ml pyruvate, and 50mg/ml ITS+^{TM}Premix（Becton Dickinson）を添加した培地を用いて 3 週間培養する。500 μ l の培地を 3-4 日おきに交換する。ペレットはパラフィン包埋し，トルイジンブルーや 2 型コラーゲンの免疫染色を行い軟骨分化を確認する[7]。

6.3.2 移植前処置としての分化誘導

hMSC を移植する際にあらかじめ分化誘導を行う場合と，未分化状態のまま移植する方法が実践されている。hMSC を薬剤のように点滴する場合は分化誘導を促すことは希であるが，骨再生に関してはスキャフォールドなどに播種した後に ex vivo で分化誘導を行い，移植するケースがほとんどのようである。理由としては細胞が分化した後に分泌するマトリックスなどが，再生に重要な微細環境を形成しうると考えられているからである。我々の臨床研究では骨芽細胞誘導培地〔10%血清入り α MEM に 73.1 μ g/ml L-Ascorbic Acid Phosphate Mg Salt（Wako Junyaku, Tokyo），10 nM dexamethasone（DEXART；Fuji pharma, Toyama），and 10 mM β -

第3章　幹細胞の未分化維持培養と分化誘導

glycerophosphate（Sigma-Aldrich）の3つのサプリメントを加えたもの］にて約2週間温度応答性培養皿（UpCell；CellSeed，Tokyo，Japan）にて培養した自己歯根膜由来細胞シートを移植に供じている[4]。上記サプリメントの濃度は誘導5日目のアルカリフォスファターゼ活性により決定した[8]。また，培養期間は骨芽細胞分化の指標として BGLAP と SPP1，ならびに歯周靭帯分化の指標としては POSTN，ASPN，S100A4 を用いて経時的にメッセンジャーRNA の発現量を定量し，14日前後に前記のすべての遺伝子発現が増強することからこの培養期間を用いている[8]。驚くべきことに歯根膜のマーカー遺伝子と言われる POSTN，ASPN，S100A4 も骨芽細胞分化培地により発現が上昇することから，この培地による誘導は靭帯の形成にも役立つと考えている。継代の進んだ細胞では細胞の potential は落ちると考えられており，より長期の誘導が必要になることが多い。

　このようにして作製されたヒト歯根膜細胞シートは象牙質片とともに免疫不全マウスに移植され，移植後4週後に組織学的に効果を判定した[4]。象牙質片側部にはセメント質様構造物とそれに付着する靭帯様構造物が観察され，ヒト Vimentin 特異的な抗体を用いた免疫染色での局在が一致したことから，移植した細胞が歯周組織の再生を担っていることが確認された。分化誘導の有効性に関しては分化誘導の有無による歯周組織の再生を比較した先行研究があり，コントロール群（分化誘導無し）と比べて有意に歯周組織の再生が観察された[9]。

　中型動物であるイヌにおいてもその有効性と安全性を確認した。歯周組織欠損モデルを機械的に作製し，温度応答性培養皿上で誘導培養された歯根膜細胞シートを骨補填剤とともに移植したところ，統計学的に有意な歯周組織の改善が観察された。

6.4　分化誘導後の安全性評価の考察

　分化誘導後の製品同等品は品質管理試験として無菌試験・マイコプラズマ検査（PCR 法および培養法）・エンドトキシン試験を行い，汚染の有無を確認する[4]。またあらかじめ設定した出荷前日試験（表2）のすべての項目が規格値を満たしていた場合に出荷ならびに移植を実施する。また，安全性確認試験として，造腫瘍性否定試験と製造工程由来不純物試験を行った[4]。ただし造腫瘍性否定試験については，出荷後1週間の過培養を行った製品について試験を行った。造腫

表2　培養歯根膜細胞シート規格値

試験項目名	試験方法	規格値
性状確認試験	位相差顕微鏡観察	重層化，正常な形態であること
物理的構造確認試験	剥離試験	培養歯根膜細胞シートの欠損がなく剥離可能であること
細胞数測定試験	細胞数の算出	1×10^5 cells／シート　以上
生細胞率測定試験	トリパンブルー染色	トリパンブルー染色陰性＞80％
細胞純度（ALP 陽性細胞率）測定試験	フローサイトメトリー法	ALP 陽性率＞50％
ALP 活性測定試験（unit/μL）	pNPP を基質とした比色法	0.1unit/μL 以上
ペリオスチン遺伝子発現評価試験	Taqman Gene Expression Assay	ΔCt 値5以下（対 β actin）

瘍性否定試験としては，①免疫不全マウス皮下に皮下移植，②軟寒天試験，③染色体検査[10] を行った。また，製造工程由来不純物試験としては，培地に含まれる抗生物質と dexamethasone 量を測定し，製品の異常を認める数値は得られなかった。

　上記の各試験をもとに，我々の臨床研究は「ヒト幹細胞を用いる臨床研究に関する指針」（いわゆる「ヒト幹指針」）に合致した臨床研究として 2011 年 1 月に厚生労働大臣より臨床研究実施の承認を得た。今までは大学などの機関による倫理委員会を経た臨床研究であれば幹細胞を用いた臨床研究の実施は可能であったが，2006 年に施行された本指針（2010 年 11 月 1 日に全部改正）により状況は一変した。その理由としては，薬事法「1314 号通知」に示されている企業治験に求められるのと同様の品質及び安全性を確保した上で厚生労働大臣の許可を得ることが必須となったからである。具体的な問題点としては① GMP 基準の CPC（Cell Processing Center）が必要であり，その維持費に莫大なコストがかかること，②安全性・有効性試験に多大な時間とコストがかかること，③研究者が不得意なドキュメントワークやリスクマネージメントが多大であることなどが挙げられよう。

6.5　まとめ
　hMSC は成人にも存在する体性幹細胞であり，癌化の可能性がきわめて低いと考えられていることが ES 細胞や iPS 細胞などとの大きな違いである。よって我が国のみならず世界中で臨床研究が行われており，一部の疾患においてはその有効性と安全性が認められている。また，hMSC が保持している免疫調節機能により，他家移植においても免疫拒絶が起きにくいと考えられており，むしろ移植した細胞による Graft versus host disease（移植片対宿主拒絶反応）においてはドナー細胞による攻撃を抑制すると考えられている。一度のサンプリングで数百から数千回分の治療に必要な細胞数まで増幅することも可能であり，適切な細胞バンクと培養施設が存在すれば大幅なコスト削減とそれによる普及も見込まれている。さらには他家移植が有効かつ安全であれば，自己細胞が採取できないケースにおいても細胞治療を享受することが可能となる。すべては今後の臨床研究による有効性と安全性の検証次第ではあるが，さまざまな potential を持つ hMSC が現状では治療できない疾患の救世主となるのかを中長期的な視野で見守っていかなければならないと考えている。

文　　献

1)　Caplan, A. I., Correa, D., *Cell Stem Cell*, **9** (**1**), 11-5 (2011)
2)　Lee, R. H., *et al.*, *Cell Stem Cell*, **5** (**1**), 54-63 (2009)

第3章　幹細胞の未分化維持培養と分化誘導

3) Krasnodembskaya, A., *et al.*, *Stem Cell*, **28** (**12**), 2229-38 (2010)

4) Washio, K., *et al.*, *Cell and Tissue Research*, **341** (**3**), 397-404 (2010)

5) Sakaguchi, Y., *et al.*, *Arthritis Rheum*, **52** (**8**), 2521-9 (2005)

6) Agata, H., *et al.*, *Tissue engineering Part A*, **16** (**2**), 663-73 (2010)

7) Sekiya, I., *et al.*, *Stem Cells*, **20** (**6**), 530-41 (2002)

8) Iwata, T., *et al.*, *Journal of Clinical Periodontology*, **37** (**12**), 1088-99 (2010)

9) Flores, M. G., *et al.*, *J. Clin. Periodontol.*, **35** (**12**), 1066-72 (2008)

10) Yoshida, T. *et al.*, *Int. J. Dent.*, **2012**, 307024 (2012)

第4章　細胞への遺伝子導入・組織化

1　再生医療における細胞加工

水谷　学[*]

1.1　再生医療の現状

　再生医療とは，失われた臓器・組織（器官）を再生することを目的とした治療であり，これまでの医療概念を根底から変革する「根治治療」への道を拓くことが期待されている。近年の胚性幹（ES）細胞や人工多能性幹（iPS）細胞をはじめとする幹細胞の研究開発の進展がその可能性を一層高めており，再生医療における新技術の開発競争が世界的に始まっている。

　ひとくちに再生医療といっても，その治療法と再生機序の考え方はさまざまである。患者の失われた機能を回復する方法としては，大きく2つに分別できると考える。1つは，患者自身の治癒力を高め機能を復元させることであり，患部に何らかの刺激を与えることで回復を促す方法である。端的に言ってしまえば，身体機能の回復を目的として訓練を行うリハビリテーションも「再生」の考え方に沿ったものであるが，現状の再生医療では，患部に適切に薬剤や細胞などを注入・移植することにより，失われた機能を回復させることと定義するのが一般的である。細胞を使用しない薬剤の包埋では，京都大学再生医科学研究所の田畑泰彦教授らが用いる生体吸収性ゼラチンハイドロゲルを応用した薬剤の徐放などに筆者は高い関心を抱いているが，近年では，複雑な人体の機能回復機序に対し，細胞を用いて創傷治癒を促進させる薬剤を徐放する手法が注目をあびている。大阪大学心臓血管外科の澤芳樹教授らは，患者のふとももの筋肉より取り出した骨格筋筋芽細胞を培養して，作製した細胞シートを心臓に貼り付ける臨床を実施し，成果をあげている[1]。筋芽細胞が産出するサイトカインが，心筋の必要とする複数のタンパク質混合物と近似した成分を有するので，良好な機能回復を促すとのことである。また，東京女子医科大学消化器外科の大木岳志准講師らが実施する，口腔粘膜から作製した口腔粘膜上皮細胞シートを経内視鏡的食道がん手術後の食道潰瘍面に移植する再生医療的治療法では，細胞シートが食道上皮切除後の食道狭窄を複合的な作用で抑制することが示唆されている[2]。

　もう1つには，失われた機能を代替する幹細胞（前駆細胞）を患部に移植する，あるいは，生体外にて機能を補完する組織・臓器を作製し移植する方法が挙げられる。前者では，例えば，大阪大学眼科の西田幸二教授らの口腔粘膜上皮細胞シートによる角膜上皮再生治療[3]や，東京女子医科大学歯科口腔外科の岩田隆紀講師らの歯根膜細胞シートによる歯周組織再生[4]が臨床にて効果を得られている。また，京都府立医科大学循環器内科の松原弘明教授らの幹細胞移植[4]では，前述した生体吸収性ゼラチンとの併用で成果をあげている。同種細胞を利用した治療では，慶応

---

　*　Manabu Mizutani　㈱科学技術振興機構　FIRST 岡野プロジェクト　技術コーディネータ

第4章　細胞への遺伝子導入・組織化

義塾大学眼科の坪田一男教授らが，ドナー角膜由来幹細胞と骨髄由来間葉系幹細胞の2種類の幹細胞を用いて作製した角膜上皮シートの臨床研究[4]を開始している。後者では，皮膚や，軟骨・骨のような組織では世界中で多くの実績を有するが，国内では，ジャパン・ティッシュ・エンジニアリング社が自家培養表皮（ジェイス™），自家培養軟骨（ジャック™）で製造承認を受けたのみである。

　生体外にて機能を補完する組織・臓器を作製する技術については，心臓や，肝臓，すい臓，神経などの重要な臓器・器官で活発に研究が行われているが，多くはまだ基礎研究の段階であり，今後の臨床応用への展開が期待されている。研究の発展に欠かせない細胞加工の技術としては，①目的細胞（機能を発現する分化細胞あるいはその前駆細胞）を大量に確保する技術，および，②大量に確保した細胞を効率的に患部に移植する技術が不可欠となると考える。

1.2　目的細胞を大量確保する必要性と現状の細胞移植法における課題

　臓器の欠損など重篤な疾患に対する再生治療には，細胞を高機能化した組織・臓器としたうえで移植する必要があると考えられている。そのためには，目的細胞を大量（100億個以上）に培養・確保する手法，すなわち，幹細胞の大量増幅技術と，目的細胞に誘導して選別する技術，および大量の目的細胞を効率的に移植する技術が必要となる。また，重篤な疾患を治療するため，細胞に高い機能を付加する手段として，細胞への遺伝子導入は現状で最も有用な方法の1つである。ES/iPS細胞研究の急速な発展により，目的とする機能化細胞を確保するための研究は，国内外の大学・研究機関により，着実な成果が重ねられており，近い将来において必要な細胞を必要なだけ得るための技術が確立されるものと考えている。

　一方で，得られた大量の目的細胞を，効率的に移植する手段はまだ十分とは言えない。現状で進められている主な細胞移植法には，図1のように，「細胞浮遊液の注入法」と，「スキャフォールド工学法」，「細胞シート工学法」がある。タンパク質分解酵素でバラバラにした状態の細胞を，

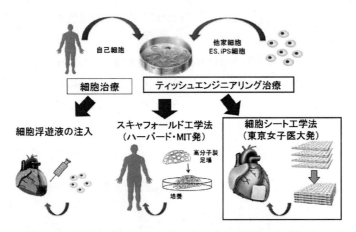

図1　現状の細胞移植法（東京女子医科大学　清水達也教授の作成資料より流用）

幹細胞医療の実用化技術と産業展望

患部や静脈に注射で移植する細胞浮遊液の注入法では，細胞がその場に留まりにくく，効率的な移植が達成できないという課題が生ずる。そこで，ティッシュ・エンジニアリングの技術によって，再生した組織を傷害あるいは欠損部に的確に移植する治療法の開発が進められた。例えば，生体吸収性のある高分子製足場（スキャフォールド）の中で細胞を培養し，これを足場ごと移植する技術を用いたスキャフォールド工学法が広く試みられており，ランガー教授らが作製した"耳マウス"はティッシュ・エンジニアリングという言葉を世間に知らしめた[5]。しかし，この方法には，足場そのものの分解及び生体吸収にともなう炎症発生や，足場内部への十分な細胞の播種・維持が困難であるなど，様々な課題があることもわかってきた。そのため，現状では適応できる組織や部位が限られているが，今後炎症反応や分解速度を厳密に制御できる新素材や手法の開発により，適用範囲が拡大されていくことが期待されている。

　これらに対し，東京女子医科大学先端生命医科学研究所の岡野光夫教授らが発案・展開する細胞シート工学法[6, 7]では，細胞のみから移植組織（細胞シート）を作製し，患部に移植することができる。この手法では，上記の移植法での課題を克服し，多くの細胞を患部にとどめることを可能とし，より生体に近い組織再生が可能となった。細胞シート工学法は，前述した臨床応用への目覚ましい展開とともに，日本の独創的な手法として世界中から注目を集めている。しかしながら，現状の細胞シートによる臨床応用は，薄膜（〜10層程度）での適用に限定されている。高い機能を有する組織・臓器の実用化には，大量の目的細胞を高密度に維持した厚い組織の作製が必要であるが，単に細胞シートを重ねたのみでは中心部の虚血（酸素・栄養不足）による細胞死が避けられず，その回避が課題となる。

　現在，東京女子医科大学では，細胞シートを用いた厚い組織・臓器の作製方法の1つとして，生体外で灌流可能な血管網付き三次元組織を構築できる技術の研究・開発が進められている。

1.3　細胞加工における今後の展望

　高い機能を付加する手段としての細胞への遺伝子導入，および，大量の細胞を移植する手段としての組織化は，いずれの技術もまだ開発途上の段階であり，今後色々な形で発展，あるいは淘汰され，新技術の創出が積み重ねられていくものと考察する。再生医療分野は，産業としてはまだまだ未熟であり，現状ではその解決策はおろか，課題整理すらも十分とは言えない段階ではあるが，現在行われている研究や開発が，将来の再生医療普及のために必要となる今後の道筋を指し示していくことは確実と考える。本章では，それらの具体的な研究開発が，それぞれの要素技術に分けて紹介されている。

謝辞
　本稿をまとめるにおきましては，東京女子医科大学先端生命医科学研究所　岡野光夫先生，清水達也先生よりのご指導に心よりお礼申し上げます。

第 4 章　細胞への遺伝子導入・組織化

文　　献

1)　Sawa Y, *et al., Surg Today* **42**（2），181-184（2012）
2)　Ohki T, *et al., Gastroenterology* **143**（3），582-588（2012）
3)　Nishida K, *et al., N. Engl. J. Med.* **351**（12），1187-1196（2004）
4)　厚生労働省厚生科学審議会科学技術部会「ヒト幹細胞臨床研究について」配布資料
5)　Langer R and Vacanti JP, *Science,* **260**（5110），920-926（1993）
6)　Okano T, *et al., J. Biomed. Mater. Res.* **27**（10），1243-1251（1993）
7)　Yang J, *et al., Biomaterials* **28**（34），5033-5043（2007）

2 細胞への遺伝子導入による治療技術 (1)

峰野純一*

2.1 はじめに

iPS細胞を樹立するため山中らが最初に使用した遺伝子導入用ベクターはレトロウイルスベクターであった[1]。その後，レンチウイルスベクター，アデノウイルスベクター，プラスミドベクター，センダイウイルスベクターなどを用いてiPS細胞の樹立が試みられ，既存の遺伝子導入ベクターが順次使用されていった[2~5]。また，導入遺伝子も山中4因子（Oct3/4, Sox2, Klf4, and c-Myc）から，hTERT＋SV40 large Tの追加，c-Mycを除く3因子，c-Mycの代わりにUTF1＋p53 siRNAや，miR-294, Glis1等が使用され，さらにcre-lox系による挿入遺伝子の抜き取り，エピソーマルベクターなど，既存の遺伝子導入方法，制御方法を用いてより効率良く安全性の高いiPS細胞の樹立方法が開発されていった[6~12]。本節では，遺伝子導入に使用されるベクターおよび，それらのベクターを用いて先行している遺伝子治療の成果に関して述べる。

2.2 遺伝子導入用ウイルスベクター

遺伝子治療に使用されるベクターの中でウイルスベクターは，天然の作用機序を利用するためnaked DNAと比較して遺伝子導入効率が高く，レトロウイルスベクターとレンチウイルスベクターは細胞ゲノムに組み込まれて導入した形質が娘細胞に引き継がれる。アデノウイルスベクター，アデノ随伴ウイルスベクター（AAV），センダイウイルスベクターは細胞ゲノムに組み込まれることはない。

2.2.1 レトロウイルスベクター

レトロウイルスは，一本鎖RNA（＋鎖）をゲノムとするウイルスで，RNAゲノムから合成されたDNAが染色体に組み込まれるため，細胞が分裂しても獲得した形質は引き継がれる。遺伝子治療用レトロウイルスベクターとしてモロニーマウス白血病ウイルス（MoMLV）を改変し自己増殖能を欠失させたものが広く用いられ，さらにMoMLVをベースにspleen focus-forming virus（SFFV）やmurine embryonic stem cell virus（MPSV）のlong terminal repeatなど一部を変換して造血幹細胞や前駆細胞において強い転写活性と転写抑制回避能力を持つように改良され，さらに安全性を向上させるためにLTRプロモーターを不活化させたself-inactivating（SIN）型と呼ばれるベクターの開発などが行われてきた[13, 14]。

2.2.2 レンチウイルスベクター

レンチウイルスは，一本鎖RNA（＋鎖）をゲノムとするレトロウイルス科レンチウイルス亜科のウイルスで，生活様式はレトロウイルスと同様，RNAゲノムから合成されたDNAが染色体に組み込まれるが，レンチウイルスは細胞分裂を行っていない静止期の細胞の染色体にも組み込むことができる点が大きな特徴である。遺伝子治療用レンチウイルスベクターとして，ヒト免

---

*　Junichi Mineno　タカラバイオ㈱　細胞・遺伝子治療センター　センター長

第4章　細胞への遺伝子導入・組織化

疫不全ウイルス1型（HIV-1）を改変し，自己増殖能を欠失させたものが広く用いられ，さらに安全性を向上させるために SIN 型ベクターや，組み込まれたゲノム領域に存在する遺伝子をベクター内プロモーターによって活性化させないためのインスレーターと呼ばれる配列を加える，等の改良が加えられている[15]。

2.2.3　アデノウイルスベクター

アデノウイルスは二本鎖 DNA ウイルスで，感染後 DNA は染色体に組み込まれない。最も汎用されているアデノウイルスベクターはヒトアデノウイルス5型由来のもので，E1 および E3 遺伝子を欠失し自己増殖能を消失したものが広く用いられている。増殖細胞だけでなく神経など静止期の細胞に感染し発現することが可能である。細胞への感染は，アデノウイルスベクター表面に存在するファイバーが細胞表面の coxackie B virus-adenovirus receptor と結合する事により始まるが，ファイバーを改変して感染特異性を変化させたアデノウイルスベクターの開発も進んでいる[16]。

2.2.4　アデノ随伴ウイルスベクター（AAV）

AAV はパルボウイルス科の一本鎖 DNA ウイルスで，ゲノム構造は Rep 遺伝子と Cap 遺伝子及び両端の inverted terminal repeats（ITR）配列から成る。複製にはアデノウイルスやヘルペスウイルスなどのヘルパー機能が必要であるため，アデノ随伴と呼ばれる。ヘルパー機能がないと自己増殖能をもたず，低い免疫原性・非病原性であるため安全性が高いベクターとして遺伝子治療への有用性が注目され，Rep 遺伝子と Cap 遺伝子を除いて目的の遺伝子を搭載できるようにしたものが広く用いられている[17]。

2.2.5　センダイウイルスベクター

センダイウイルスは，パラミクソウイルス科レスピロウイルス属の一本鎖 RNA（－鎖）をゲノムとするウイルスで，マウスパラインフルエンザ1型ウイルスとも呼ばれる。1950年代，東北大学医学部で発見され，発見地の都市名にちなんでセンダイウイルスと命名された。センダイウイルスはその生活環を通して細胞質で RNA の状態で存在し染色体に組み込まれないのが特徴であり，構造遺伝子の中から F 遺伝子を欠失させ非伝搬性にしたベクターが遺伝子治療に用いられている[18]。

2.3　遺伝子治療における成果

1990年11月，米国 National Institutes of Health（NIH）においてアデノシンデアミナーゼ欠損重症複合免疫不全症（ADA-SCID）に対する世界で初めての遺伝子治療が実施され[19]，1995年北海道大学で同じく ADA-SCID に対する日本で初めての遺伝子治療が実施された。その後遺伝子治療の臨床試験が数多く実施されるようになり，1999年，フランス Institut National de la Santé et de la Recherche Médicale（INSERM）にて，X 連鎖重症複合免疫不全症（X-SCID）に対する正常 IL-2 受容体 γ 鎖遺伝子を CD34 陽性細胞に導入して自家移植する遺伝子治療が施され，際立った成功を収めた[20]。ところがこの X-SCID 遺伝子治療において2002年，第4例目

幹細胞医療の実用化技術と産業展望

表1 近年の遺伝子治療の成果

遺伝子治療	発表年度	使用している ウイルスベクター	文献
アデノシンデアミナーゼ欠損重症複合免疫不全症 （ADA‒SCID）の遺伝子治療	1990	レトロウイルスベクター	19
慢性肉芽腫症（CGD）の遺伝子治療	1997	レトロウイルスベクター	29
Ｘ連鎖重症複合免疫不全症（X-SCID）の遺伝子治療	1999	レトロウイルスベクター	20
悪性黒色腫の遺伝子治療（TCR 遺伝子治療）	2006	レトロウイルスベクター	22
先天性黒内障（LCA）の遺伝子治療	2008	AAV ベクター	27
副腎白質ジストロフィー（ALD）の遺伝子治療	2009	レンチウイルスベクター	31
パーキンソン病の遺伝子治療	2010	AAV ベクター	32
βサラセミアの遺伝子治療	2010	レンチウイルスベクター	24
ウィスコット・アルドリッチ症候群（WAS）の遺伝子治療	2010	レトロウイルスベクター	33
リポ蛋白リパーゼ（LPL）欠損症の遺伝子治療	2010	AAV ベクター	34
血友病の遺伝子治療	2011	AAV ベクター	35
慢性リンパ性白血病（CLL）の遺伝子治療（CAR 遺伝子治療）	2011	レンチウイルスベクター	36

が自家移植後約2年半でＴ細胞白血病を発症し，その後10例中4例で同様の症状が発生，英国で行われた同じ遺伝子治療でも10例中1例でＴ細胞白血病が発症した[21]。レトロウイルスベクターを用いた幹細胞遺伝子治療の危険性が指摘される中，クロナリティーの評価を含めた長期フォローアップのガイドラインがFDAから出され，SIN型レトロウイルスベクターなどレトロウイルスベクターの改良やレンチウイルスベクターなど他のベクターの開発が進められた。このような浮き沈みを経た後，近年数多くの遺伝子治療に関する成果が報告されるようになった。表1にその一例を示し，その中からいくつかを以下に解説する。

2.3.1　レトロウイルスベクターを用いた遺伝子治療の成果―悪性黒色腫の遺伝子治療（TCR 遺伝子治療）

　Ｔ細胞受容体（T cell receptor：TCR）は α 鎖と β 鎖タンパクで構成される二量体でＴ細胞膜表面に発現する。癌など標的細胞の内部に存在する異種タンパクはペプチドに分解されて主要組織適合抗原複合体（MHC）Class Iに結合し膜表面に提示されるが，Ｔ細胞はTCRを介してこれを認識し標的細胞を攻撃する。MHCの型とペプチド配列によって対応するTCRの配列は異なり，MHC-抗原ペプチド複合体との結合活性（avidity）が異なる。癌のTCR遺伝子治療は，癌細胞に特異的に存在する抗原（腫瘍抗原）を特異的に認識するTCR遺伝子をクローニングしてＴ細胞に導入した腫瘍特異的Ｔ細胞を体内に輸注する免疫療法である。悪性黒色腫は，メラノサイトあるいは母斑細胞が悪性腫瘍化したもので，皮膚がんのうちで最も恐ろしいものとされ，全世界で毎年13万人以上が悪性黒色腫の診断を受けている。早期に発見されれば切除することによって治療可能であるが，リンパ節や臓器に転移した場合の5年生存率は2％以下という低さの腫瘍である。米国NIHのRosenbergらのグループは，HLA-A2の悪性黒色腫患者の腫瘍浸潤リンパ球からMART-1と呼ばれるメラノーマ分化抗原を特異的に認識するTCR遺伝子を

第 4 章　細胞への遺伝子導入・組織化

クローニングし，レトロウイルスベクターを用いて患者の末梢血リンパ球に遺伝子導入し，患者に輸注した。2006 年の報告によると，輸注を受けた 17 名の患者のうち 2 名において，1 名に肝臓の転移巣と腋下の腫瘍巣の明らかな縮小が認められ，もう 1 名では肺門部リンパ節転移巣の明らかな退縮が観察され，また 20 か月以上も無再発期間が続いた[22]。本報告は遺伝子療法が癌治療として初めて成功裏に用いられたことを示している。その後 Rosenberg らのグループは，腫瘍抗原 gp100 特異的 TCR による悪性黒色腫，NY-ESO-1 特異的 TCR による悪性黒色腫と滑膜細胞肉腫など，精力的に癌の TCR 遺伝子治療を推進している。わが国でも我々と三重大学のグループで腫瘍抗原 MAGE-A4 特異的 TCR（HLA-A24）による食道がんの遺伝子治療を実施している[23]。

2.3.2　レンチウイルスベクターを用いた遺伝子治療の成果―β サラセミアの遺伝子治療

　赤血球タンパクのヘモグロビンは α 鎖と β 鎖それぞれ 2 本から構成される四量体であるが，サラセミアは，ヘモグロビン合成障害を特徴とする先天性小球性溶血性貧血の一群で，β サラセミアは，ヘモグロビン β 鎖の産生低下の結果生じる。骨髄内で正常な赤血球が産生できず，異常なヘモグロビンを持つ赤血球は脾臓で破壊されてしまう。常染色体性遺伝で，ホモ接合体は重度の貧血および骨髄の造血亢進を起こす。多くのサラセミアの遺伝子治療が試みられ，マウスを用いた研究では効果が得られたがヒトではなかなか成功しなかった。2007 年にフランス INSERM の Calvo らのグループにて β グロビン遺伝子搭載レンチウイルスベクターを用いた体外遺伝子治療が実施され，33 か月のフォローアップ結果が 2010 年に発表された[24]。β グロビンを効率よく赤血球のみで発現させるベクターのデザインは複雑で，イントロンを含む β グロビン遺伝子，β グロビンプロモーター，その上流に β locus control region，安全のためにレンチウイルスベクターは SIN 型で 3'LTR の U3 プロモーター下流にインスレーターを 2 個挿入，さらに β グロビン発現ユニットはレンチウイルスベクターの転写方向と逆向きに挿入された。毎月輸血が必要な重度 β サラセミア患者に当該レンチウイルスベクターを用いた造血幹細胞遺伝子治療が施された。遺伝子導入造血幹細胞は複数回投与され，最後の投与から 21 か月経ても輸血することなくヘモグロビンのレベルは維持され，患者の QOL は良いという素晴らしい成果であった。ところが導入した β グロビン遺伝子の染色体上の挿入サイトを解析すると，HMGA2 遺伝子のエクソン 3 の下流に挿入したクローンの増殖が見られた。ただし癌化の兆候は見られていない。さらに，白血病の発症に至っていない X-SCID 遺伝子治療のいくつかのゲノムにおいて HMGA2 への挿入が見られている[25]。インスレーターを挿入したレンチウイルスベクターでもクロナリティーが発生し，HMGA2 へのクロナリティーは癌化とは関係なくむしろ遺伝子導入細胞の増殖に寄与することなど新たな可能性を示唆するものである。なお，β サラセミアの遺伝子治療は，同じようなレンチウイルスベクターを用いて米国 Memorial Sloan-Kettering Cancer Center でも行われようとしている[26]。

103

2.3.3 AAV ベクターを用いた遺伝子治療の成果—先天性黒内障（Leber congenital amaurosis： LCA）の遺伝子治療

LCA は，網膜色素上皮におけるビタミン A サイクルのイソメラーゼ遺伝子 RPE65（retinal pigment epithelium-specific protein, 65 kDa）の変異に由来する。RPE65 は網膜色素上皮細胞（RPE）に発現し，正常であれば all-trans-retinyl esters から 11-cis-vitamin A への異性化を修飾し，光や色を検知する光受容細胞を覆う保護層が維持されるが，RPE65 に障害が生じると 11-cis-vitamin A が産生されず，最終的に光受容細胞は死に至り視力が維持できなくなる。AAV ベクターを用いて RPE への正常 RPE65 遺伝子導入を行う遺伝子治療臨床研究が，英国 UCL の Ali らのグループと米国ペンシルベニア大学の Bennett らのグループによって実施された。2008 年に両者の途中経過が報告され，Bennett らのグループは 2009 年にフェーズ I 用量漸増試験（1.5×10^{10}, 4.8×10^{10}, 1.5×10^{11} vector genome）の結果を発表した[27]。英国での臨床研究の 2008 年の報告では，17〜23 歳の LCA 患者 3 名に対して遺伝子が投与され，1 名で投与部位に感度の改善を認め，さらに暗所下での行動の著しい改善を認めたと報告されている。米国での臨床研究の 2009 年の報告では，8〜44 歳の 12 名の患者を対象に遺伝子治療が行われ，全員の瞳孔反応が少なくとも 2 log 上昇し，8 歳の小児は同年代の普通に目の見える小児と同程度の光感受性を示したと報告している。今回は，かろうじて残った少数の光受容細胞を利用しているため，小児期あるいは幼年期など早い時期に治療を行えば，さらに大きな機能改善が見られる可能性がある。

2.4 おわりに

今年（2012 年）11 月，重症または多発性の膵炎を伴うリポ蛋白リパーゼ欠損症の遺伝子治療において，リポタンパク質リパーゼ遺伝子搭載 AAV ベクター（製剤名：Glybera）が European Commission から販売承認を受けた[28]。これは西洋では初の遺伝子治療薬の承認になる。また，あるメガファーマは希少疾患に関する遺伝子治療の開発に着手することを発表し，別のメガファーマは遺伝子治療で成果の上がっている研究室とライセンス契約を結んでサポートすることを発表，これまで見向きもしなかった遺伝子治療に対して彼らはビジネスとして興味を示しだした。Science 誌や Nature 誌においては遺伝子治療の可能性に関する記事が掲載され[29]，米国遺伝子治療学会会長の "Now we're where everyone wanted to be 10 years ago." という発言が引用されるなど，遺伝子治療は近年着実に成果を上げ実用化の道を歩んでいる。幹細胞医療の実用化は，これら遺伝子治療における苦労と成功がベースとなっている。

第 4 章　細胞への遺伝子導入・組織化

文　　　献

1) Takahashi, K., *et al.*, *Cell*, **126**, 663（2006）
2) Blelloch, R., *et al.*, *Cell Stem Cell*, **1**, 245（2007）
3) Stadtfeld, M., *et al.*, *Science*, **322**, 945（2008）
4) Okita, K., *et al.*, *Science*, **322**, 949（2008）
5) Seki, T., *et al.*, *Cell Stem Cell*, **7**, 11（2010）
6) Park, I. H., *et al.*, *Nature*, **451**, 141（2008）
7) Nakagawa, M., *et al.*, *Nat. Biotechnol*, **26**, 101（2008）
8) Zhao, Y., *et al.*, *Cell Stem Cell*, **3**, 475（2008）
9) Judson, R. L., *et al.*, *Nat. Biotechnol*, **27**, 459（2009）
10) Maekawa, M., *et al.*, *Nature*, **474**, 225（2011）
11) Chang, C. W., *et al.*, *Stem Cells*, **27**, 1042（2009）
12) Yu, J., *et al.*, *Science*, **324**, 797（2009）
13) Onodera, M., *et al.*, *J. Virol.*, **72**, 1769（1998）
14) Xu, W., *et al.*, *Mol. Ther.*, **20**, 84（2012）
15) Ramezani, A., *et al.*, *Blood*, **101**, 4717（2003）
16) Mizuguchi, H., *et al.*, *Gene Therapy*, **8**, 730（2001）
17) Matsushita, T., *et al.*, *Gene Therapy*, **5**, 938（1998）
18) Li, H. O., *et al.*, *J. Virol.*, **74**, 6564（2000）
19) Anderson, W. F., *et al.*, *Hum. Gene Ther.*, **1**, 331（1990）
20) Calvo, M. C., *et al.*, *Science*, **288**, 669（2000）
21) Fischer, A., *et al.*, *Nat. Immunol.*, **11**, 457（2010）
22) Morgan, R. A., *et al.*, *Science*, **314**, 126（2006）
23) Okamoto, S., *et al.*, *Cancer Res.*, **69**, 9003（2009）
24) Calvo, M. C., *et al.*, *Nature*, **467**, 318（2010）
25) Wang, G. P., *et al.*, *Blood*, **115**, 4356（2010）
26) http://www.mskcc.org/blog/launch-stem-cell-therapy-trial-offers-hope-patients-inherited-blood-disorder
27) Maguire, A. M., *et al.*, *Lancet*, **374**, 1598（2009）
28) http://ec.europa.eu/health/documents/community-register/html/o194.htm
29) Kaiser, J., *Science*, **334**, 29（2011）
30) Malech, H. L., *et al.*, *Proc. Natl. Acad. Sci. USA*, **94**, 12133（1997）
31) Cartier, N., *et al.*, *Science*, **326**, 818（2009）
32) Muramatsu, S., *et al.*, *Mol. Ther.*, **18**, 1731（2010）
33) Boztug, K., *et al.*, *N. Engl. J. Med.*, **363**, 1918（2010）
34) Gaudet, D., *et al.*, *Gene Ther.*, advance online publication 21 June 2012
35) Nathwani, A. C., *et al.*, *N. Engl. J. Med.*, **365**, 2357（2011）
36) Porter, D. L., *et al.*, *N. Engl. J. Med.*, **365**, 725（2011）

3 細胞への遺伝子導入による治療技術（2）

吉崎慎二[*1]，木村幸乃[*2]，石田尾武文[*3]

3.1 はじめに

　文部科学省，厚生労働省の定める「遺伝子治療臨床研究に関する指針」によると，「遺伝子治療」とは疾病の治療を目的として遺伝子又は遺伝子を導入した細胞を人の体内に投与することをいう。遺伝子治療は難治性疾患に対する新しい治療方法として大きな期待を集め，1990年にアデノシンデアミナーゼ（adenosine deaminase：ADA）欠損症の患者に対する補充治療として世界で初めて臨床研究が実施された。日本においても1995年に北海道大学にて同じくADA欠損症の患者に対して実施された。遺伝子治療に関する臨床研究の承認件数は，2011年までに世界で1786件にのぼり，対象疾患としては全体の64%（1155件）を癌が占め，突出している（図1）。このことからも，癌療法の手段として化学療法，放射線療法，外科手術によるいわゆる標準治療以外の方法で，いかに遺伝子治療が期待されているのかがうかがえる。本稿では，特に遺伝子導入による癌の治療法について紹介する。

3.2 遺伝子導入による癌治療

3.2.1 遺伝子導入技術

　癌に対して遺伝子治療が行われた当初は，マウスなどの小動物を用いた予備実験のデータがそのままヒトに適用されず，期待されたほどの効果が得られなかった。このことは，目的遺伝子を標的細胞へ導入するための運び屋である"ベクター"の導入効率の低さが原因となっていた。現在までに様々なベクターの改良がなされており，主な治療用ベクターの特徴を表1にまとめた。レトロウイルスベクターやレンチウイルスベクターは，ベクター内に8～10kb程度の遺伝子を搭載可能であり，比較的調整が容易であるため，数多くの前臨床試験や臨床研究に使用されている。しかし，両ウイルスベクターは，ベクター内の搭載遺伝子をランダムに染色体へ組み込むため，導入された位置により細胞の生存に必須な遺伝子の発現抑制や[1]，癌遺伝子及び癌抑制遺伝子の活性化又は，不活化が起きる可能性が指摘されている[2]。一方積極的な染色体への組み込みを伴わないベク

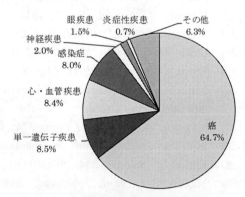

図1　遺伝子治療の対象疾患の内訳
The Journal of Gene Medicine 2012 John Wiley and Sons Ltd より一部改変

---

*1　Shinji Yoshizaki　テラ㈱　研究開発部　研究員
*2　Yukino Kimura　テラ㈱　研究開発部　研究員
*3　Takefumi Ishidao　テラ㈱　研究開発部　部長

第4章 細胞への遺伝子導入・組織化

表1 治療に用いられる主なベクターの特徴

種類	レトロウイルス	アデノウイルス	プラスミドDNA	アデノ随伴ウイルス	レンチウイルス	センダイウイルスベクター
染色体への組み込み	＋	低頻度	低頻度	低頻度	＋	－
分裂細胞への導入	＋	＋	＋	＋	＋	＋
非分裂細胞への導入	－	＋	＋	＋	＋	＋
in vivo 導入	不可	可	可	可	可	可
野生型の病原性	＋	＋	－	＋/－	＋	－
導入遺伝子の発現	長期安定	一過的	一過的	長期安定	長期安定	一過的

＊図中表記：＋＋（最良，最も強い），＋（良好，強い），＋/－（中程度），－（悪い，弱い）

ターとして，アデノウイルスを基本骨格として用いたアデノウイルスベクター（Adenovirus Vectors：AdVs）が開発されている。AdVsは分裂細胞のみならず，非分裂細胞へも導入が可能であり，感染効率及び発現効率も非常に高い。さらに近年，ウイルスゲノムのほぼ全長を目的遺伝子と置換できる gutless もしくは gutted ベクターが開発されており，このベクターは36kb近い遺伝子の挿入が可能である。これらのベクターは，感染細胞内でアデノウイルス由来の遺伝子が発現しないため，免疫原性も低く抑えられている。また，アデノ随伴ウイルスベクターは，非病原性ウイルスを基本骨格に持つため安全性が高く，染色体に組み込まれることなく搭載遺伝子の発現が，長期間安定的であるとして注目されている。

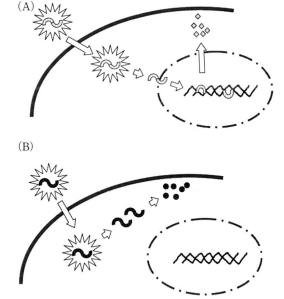

図2 従来型ベクターとセンダイウイルスベクター
（A）従来型ベクター，（B）センダイウイルスベクター

しかし，アデノ随伴ウイルスベクターは，ゲノムDNAが，約5kbpの線状一本鎖DNAであり，そのため搭載可能な遺伝子は4.5kbpと比較的小さいこと，また感染細胞内で二本鎖DNAになる効率が低いため，感染細胞中における発現効率が低いこと，さらにベクターの大量生産が困難という欠点もあり，今後の改良が待たれている。近年，センダイウイルスベクター（Sendai virus Vectors：SeV）は，多くのアドバンテージを持つ国産のベクターとして注目されている。SeVは，マウスを宿主とする呼吸器病ウイルスを基本骨格とし，ヒトへの病原性を示す報告もないため，高い安全性を有していると考えられている[3]。さらに，ウイルスゲノムは1本鎖RNAであり，細胞へ感染後新たなウイルスを生成するまでの全生活環を通じ，ウイルスゲノムはRNAの状態で細胞質に存在するため，染色体へのウイルスゲノムの組み込み

幹細胞医療の実用化技術と産業展望

が原理的に生じない。そのため，他のウイルスベクターで問題となる不可逆的な染色体変化を生じない点は，大きなアドバンテージである。また，SeV は，哺乳類細胞膜上に存在するシアル酸を介して細胞内に侵入するため，多種多様な細胞・組織への遺伝子導入が期待できる。以上のことから，SeV は他のウイルスベクターに比べ，安全面や導入効率において，多くのアドバンテージを有している（図2）。さらに，近年 SeV 自身の免疫原性や腫瘍溶解活性についても多くの報告があり，遺伝子治療のみならず腫瘍免疫療法など幅広い応用が期待されるベクターである。

3.2.2　癌治療と遺伝子導入技術

上述の遺伝子導入技術を用いた癌治療法には，現在大きく分類すると①目的遺伝子を主に体外で患者から取り出した細胞に導入して体内に打ち戻す方法と，②直接体内の細胞に導入する方法の2種類がある。①には（A）免疫遺伝子療法が含まれ，②には（B）自殺遺伝子療法および（C）癌ウイルス療法が含まれる。

（A）免疫遺伝子療法

免疫遺伝子療法にはタカラバイオと三重大との抗原特異的 T 細胞受容体遺伝子治療に関する臨床研究[4]や，癌関連抗原に対するモノクローナル抗体の可変部 L 鎖と H 鎖を T 細胞受容体のシグナル伝達領域である CD3-zeta 鎖に融合させたキメラ型抗原受容体（Chimeric Antigen Receptor：CAR）を利用したものがある[5]。後者の第2世代を利用した慢性リンパ球白血病（Chronic Lymphocytic Leukemia：CLL）に対する臨床研究では，患者体内において CAR 導入細胞の長期生存や白血病細胞のクローン性増殖の抑制が確認されるなど，良好な結果が示された[6]。しかし，さらに改良が加えられた第3世代の CAR を使用した大腸癌の臨床研究においては，CAR 導入細胞が癌細胞よりも抗原の発現が低い正常細胞にまで反応してしまい（"off-target"現象），急速な全身性のサイトカイン濃度の上昇（サイトカインストーム）に起因すると考えられる重篤な副反応が報告されている[7]。そのため，CAR を利用する治療のためには，特に第3世代の利用について慎重に行う必要がある。

樹状細胞（dendritic cells：DCs）の優れた抗原提示能を利用し，免疫機能増強を目指した研究も行われている。腫瘍関連抗原（tumor associated antigen：TAA）特異的 T 細胞が抗腫瘍効果を発揮するためには，適切に活性化され，誘導されるための3つのシグナルを受け取る必要がある。これらのシグナルを増強する，様々な遺伝子導入がなされている。1つ目のシグナルはヒト白血球抗型（Human Lymphocyte Antigen：HLA）分子からの TAA の TCR への提示であるが，導入抗原としては HLA の拘束性を考慮する必要がなく，多様な抗原エピトープを提供できる可能性があるために，完全長の TAA が用いられることが多い。急性白血病患者の末梢血から誘導した DCs へウィルムス腫瘍抗原 mRNA をエレクトロポレーション法により導入した報告や[8]，悪性黒色腫患者の DCs へ AdVs により MART-1 遺伝子を導入した報告がある[9]。2つ目は共刺激分子と呼ばれる細胞表面に発現する分子からのシグナルであり，TAA（MAGE-A3，MEGA-A2，チロシナーゼと gp100）と同時に共刺激分子である CD70，CD40L とさらに恒常的

108

第4章　細胞への遺伝子導入・組織化

に活性化された TLR4 の mRNA をエレクトロポレーション法にて導入した TriMix-DC に関する報告がある[10]。3つ目のシグナルは T 細胞の偏向性を規定するためのサイトカインやケモカインであり，CCL21 遺伝子を搭載した AdVs を導入した DCs に関する研究[11] は，現在米国で臨床研究が開始している。

（B）自殺遺伝子療法

　正常ヒト細胞には存在せず，ウイルスが持つ代謝酵素を癌細胞に導入しておき，次いで投与されるプロドラッグを癌細胞内で強毒性の薬剤に変換させて自殺に追い込む療法である。脳腫瘍ではある程度の効果が認められている。酵素／プロドラッグの組み合わせとしては，単純ヘルペスウイルス 1 型チミジンキナーゼ（herpes simplex virus type-1 thymidine kinase：HSV1-TK）／ガンシクロビル（ganciclovir：GCV）[13]，シトシンデアミナーゼ（cytosine deaminase）／5-フルオロシトシン（5-Fluorocytosine），シトクロム（Cytochrome）P450／シクロホスファミド（cyclophosphamide）などがある。HSV1-TK／GCV の処置を行うと，細胞株やモデル動物を使用した系では，癌細胞の化学療法と放射線療法の両方に対する感受性が高くなることが報告されており[14, 15]，標準療法との併用も期待されている。さらに，モデル動物を使用した系だが Flt3L 遺伝子を同時に導入すると DCs が活性化されるとの報告もあり[16, 17]，免疫システムを同時に刺激する戦略の有効性も示唆されている。

（C）癌ウイルス療法

　癌ウイルス療法の治療戦略は，癌細胞特異的にウイルスを感染させ，癌細胞内で複製させ，その過程で癌細胞を死滅させる。次いで死細胞からばらまかれたウイルスは近傍の癌細胞に再び感染し，自身の複製と癌細胞の破壊を繰り返す。従来の増殖能が無い治療用ウイルスベクターと異なり，効果が限局されないために注目されている。この治療法のためには，正常細胞では複製が起きないような選択性と安全性を高めることが必要とされており，HSV1 ウイルスから 2 種類の遺伝子を欠損させた G207 ベクター[18] の次世代で，3 種類の遺伝子を欠損させた G47Δベクターでは，細胞株やモデル動物を使用した前臨床試験が行われている[19]。HSV1 弱毒株の中から分離された HF10 は頭頸部癌や乳癌に対して有効であり[20, 21]，現在米国 FDA への治験申請中である。また，AdVs は，自身の複製に必須である遺伝子を癌細胞のみで発現する用に改変することで，癌特異的に複製能を示すベクターが開発されている。この AdVs に CD40L 遺伝子をコードして投与する治療法では，ウイルスの複製による癌細胞の破壊と CD40／CD40L シグナルによる癌細胞のアポトーシスの両方が期待でき，各種固形癌に対して試みられている[22, 23]。癌抑制遺伝子である p53 遺伝子には，細胞増殖の停止やアポトーシスを誘導する作用があるが，多くの癌細胞で様々な変異が見られ，増殖異常や薬剤耐性獲得の原因となっている[24]。ウイルスベクターに正常 p53 遺伝子を組み込んだものを患者へ輸注し，癌細胞に感染させることで正常 p53 の発現によるアポトーシスを誘導することを目的としたいくつかの臨床研究で有効性が報告されている。中でも Gendicide は中国で製造販売承認を受けて，2006 年より販売され[25]，ADVEXIN[26, 27] は現在臨床試験に入っている。また，癌細胞の細胞周期の調節に必須な cyclin-G1 の変異型遺伝

子を組み込み，増殖抑制を誘導する Rexin-G[28]，癌関連抗原の一つであるヒトテロメア逆転写酵素（human telomerase reverse transcriptase：hTERT）プロモーターを組み込み，hTERT 活性の亢進している癌細胞で選択的にウイルスが増殖することで癌細胞を破壊する Telomelysin[29] も臨床試験に入っている。

　また，他のウイルスベクターと異なり，SeV は，ベクター自身に抗腫瘍免疫を惹起する能力があることが報告されている[30]。SeV のエンベロープの構成成分である F タンパク質は，DCs に作用し成熟化の促進や I 型インターフェロン又は IL-6 産生を誘導することにより，ナチュラルキラー（natural killer：NK）細胞及び細胞傷害活性 T 細胞（cytotoxic T lymphocyte：CTL）を活性化し腫瘍への浸潤を促進することが知られている[12, 31]。特に IL-6 に関しては，制御性 T 細胞（regulatory T cell）の機能を抑制することにより，腫瘍内に CTL や NK 細胞の浸潤が増加し，抗腫瘍効果を促進していることが示されている。また，ベクター内に含まれる一本鎖 RNA は，SeV が感染した腫瘍細胞内で自然免疫を担う分子に認識され I 型インターフェロン産生又はアポトーシスを誘導することも報告されている。さらに SeV に IL-2 や IL-12 遺伝子発現カセットを搭載したワクチンが，大腸癌や脳腫瘍モデルマウスで高い治療効果を示しており[32]，今後の臨床応用が期待されている。現在，進行性悪性黒色腫と去勢抵抗性前立腺癌を対象としたセンダイウイルスエンベロープを用いた臨床試験や，SeV に FGF2 遺伝子発現カセットを搭載した重症虚血肢遺伝子治療製剤の臨床試験が行われ，その結果が待たれている。

3.3　おわりに

　遺伝子導入技術を利用した遺伝子治療は，さらなる癌治療法の選択肢の一つとして盛んに研究が行われている。遺伝子導入法としては約 7 割がウイルスベクターを利用している。治療用に安全性を高めたとはいえ，基本はウイルスである。研究者自身は勿論のこと，患者や研究施設を取り巻く地域に対しても安全性を優先する配慮を怠ってはならない。

　近年は，特にウイルス療法に関する研究が急速に拡大し，将来的に実用化を期待できるような良好な結果も得られている。急速に進展している領域であるために，研究者や患者の安全を確保するための規制の作成が後手になり兼ねない。現在，日米 EU 医薬品規制調和国際会議（International Conference on Harmonisation of Technical Requirements for Registration of Pharmaceuticals for Human Use：ICH）内に設けられた遺伝子治療専門家会議において公募による見解が作成され，これを基に M6 ガイドライン（Guideline on Gene Therapy Vector and Oncolytic Virus Shedding and Transmission）が作成されつつある。今後は海外との共同研究や，患者が海外で治療を受けることも考えられ，非常に重要なガイドラインになる。

　世界ではおよそ 7 人に 1 人，日本ではおよそ 3 人に 1 人が癌で死亡する時代である。標準治療（化学療法，放射線療法，外科手術）の効果を高める改良と同時に，革新的な治療方法の開発にも挑戦し続けるべきではないか。

第4章　細胞への遺伝子導入・組織化

文　　献

1)　C. A. Klug *et al.*, *Blood*, **96**, 894（2000）

2)　S. Hacein-Bey-Abina *et al.*, *Science*, **302**, 415（2003）

3)　Y. Yonemitsu *et al.*, *Nat Biotechnol*, **18**, 970（2000）

4)　S. Okamoto *et al.*, *Cancer Res*, **69**, 9003（2009）

5)　G. Gross *et al.*, *Proc Natl Acad Sci U S A*, **86**, 10024（1989）

6)　D. L. Porter *et al.*, *N Engl J Med*, **365**, 725（2011）

7)　R. A. Morgan *et al.*, *Mol Ther*, **18**, 843（2010）

8)　V. F. Van Tendeloo *et al.*, *Proc Natl Acad Sci U S A*, **107**, 13824（2010）

9)　L. H. Butterfield *et al.*, *J Immunother*, **31**, 294（2008）

10)　A. M. Van Nuffel *et al.*, *Cancer Immunol Immunother*, **61**, 1033（2012）

11)　F. Baratelli *et al.*, *J Transl Med*, **6**, 38（2008）

12)　S. Okano *et al.*, *J Immunol*, **186**, 1828（2011）

13)　N. G. Rainov, *Hum Gene Ther*, **11**, 2389（2000）

14)　N. G. Rainov *et al.*, *Cancer Gene Ther*, **8**, 662（2001）

15)　U. Nestler *et al.*, *J Neurooncol*, **67**, 177（2004）

16)　A. K. Ghulam Muhammad *et al.*, *Clin Cancer Res*, **15**, 6113（2009）

17)　W. Xiong *et al.*, *PLoS One*, **5**, e11074（2010）

18)　J. M. Markert *et al.*, *Gene Ther*, **7**, 867（2000）

19)　H. Fukuhara *et al.*, *Clin Cancer Res*, **11**, 7886（2005）

20)　Y. Fujimoto *et al.*, *Acta Otolaryngol*, **126**, 1115（2006）

21)　A. Nakao *et al.*, *Ann Oncol*, **15**, 988（2004）

22)　M. S. Fernandes *et al.*, *Clin Cancer Res*, **15**, 4847（2009）

23)　P. U. Malmstrom *et al.*, *Clin Cancer Res*, **16**, 3279（2010）

24)　T. Riley *et al.*, *Nat Rev Mol Cell Biol*, **9**, 402（2008）

25)　S. W. Zhang *et al.*, *Zhonghua Yi Xue Za Zhi*, **83**, 2023（2003）

26)　H. Shimada *et al.*, *Cancer Sci*, **97**, 554（2006）

27)　S. Zhang *et al.*, *J Oral Maxillofac Surg*, **67**, 1074（2009）

28)　S. P. Chawla *et al.*, *Mol Ther*, **18**, 435（2010）

29)　J. Nemunaitis *et al.*, *Mol Ther*, **18**, 429（2010）

30)　Y. Kaneda, *Adv Drug Deliv Rev*, **64**, 730（2012）

31)　A. Komaru *et al.*, *J Immunol*, **183**, 4211（2009）

32)　H. Kawano *et al.*, *BMC Med*, **5**, 28（2007）

4 遺伝子導入された幹細胞の可能性

酒井　明[*]

4.1 はじめに

　幹細胞は組織化された多細胞個体が生存してゆく上で必要不可欠であり，「生きている」ということの本質を示している。それ故，発生学を中心とした分野で多くの研究がなされてきた。2006年に京都大学山中らがマウスの人工多能性幹細胞（iPS細胞）を樹立[1]（ヒトiPS細胞は2007年[2]）したことがきっかけとなり，現在世界中で爆発的に研究が展開されている。本節では幹細胞の中でも特にiPS細胞に焦点を当てる。

4.2 iPS細胞の意義

　組織幹細胞が再生現象に関与していることはよく知られていた。また胚盤胞まで発生した受精卵の内部細胞塊から分化多能性を保ったES細胞がヒトでも樹立できることは1998年には報告されていた。しかし，ES細胞は受精卵を破壊して作成するため，特にヒトの場合は倫理上さまざまな制約・問題がある。もし，体細胞から分化多能性を持った細胞が作成出来れば，より制約のない状況で幅広い研究が可能である。体細胞に幹細胞のような分化多能性を持たせるためには体細胞の持つ「特定の細胞に分化した情報」を消去し，「未分化で多能性」という幹細胞の性質を付与する必要がある。体細胞と幹細胞では遺伝子のエピジェネティックな修飾が異なっており，体細胞の核を脱核受精卵に移植することで「初期化」することが可能である[3]等，初期化の機構に関する知見は蓄積しつつあった。しかし，体細胞を直接初期化し，多能性を付与するという試みは実を結ばなかった。

　京都大学山中らは細胞内の複数の転写経路が活性化・不活性化されることで「初期化」が成立すると仮定し，バイオインフォマティクスで予想した24個の転写のマスター遺伝子群を体細胞に導入した。その結果，たった4つの遺伝子を導入するだけで人工的に初期化を誘導し，分化多能性のある増殖性細胞を作り出すことに成功し，iPS細胞（induced pluripotent stem cell；人工多能性幹細胞）と名付けた[1]。山中らの業績が真に革命的なのは，少数のマスター転写制御遺伝子を導入することで体細胞から幹細胞を誘導できるという仮説を立て，証明したことである。iPS細胞はES細胞のもつ倫理問題を回避することが出来る。また，個人ごとにiPS細胞を樹立できるため，移植時の免疫拒絶反応を回避出来るなど，幹細胞を用いた再生医療の展開を加速化が可能である。専門家，非専門家を問わず，「生命とはなにか」を考えるきっかけを提供するとともに，難病患者に希望を与えたことは言うまでもない。

　本節ではiPS細胞の樹立方法について遺伝子導入法，導入遺伝子，用いる生体試料などの点から概説し，iPS細胞作製の現状と国内における研究活動等について述べる。

---

　[*]　Akira Sakai　iPSアカデミアジャパン㈱　研究技術部　部長

第4章　細胞への遺伝子導入・組織化

4.3　iPS 細胞の樹立法

iPS 細胞の樹立は①遺伝子導入方法，②導入するリプログラミング遺伝子の数と種類，③使用する生体試料の組み合わせにより，さまざまな方法が開発されている。

4.3.1　遺伝子導入方法

遺伝子の導入方法は基本的には染色体に組み込む方法と組み込まない方法の2種類に類別される。詳細は表1にまとめた。

この中で山中原法ともいえる Retrovirus を用いた iPS 細胞樹立法は①樹立のし易さ，②効率の良さ，③遺伝子挿入の確認が容易であるため，多くの研究者が使用している。本方法は体細胞の染色体にウィルスを組み込むため，ヒト Retrovirus を直接使用すると実験者にも感染のリスクが生ずる。そこでまずヒト細胞にマウスの Retrovirus に感染するような受容体（Slc7a）を Lentivirus で導入し，次にヒトリプログラミング遺伝子をマウス Retrovirus に搭載して使用している。このように，実験者の感染リスクをも考慮した方法であり，現在でも世界中で広く使用されている。トランスポゾン法は染色体上に組み込みを生ずるが，挿入遺伝子を除去できる piggyBac トランスポゾンを用いる方法[4, 5]も開発されている。

染色体上に遺伝子挿入を起こさない方法として早くから注目されているのが Sendai Virus 法[6]である。Sendai Virus は日本で発見された RNA ウィルスであり，ウィルス粒子は細胞質に留まる。更にその遺伝子が（－）鎖であることから染色体 DNA に組み込まれることがない。病原性もないため，安全性が高い。本法を用いて，慶應義塾大学福田らはごく少量の血液から iPS 細胞を樹立することに成功している[7]。血液は繊維芽細胞に比べて提供者の負担が少なく，今後注目される生体試料である。

また，通常のエレクトロポレーションにより遺伝子導入可能なプラスミド法[8]が報告されており，今後の主流になると予想される。

iPS 細胞の最終的な利用目的は再生医療や創薬／創薬支援であり，それぞれの利用目的により遺伝子の導入方法が異なってくる。iPS 細胞等幹細胞自体の持つ多分化能の評価法としてテラトーマ形成能の評価がある。つまり，幹細胞はテラトーマという良性腫瘍を形成する能力がなければならず，幹細胞自体をそのまま，未加工で生体内に移植することはがん化の可能性があり，避けねばならない。事実，再生医療の場合は幹細胞自体ではなく，幹細胞から分化誘導した細胞を生体内に移植する。例えば，米国 Geron 社は ES 細胞から誘導した神経前駆細胞を人体に移植する臨床試験を行っていた。このように再生医療では移植される前駆細胞や最終分化細胞の安全

表1　遺伝子導入法

1　組み込み	2　非組み込み	3　非遺伝子
Retrovirus	Sendai Virus	mRNA
Lentivirus	pyggyBac	タンパク質
Adenovirus	Plasmid	化合物

幹細胞医療の実用化技術と産業展望

性が最優先される。Retrovirus 法のように染色体上に遺伝子を挿入することは挿入された部位の染色体部分環境を破壊することになる。これが何の問題も生じない場合もあるが，最悪の場合にはがん化を引き起こすこともある。再生医療では 1,000 個の細胞中に 1 個のがん細胞が混入する場合でも問題になる。がん化のリスクをなるべく避けるため，再生医療目的で iPS 細胞を樹立する際の遺伝子導入方法としては非組み込み法を使用することが望ましいと考えられる。

　一方，創薬スクリーニング等の場合は，直接生体内に投与しないため，この程度であれば必ずしも重要な問題とはならない場合も多い。それよりも iPS 細胞から分化細胞を誘導する際の誘導効率や純度が重要となる。例えば iPS 細胞から心筋細胞を分化誘導する場合のキーポイントは心筋細胞の純度並びに心筋細胞の性質である。誘導効率がそれほど高くなくても分化細胞を純化する方法が整っていれば最終的に得られる純度は高くなる。一般的には 95 ％程度の純度があれば使用に耐えうると考えられる。そのため，創薬／創薬支援目的の場合，分化誘導後の細胞を選択・純化する目的で，あらかじめ iPS 細胞にマーカー遺伝子等の導入を行った後に分化誘導している場合もある。

　iPS 細胞作製の方法論に関しては数多くの論文報告がなされている。その中には，mRNA[9] やタンパク質[10] を用いる方法や低分子化合物[11] でリプログラミング遺伝子を代用する方法も報告されている。残念ながらこれらは遺伝子導入法に比べると効率の点で劣っており，現在ではあまり用いられていない。

4.3.2　リプログラミング遺伝子／初期化因子

　体細胞を初期化して，iPS 細胞を樹立するためには特定の遺伝子を導入する必要がある。そのような遺伝子をリプログラミング遺伝子／初期化因子と呼ぶ（表 2 参照）。最も有名なものは，山中因子と呼ばれる 4 遺伝子（OCT3/4, SOX2, KLF4, c-MYC）[1] である。この中で，c-MYC を

表 2　リプログラミング遺伝子の種類

1　山中因子	2　Thomson 因子	3　その他
OCT3/4	OCT3/4	p53shRNA
SOX2	SOX2	UTF1
KLF4	Lin28	Esrrb
c-MYC	NANOG	ESCC miRNA
（L-MYC）		Sall4
		Nr5a2
		Tbs3
		Rem2
		TCL-1A
		YAP
		E-Cadherin
		miR-93
		miR-106b

114

第4章　細胞への遺伝子導入・組織化

除いた3つ（OCT3/4, SOX2, KLF4）でも iPS 細胞を樹立することが可能[11]である。しかし, c-MYC を用いない3因子法は樹立の効率が4因子法に比べて低い。c-MYC はがん遺伝子であり, 染色体上に組み込まれた場合, 再活性化されてがん化を惹起することが懸念される。そこで発がん性のない L-MYC を用いる方法も報告されている[12]。これにより, がん化の可能性が小さく, しかも効率の良い iPS 細胞の作製が可能となった。一方 Wisconsin 大学の Thomson らは良く似た組み合わせの遺伝子（OCT3/4, SOX2, LIN28, NANOG）を用いたヒト iPS 細胞の樹立を報告している[13]。その他の遺伝子を用いた iPS 細胞樹立法も多数報告されているが, 個々の論文にとどまっており, それほど広く使用されていない。

　iPS 細胞は樹立の過程でいわゆる「ES 様コロニー」として形成されてくる。しかし, 培養をしている間に, コロニーとしての形態が崩れてしまうケースや分化細胞の出現など, 最終的に「iPS 細胞」として樹立される頻度はさまざまである。このような一見 iPS 細胞らしい不完全なコロニーの出現は実際の樹立作業の際に大きな問題となる。例えば, Retrovirus 法の場合, 初期の ES 様コロニーを10個培養しても, 最後に残るのが数個程度である。このような不完全コロニーの出現を抑え, 質の良い iPS 細胞を樹立する方法が産業総合研究所と京都大学 iPS 細胞研究所（CiRA）との共同研究として報告された[14]。魔法の遺伝子として紹介された GLIS1 の使用である。GLIS1 はがん化の可能性を有する c-MYC 遺伝子を代替えする遺伝子を探索中に発見された。OCT3/4, SOX2, KLF4 と GLIS1 を導入することで不完全コロニーの出現が抑えられ, 質の良い iPS 細胞が高効率で樹立される。

4.3.3　生体試料

　iPS 細胞はさまざまな生体試料にリプログラミング遺伝子を導入することで樹立できる。

　もっとも広く用いられているのは繊維芽細胞である。繊維芽細胞はある程度の増殖性を持っており, 凍結保存しておけば何度でも iPS 細胞を作成することが出来る。しかし, 人体から採取する際には提供者にある程度の負担をかけることになる。その点, 歯髄や血液は提供者の負担も少なく, 有望な生体試料として注目される。その他, 表3に掲載した様々な生体試料からの iPS 細胞の樹立が報告されている。

　今後, iPS 細胞の樹立方法は主に繊維芽細胞, 歯髄細胞もしくは血液細胞等を試料とし, OCT3/4, SOX2, KLF4, L-MYC, LIN28, GLIS1, p53shRNA[15]等のリプログラミング因子を搭載したプラスミド法が広く使われるようになると予想される。

表3　生体試料
繊維芽細胞
末梢血
臍帯血
B リンパ球
膵 β 細胞
歯髄細胞
など多数

4.4　日本における iPS 細胞研究活動

　京都大学山中らによる iPS 細胞樹立に関する研究成果発表直後から国内では様々な研究活動が活発化するとともに, 国の支援策が講じられた。これらの膨大な活動全てを網羅することは紙面の関係で難しい。ここではほんの一部を紹介するに留める。

115

・CiRA の設立

　国の支援のもと，京都大学に iPS 細胞の研究に特化した iPS 細胞研究所（通称 CiRA：Center for iPS Cell Research and Application）が設立され，山中所長のもとで 2010 年 4 月から大々的に研究活動を開始した。2012 年の時点では 200 名を超える規模となっている。なお，CiRA の A は Application であり，iPS 細胞を患者のために用いるという山中所長の強い思いが込められている。

・スーパー特区

　もっとも規模が大きなプロジェクトは 2008 年から開始された先端医療開発特区（スーパー特区）プロジェクトである（2012 年度までの 5 年間）。内容は iPS 細胞応用，再生医療，革新的な医療機器の開発，革新的バイオ医薬品の開発等であり，京都大学，慶應義塾大学，東京大学，理化学研究所，アステラス製薬，島津製作所，武田薬品工業など 24 研究グループが参加し，文字通りオールジャパン体制で産学連携が行われている。

・再生医療実現化プロジェクト

　2008-2012 年度の文部科学省のプロジェクトであり，ヒト iPS 細胞等研究拠点の整備，研究用ヒト幹細胞バンクの整備，幹細胞操作技術の開発並びに幹細胞による治療技術の開発を目指している。ここには京都大学，慶應義塾大学，東京大学，理化学研究所が参加し，4 拠点とよばれている。

・FIRST（Funding Program for World-Leading Innovative R & D on Science and Technology）

　内閣府最先端研究開発支援プログラムの採択課題として行われている iPS 細胞医療応用プロジェクト（2010 年から 2014 年の 5 年間）である。内容は iPS 細胞樹立技術の標準化，移植免疫を考慮した HLA（Human Leukocyte Antigen）型分類した医療用 iPS 細胞バンクの構築など，iPS 細胞の実用化を目指している。

4.5　今後の展望

　ごく最近，京都大学梶原らは多数の iPS 細胞から複数の方法で肝細胞を分化誘導し，肝細胞誘導効率の比較を行った。その結果，誘導効率は iPS 細胞から肝細胞への分化誘導方法による違いよりも，試料（提供者）間の違いの方が大きいことが明らかになった[16]。このように iPS 細胞樹立の方法論はほぼ確立しつつあるように見えるが，今後ヒトへの移植や創薬スクリーニングへの応用など実用面での研究が進展することで新たな展開が生じる可能性は十分にあると思われる。今後も注目すべき課題である。

第 4 章　細胞への遺伝子導入・組織化

文　　　献

1) K. Takahashi and S. Yamanaka, *Cell*, **126**, 663（2006）
2) K. Takahashi *et al.*, *Cell*, **131**, 861（2007）
3) J. B. Gurdon, *J. Embryol. Exp. Morphol.*, **10**, 622（1962）
4) K. Wotljen *et al.*, *Nature*, **458**, 766（2009）
5) K. Kaji *et al.*, *Nature*, **458**, 771（2009）
6) N. Fusaki *et al.*, *Proc. Jpn. Acad. Ser. B. Phys. Biol. Sci.*, **85**, 348（2009）
7) T. Seki *et al.*, *Cell Stem Cell*, **7**, 11（2010）
8) K. Okita *et al.*, *Science*, **322**, 949（2008）
9) J. R. Plews *et al.*, *PLoS One*, **30**, e14397（2011）
10) H. Zhou *et al.*, *Cell Stem Cell*, **4**, 581（2009）
11) Y. Shi *et al.*, *Cell Stem Cell*, **2**, 525（2008）
12) M. Nakagawa *et al.*, *Nat. Biotechnol.*, **26**, 101（2008）
13) J. Yu *et al.*, *Science*, **318**, 1917（2007）
14) M. Maekawa *et al.*, *Nature*, **474**, 225（2011）
15) Y. Zhao *et al.*, *Cell Stem Cell*, **3**, 475（2008）
16) M. Kajiwara *et al.*, *Proc. Natl. Acad. Sci. USA*, **109**, 12538（2012）

5 足場材料を用いた再生治療の可能性

山我美佳[*1]，兼子博章[*2]

5.1 はじめに

再生医療は，主に既存の治療では解決できない疾患や生命にかかわる疾患に対して，患者の体外で人工的に培養した幹細胞等を患者の体内に移植等すること，又は患者の体外において幹細胞等から人工的に構築した組織を患者の体内に移植し，損傷した臓器／組織を再生し，失われた人体機能を回復させる医療である[1]。臓器／組織を人工的に構築する場合や，幹細胞等を目的の場所に必要時間留めるために，多孔質材料等の足場材料を用いた再生医療が一つの方法として期待されている。そこで本節では，生体吸収性合成高分子（特に脂肪族ポリエステル）を用いた繊維成形体の足場材料を利用した組織再生の検討を中心に紹介する。

5.2 ティッシュ・エンジニアリング

5.2.1 ティッシュ・エンジニアリングと足場材料

「tissue engineering」（ティッシュ・エンジニアリング）は，1993年にR Langer博士とJP Vacanti博士が提唱した分野で[2]，組織再生工学，再生医工学とも呼ばれる。そして，再生医療の三要素である細胞源，増殖・分化因子，スカフォールド（足場）の中の"足場"の研究開発検討は「tissue engineering」によるアプローチであり，移植後の組織再生が進むに従い，徐々に体内で分解・消失し，自身の組織に置き換わるよう設計されることが理想である[3]。最近では成長因子等を含む足場材料を移植し，患者自身の自然治癒力を最大限に活用する組織再生誘導（Inductive Tissue Engineering）についても研究が進んでいる。

足場材料に使用する原材料は，合成高分子，金属材料，又は天然高分子等があり，医療用途として使用するためには，生体適合性が高く安全でなければならない。現在日本で医療材料として承認・認証されている材料は限られているが，その既承認の材料を含め医療材料に使用する可能性がある主な材料を表1に示す。

足場材料は生体のECM（Extracellular Matrix，細胞外マトリクス）の構造と生物学的機能を模倣して作製することが望ましく[4]，求められる特性は材料と細胞との接着性が良好であること，細胞が増殖しやすい空間を確保していること，創傷部位に適切な力学強度を有していることである。細胞が増殖しやすい適切な空間を確保することによって，細胞に栄養や酸素を提供し老廃物を排出でき，やがて，再生組織に毛細血管が構築され，血流を確保し，目的の組織・臓器が再生できる[3]。

足場と細胞の接着性は，目的とする細胞の増殖特性によって強弱が変わってくる。そのために足場の表面状態を制御し，目的の接着強度を達成することが重要である。また，足場の材料に

---

*1　Mika Yamaga　帝人ファーマ㈱　創薬推進部　プロジェクトマネージャー

*2　Hiroaki Kaneko　帝人㈱　新事業開発推進グループ　融合技術研究所　第三研究室　室長

第4章 細胞への遺伝子導入・組織化

表1 医療材料に使用する可能性がある主な材料（既承認材料を含む）

特徴	種類	具体例
生分解性のもの	タンパク質，ペプチド	コラーゲン，ゼラチン，エラスチン，フィブロイン，セリシン等
	多糖類	ヒアルロン酸，キチン，キトサン，コンドロイチン硫酸，デキストラン等
	合成ポリマー	ポリ乳酸，ポリグリコール酸，ポリカプロラクトン，ポリアミノ酸等
	セラミック	トリリン酸カルシウム等
水溶性で体外に排泄されるもの	合成ポリマー	ポリエチレングリコール等
	多糖類	カルボキシメチルセルロース等
非生分解性のもの	合成ポリマー	ポリテトラフルオロエチレン（PTFE），ナイロン，ポリプロピレン，ポリエチレン，ポリウレタン，ポリエチレンテレフタレート等
	多糖類	セルロース（コットン）等
	金属，セラミック	チタン，ハイドロキシアパタイト等

阿部隆夫監修「再新 工業化学」，東京電機大学出版局，P.254 より一部改変

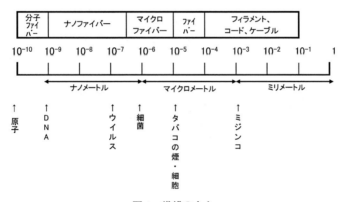

図1 繊維の太さ
阿部隆夫監修「再新 工業化学」，東京電機大学出版局，P.90 より一部改変

よって接着強度に差がある。例えば脂肪族ポリエステルの場合は，細胞接着性が十分ではない場合があるので，コラーゲンやゼラチン等の細胞外マトリクス成分を用いることで改善可能である[3]。

5.2.2 足場の立体成形加工技術

再生医療で用いられる足場は，平面状だけでなく，損傷部位に応じて立体的に成形加工して移植することも期待されている。立体的な足場を得る方法にはいくつかあり，多孔体を作製する方法，繊維状の成形体を得る方法，ラピッドプロトタイプ等がある[3]が，今回は，特に繊維加工技術について紹介する。

通常，繊維（ファイバー）の直径は数十μmで，10μmより細い繊維を極細繊維（マイクロファイバー），ナノファイバーはさらに細いものをいう（図1）。

119

生体の基本とするタンパク質やDNAは繊維状の分子からできており，神経繊維や筋繊維を含め生体には繊維状の構成物が多数存在している。繊維加工技術を用いた再生医療の足場材料が，生体のECMの構造を模倣するためには，その作製過程において，繊維径を従来の工業繊維よりも細くすることが望ましい。これによって，比表面積が大きくなり，細胞との接着面積が増える。また，細胞が増殖しやすい空間（連通孔）を確保しやすくなり，液性因子との親和性の向上，細胞の接着性の向上が期待される。実際に，足場材料として優れた性質を示すことが報告されている[5]。

5.3 エレクトロスピニング法（電界紡糸法）について

5.3.1 エレクトロスピニング法（電界紡糸法）とは

ナノファイバーやマイクロファイバー等の極細繊維の作製には，いくつかの方法が知られているが，我々は生体吸収性合成高分子（特に脂肪族ポリエステル）を材料とした電界紡糸法の検討を行っている。電界紡糸法は，静電紡糸法，エレクトロスピニング法，エレクトロスプレー法等と言われるが，ポリマーの高濃度溶液（ドープ）に高電圧を印加することによって電極上に極細繊維を得る方法である[6]（図2, 3）。

5.3.2 エレクトロスピニング法の特徴

エレクトロスピニング法は，再生医療の足場材料として，細胞を播種し分化することが可能な，薄く多孔質な構造を持つ不織布の製造が可能である。さらには孔径，繊維径，繊維の剛性，表面特性及び材料の分解速度を，紡糸条件や紡糸プロセス等で制御することによって，より再生部位に適切な，立体的な足場材料を作製することができる[6]。

エレクトロスピニング法の特徴を下記に挙げる。

① 工業繊維と比べ小型装置での作製が可能
② 様々なポリマーに適応可能
③ 室温での作製が可能
④ 複数のポリマー，タンパク質又は低分子化合物の組み合わせが可能
⑤ シートやチューブ等立体的な形状に比較的容易に加工が可能

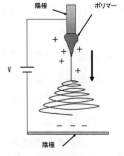

図2 エレクトロスピニング法の概略図

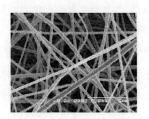

図3 エレクトロスピニング繊維の電子顕微鏡写真
ポリ乳酸のエレクトロスピニング繊維構造体
（帝人株式会社提供）

第4章 細胞への遺伝子導入・組織化

エレクトロスピニング法で得られる繊維径は，数μm-10nmのオーダーまで様々である[6]。従来の工業繊維では，溶融紡糸法や湿式紡糸法等が多く用いられるが，それらの方法で得られた繊維径は10μm前後のものやそれより太いものが多い（図1）。その繊維径を持つ足場材料に細胞を播種すると仮定すると，細胞1個の大きさが数μm-数10μmであるので，繊維1本が細胞にとっては柱のような存在であり，細胞を包み込むような場となりにくい。エレクトロスピニング法で作製する足場材料は，従来の方法で得られた工業繊維よりも繊維径が細いので，細胞のまわりを繊維で包み込むような環境を提供することが可能となる。

繊維径に関しては，ポリ乳酸を用いて作製した繊維径の異なる不織布の細胞接着性を比較した例がある。すなわち，繊維表面に微小な孔を形成した太い繊維径（〜5μm程度）の不織布と，本法で作製した表面が平滑で細い繊維径（数百nm程度）の不織布における細胞接着性の違いを比較検討したところ，表面で繊維径も細いポリ乳酸の繊維表面のほうが，繊維径の太い繊維よりもマウス胎児線維芽細胞の接着・増殖が優れていることが示された[7]。

5.3.3 生分解性脂肪族ポリエステルを用いた例

このエレクトロスピニング法で得られる繊維成形体を再生医療の足場材料に使用するために，我々はポリ乳酸やポリグリコール酸等の生分解性脂肪族ポリエステルに着目し，検討を行っている。例えばポリ乳酸は，生体内で加水分解されることで高分子鎖が切断され乳酸となり，最終的に多くの臓器で二酸化炭素と水に代謝される。このように生体内で少しずつ分解され体外に排泄されるため，理想の足場材料としての特性，すなわち，移植後組織再生と共に徐々に体内で分解・消失し，自己組織に置き換わるよう設計することが可能である。

また，ポリ乳酸やポリグリコール酸等の脂肪族ポリエステルは，既に整形外科用スクリューや補綴材等の特定保健医療材料の原材料として使用されている。ポリ乳酸は結晶性で本来は硬い材

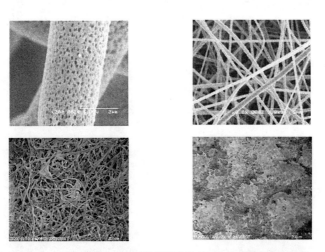

図4 エレクトロスピニング繊維構造体を用いた線維芽細胞培養
ポリ乳酸のエレクトロスピニング繊維構造体上での線維芽細胞（NIH3T3）の培養
北薗，兼子，三好，宮本，有機合成化学協会誌，2004年5月，514-519より引用

料であるが，エレクトロスピニング法で得られた不織布は柔軟性に富み，組織表面に馴染むことが期待できる（図4）。

5.3.4 立体成形加工例

エレクトロスピニング法は，噴き出しノズルや，繊維を集積する電極を変えることで，形状の違った成形体ができる。例えば，電極に円柱状の金属棒を用いればチューブ状の成形体が得られ，管状の組織の足場材料として応用できる（図5）。

この方法を用いて作製した管状構造に蛇腹状の加工を施したPLGA（乳酸-グリコール酸共重合体）のチューブに，ラット骨髄単核球細胞を播種して神経再生を検討した例が開示されている[8]。すなわち，ラット大腿部坐骨神経に10mmの欠損を作成し，長さ12mmチューブの内部に骨髄単核球細胞液を注入し神経断端を縫合し，4週間後に再生された坐骨神経組織を確認することができた。

また，エレクトロスピニング法で繊維を積層させたフェルト状の不織布を作製し，これを縦方向又は横方向に切り出して，繊維の方向性が異なる2種類の成形体を得ることもできる。開示情報によれば，繊維方向によって力学強度が異なること，そして，その2種類の成形体の空隙率は80％を超え，細胞の増殖に有利な連通孔が内部に存在していた[9]。これは，例えば骨・軟骨再生の足場材料として応用可能であり，ウサギの膝骨軟骨欠損部にPLGA製の直径5mm，高さ5mmの円筒体（滅菌済み）を移植すると，関節軟骨及び関節軟骨下骨が修復されることを確認した。そして，PLGA繊維そのものは2-3カ月程度で消失し，欠損した部分が骨と軟骨組織に置き換わっていくことが観察された[10]（図6, 7）。

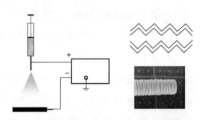

図5 エレクトロスピニング法で作製したチューブ

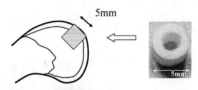

図6 エレクトロスピニング法で作製した円筒多孔体の外観写真と骨軟骨欠損部の模式図

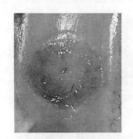 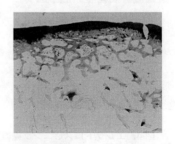

図7 再生された骨軟骨組織
（左写真）軟骨組織面の外観，（右写真）組織切片像（トルイジンブルー染色）

第4章　細胞への遺伝子導入・組織化

5.4　足場材料の区分と規制，安全性への配慮
5.4.1　足場材料を用いた再生医療製品の区分

　再生医療製品は医薬品と医療機器を含み，最終製品の体内における組織及び臓器の再生方法が物理的／構造的機能によるか，又は薬理作用によるかによって，医療機器か医薬品に分けられる。例えば，幹細胞等を用いて作製した軟骨の代替製品を移植し，軟骨の物理的機能獲得を目的とするものは医療機器，移植した製品の薬理作用によって軟骨機能を獲得するものは医薬品となる。

　医薬品か医療機器かにより，薬事承認までのプロセス及び薬価／保険償還価格算定の方法が異なる。そして，従うべき規制や基準が医薬品と医療機器とでは若干異なる。例えば，承認申請書類のフォーマットは，医薬品はCTD，医療機器はSTEDであり，製造・品質の管理基準は，医薬品はGMP，医療機器はQMSに従う。よって，最終製品が医薬品か医療機器かどちらに定めるかを，研究開発の早期に決定し，研究開発段階で整うべき資料の収集や，品質管理のマネジメントを，各製品に必要な規制に従い，適切な時期に適切な資料を整え，無駄なく臨床段階まで進めていくのが望ましい。

5.4.2　足場材料に使用する原材料の安全性

　医薬品・医療機器の別とは関係なく，足場材料に使用する原材料の安全性を，残留する不純物も含めて，臨床研究や治験等人に使用する前に確認しておく必要がある。

　既に承認されている原材料の場合は，確認済みの安全性や品質の情報があるため，最終製品の承認ハードルが低くなることは容易に想像できる。しかし，使用する部位や使用方法が異なれば，細胞・組織への反応性が異なることを考慮しなければならない。また，ポリマーやモノマーの種類／添加剤／触媒が，安全性や有効性に影響を与える可能性を十分に考慮する[11]。また，原材料が継続入手できるかをリスクとして考えておくことも必要である。

5.5　まとめ

　エレクトロスピニング法は，シートから立体の成形体までデザインすることができ，再生医療の足場材料として様々な組織や臓器への応用が可能性である。そして，生体模倣した形状や機能を備えることにより，細胞を接着・分化させ，ECMを構築させるという代替的役割として期待されている。そのためには，3次元環境下での細胞間相互作用を理解するだけでなく，細胞活性や疾患／臓器ごとの創傷治癒メカニズムを理解し，個々の要求に応じた適切な形状と機能を有する足場材料をデザインすることが目標である。また，評価するために疾患ごとのサロゲートモデルの開発，規制に従った品質及び安全性の確保も同時に必要である。

　あらゆる細胞源から得られた幹細胞を，目的の細胞に分化，増殖させるには，機能的に代替する組織としての足場材料の開発が非常に有用である。生体環境を模倣した足場材料を作るための鍵は，細胞成長因子と細胞の分化，生物学的構造・機能，使用する材料の特性を理解することである。細胞生物学の理解だけではなく，生物工学，再生医工学，再生医療，薬物療法等幅広い学問の活用の上に成り立つものだと思われる。

文　　献

1) 内閣府, 総合科学技術会議基本政策推進専門調査会「再生ロードマップ」(2008)
   http://www8.cao.go.jp/cstp/siryo/haihu75/siryo7-2.pdf
2) R Langer. JP Vacanti., *Science*, **260**, 920-926 (1993)
3) 阿部隆夫監修, 再新 工業化学, 252-268, 東京電機大学出版局 (2012)
4) ZUWEI MA *et al.*, *Tissue Eng*, **11**, 101-109 (2005)
5) Rebecca L *et al.*, *Tissue Eng*, **17**, 349-364 (2011)
6) Jong Kyu Hong *et al.*, *Tissue Eng.* **17**, 125-142 (2011)
7) 北薗英一, 兼子博章ほか, 有機合成化学協会誌 **62**, 108-113 (2004)
8) 特開 2007-167366 号公報
9) WO2007/102606 号明細書
10) N. Toyokawa *et al.*, *Arthroscopy*, **26**, 375-383 (2009)
11) 土屋利江, 再生歯誌 **2**, 1-8 (2004)

6 バイオマテリアルとしてのゼラチン，コラーゲン

平岡陽介[*1]，塚本啓司[*2]

6.1 はじめに

再生医療の基礎となる幹細胞研究が進み，一部の研究は臨床応用の段階に進みつつある。再生医療はドナーの細胞を移植する「細胞移植」とバイオマテリアルを用いる「ティッシュ・エンジニアリング（生体組織工学）」に，一般的には分類されているようだ。細胞移植の例として，理化学研究所の高橋らは，ヒト iPS 細胞を色素上皮細胞に分化させ，それをシート状にして加齢黄斑変性の患者へ移植する試みが検討されている[1]。また，東京女子医大の岡野らは，温度応答性培養皿を用いて細胞シートを調製し，重層化した細胞シートを患者に移植する試みが検討されている[2]。一方，ティッシュ・エンジニアリングの例としては，bFGF 徐放化ゼラチンハイドロゲルによる臨床試験が実施され，既に治療成果を上げている[3]。

ところで，5000 年前の古代エジプト人は家具作りにコラーゲンの熱変性物であるゼラチン（にかわ）を用いていたことが壁画で示されている[4]。人類は狩猟により生じた副生物からにかわを抽出し，衣類，狩猟の道具，接着剤などにはるか昔から使用してきた。現在では，それらゼラチンやコラーゲンは，食品，医薬用，医療機器，化粧品，写真用感材など幅広い分野で利用されている。再生医療分野においても，ゼラチンやコラーゲンが多くの基礎研究で使用され，とりわけ「ティッシュ・エンジニアリング」では，細胞の足場，成長因子，細胞の 3 要素が重要だといわれているが，細胞の足場材料（スキャフォールド）としてゼラチンおよびコラーゲンが広く使用されている[5~7]。実は先に述べた細胞移植の 2 つの例においても，ゼラチンが使用されている。例えば，iPS 細胞の培養において，フィーダー細胞を培養する際，ディッシュのコート材料としてゼラチンが使用されている[8]。また，細胞シートの重層化においても，温度応答性培養皿とともに，ゼラチンが用いられている[9]。さらに，近年では，関節軟骨欠損の修復に，骨髄間葉系細胞を包埋したコラーゲンゲルが用いられたり[10]，患者より調製した細胞シートとともに bFGF 徐放化ゼラチンハイドロゲルシートが併用されるなど[11]，細胞移植とティッシュ・エンジニアリングがともに用いられるケースも認められる。

このようにゼラチンおよびコラーゲンは，ティッシュ・エンジニアリングのみならず，細胞移植の際の補助材料としても使用されるようになってきている。「体内で使用される，あるいは生体成分と接触する材料」をバイオマテリアルと定義し，本節では，バイオマテリアルとしてのゼラチンおよびコラーゲンの特性，再生医療への応用例，規制面からみた臨床応用に向けた考慮すべき事項を紹介する。

---

*1　Yosuke Hiraoka　新田ゼラチン㈱　経営企画部　ライフサイエンス室　主任研究員

*2　Hiroshi Tsukamoto　新田ゼラチン㈱　経営企画部　ライフサイエンス室　研究員

6.2 ゼラチン，コラーゲンとは

6.2.1 コラーゲンの生化学的特性

　我々の体は，細胞と細胞外マトリックス（ECM）からなり，ECM は細胞の間の空間を満たすことで組織を物理的に支持し，結合組織の中で細胞の足場となるのみならず，細胞の挙動や組織の機能を規定する動的でフレキシブルな物質である。多くの結合組織（皮膚，腱，軟骨，骨，靭帯，血管，角膜など）において，コラーゲン線維は，高度に組織化され，種々の細胞を取り囲む三次元構造をもつ ECM として機能している。コラーゲンとは，3 残基目ごとにグリシンが存在する（一般的に Gly-X-Hyp もしくは Gly-Pro-X の配列の繰り返しで，X には他のアミノ酸残基が入る。）特徴的な α 鎖 3 本から構成され，三重らせん構造を形成する長さ約 300nm，直径約 1.5nm のタンパク質である。生体内では，I 型コラーゲンが最も多量に存在し，分子同士が会合し，ECM の中においては線維状に存在している。現在，少なくとも遺伝的に異なる 28 種類のコラーゲン分子種が同定され[12, 13]，例えば，皮膚は I 型と III 型コラーゲンから主に構成され，軟骨は II 型，IX 型，XI 型コラーゲン，腱は I 型コラーゲンから主に構成されている[14]。動物種間のアミノ酸組成に大きな差はなく，アミノ酸組成の約 1/3 をグリシンが占めるが，生育環境によってイミノ酸（プロリンとハイドロキシプロリン）含量が異なり，これがコラーゲンの変性温度に関連する。一般的に低温環境下にいる魚類ではハイドロキシプロリン含量は，ウシ，ブタなどの陸上哺乳動物のものと比較し低くなる傾向にある。

　一方，ゼラチンは，コラーゲンの熱変性物であり，α 鎖も切断され，三重らせんがほぐれた状態にある。コラーゲンに関する構造・機能との関連は，他の総説を参考にして頂きたい[14~16]。次に，原材料，製造方法について述べる。

6.2.2 原材料

　食品，飲料，化粧品，写真用のゼラチンおよびコラーゲンの原材料としては，ブタおよびウシの皮，腱，骨，魚の皮，鱗が一般的に使用されている。バイオメディカル分野で使用される原料は，BSE 以降，顧客ニーズはブタが多くなった。ブタ原料は国内では豊富にあり，ブタ皮やブタ腱などは，食肉市場より得られる。国内のブタは食肉としての加工上，飼育期間がほぼ一定（約 6ヶ月）であるので，原料としてのバラつきが小さいなどの特徴がある。

6.2.3 コラーゲンおよびゼラチンの製造方法および製品分類

(1) コラーゲン

　コラーゲンの製造方法については原材料を石灰漬けにより組織を膨潤した構造にし，脂肪，血液成分，灰分などのコラーゲン以外の成分を除去し，「抽出前コラーゲン」にする（図1）。「抽出前コラーゲン」に対して，酸，酵素，もしくはアルカリ処理によりコラーゲンを抽出し，さらに精製および滅菌工程を経てコラーゲン製品となる。精製の工程において，塩析により，I 型コラーゲンから III 型コラーゲンを分離することが可能である。低エンドトキシンコラーゲンは工程中にエンドトキシン低減化工程を組み込み，クリーンな環境下で製造している。エンドトキシンの低減化方法としては，例えば，アルカリ・エタノール溶液によってエンドトキシンを低減す

第4章　細胞への遺伝子導入・組織化

ることができる[17]。

　コラーゲンは動物の皮などを出発原料とし，最終製品としては主に「酸可溶性コラーゲン」，「酵素可溶化コラーゲン」，「アルカリ可溶化コラーゲン」，「酵素可溶化低エンドトキシンコラーゲン」に分けることができ（図1），さらに，I型，II型，III型，IV型などのタイプ別のコラーゲンに分けることができる。「抽出前コラーゲン」は，コラーゲンおよびゼラチンの両方の抽出に用いることができる中間原料である。

　酸可溶性コラーゲンは，テロペプチドを有するネイティブなコラーゲンであり，一般的にアテロコラーゲンに比べ，ゲル強度が強く，3次元コラーゲンゲル培養に供される[18]。我々の身体は3次元であることと，3次元培養での細胞挙動は，in vivo により近い様式となることから[19, 20]，3次元培養の研究例は増加している。酵素可溶化アテロコラーゲンは，酸可溶性コラーゲンの非らせん部であるテロペプチドを切断しており，抗原性は低く，再生医療に用いられている。

　通常のコラーゲンの等電点は9付近にあるが，処理の過程において，等電点が変化する。アルカリ処理によって，コラーゲンのグルタミン，アスパラギン残基がグルタミン酸，アスパラギン酸に変化し，その結果，アルカリ可溶化コラーゲンでは等電点は約5となる。等電点はコラーゲンの溶解性に影響し，等電点が9付近の酸可溶性コラーゲンや酵素可溶化コラーゲンでは酸性条件下で溶解し，一方，等電点が5付近まで低下したアルカリ可溶化コラーゲンでは中性条件下で

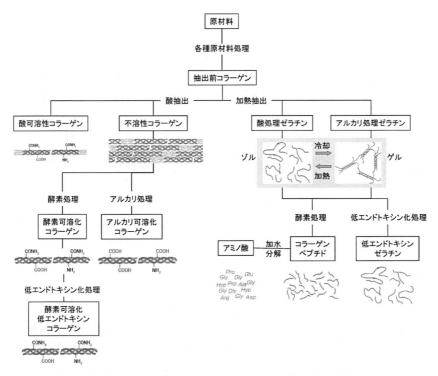

図1　コラーゲンおよびゼラチンの処理方法と製品分類

溶解する。化粧品用コラーゲンにおいては，中性で可溶化させる必要があるため，酵素可溶化コラーゲンではなく，アルカリ可溶化コラーゲンが用いられている。

(2) ゼラチン

　ゼラチンは，加熱による抽出効率をあげるために，原料段階で酸あるいはアルカリで処理される。その結果，ペプチド鎖の化学的に不安定な部分が切断あるいは分解され，加熱による抽出が可能となる。通常，同じ原料から温度・時間を変えた加熱条件で，1回〜数回にわけてゼラチン溶液は抽出される。そのため，得られるゼラチン溶液の物理化学的特性（ゼリー強度，粘度，重量平均分子量など）は各バッチごとで異なる。したがって，"ゼラチン"と一言で言っても性質の異なるたくさんの種類のゼラチンが実は世の中に存在する。なお，酸処理された原材料は「酸処理ゼラチン（Type A)」，アルカリ処理された原材料は「アルカリ処理ゼラチン（Type B)」と呼ばれている。等電点に関しては，コラーゲンと同じく，アルカリ処理により等電点が酸性側にシフトする。

　再生医療に使用されるゼラチンの製造方法については，コラーゲンと同じく原材料を石灰漬けし，各種原材料処理により粗精製された「抽出前コラーゲン」から調製されている。再生医療用途のゼラチンではエンドトキシンの管理が特に重要となり，そのため，「低エンドトキシンゼラチン」の製造工程においてはエンドトキシンを低減する工程が組み込まれ，また，クリーンな製造環境が要求される。抽出されたゼラチン溶液は，各種精製，滅菌工程を経て，ゼラチン製品となる。

6.3　バイオマテリアルとしてのゼラチン・コラーゲンの特性

　数あるバイオマテリアルの中でもゼラチンおよびコラーゲンは，研究のみならず医療機器の原材料で使用されてきた歴史があり，現在でもゼラチンおよびコラーゲンを用いた研究は多い。一方，ゼラチン，コラーゲン以外のバイオマテリアルには，合成材料である合成高分子ポリグリコール酸，ポリL乳酸およびポリ-ε-カプロラクトンなどがあり，無機物としてリン酸三カルシウムや炭酸カルシウムなどがある。また，天然材料である生体由来高分子として，フィブリン，

表1　ゼラチン・コラーゲンのバイオマテリアルとしての特性

	ゼラチン	コラーゲン
1) 生体吸収性	プロテアーゼにより分解	コラゲナーゼにより分解
2) 生体吸収性期間の制御	架橋により制御	架橋により制御
3) 生体親和性	有	有
4) 種々の形状への加工	可	可
5) ゲル化能	4℃でゲル化	生理的条件下でゲル化
6) 修飾	カルボキシル基＆アミノ基など	カルボキシル基＆アミノ基など
7) 滅菌	濾過滅菌，加熱滅菌	濾過滅菌
8) 臨床実績	血管塞栓剤，癒着防止膜など	人工真皮，止血剤など

第4章　細胞への遺伝子導入・組織化

セルロース，キチン，キトサンおよび多糖類があり，それぞれ一長一短がある[21]。バイオマテリアルとしてのゼラチンおよびコラーゲンの特性を表1にまとめた。

6.3.1　生体吸収性

生体組織が再生された後や細胞移植を行った後，生体吸収性の材料は周囲の細胞環境に害を

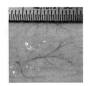 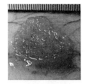

コラーゲンスポンジ　　PGA繊維高含有コラーゲンスポンジ

図2　マウス背部皮下に埋入した生体吸収性材料

与えることなく分解，吸収されるのが望ましい。生体吸収性の高分子材料，例えば，ポリグリコール酸や乳酸−ポリグリコール酸共重合体は，生体内で分解後，分解産物が周囲のpHを低化させ，局所的な炎症反応を起こし，組織再生の妨げとなる場合がある[22, 23]。ポリグリコール酸（PGA）の繊維を組み込んだコラーゲンの多孔体をマウスの背部皮下に埋入し，1週間後に取り出してみると，PGA繊維が多く入った群では，炎症反応が観察されたが，コラーゲンのみでは炎症反応は観察されなかった（図2）[24]。このようにゼラチン，コラーゲンは生体内で分解吸収された後，細胞環境の状態は良好である。なお，ゼラチンはタンパク質分解酵素で分解するが，コラーゲンは通常のタンパク質分解酵素では分解せずコラーゲン分解酵素であるコラゲナーゼで分解することが知られている。ゼラチンとコラーゲンの多孔性スポンジの形状での生分解性を比較すると，ゼラチンの方が速く分解し[25]，これは，コラーゲンの三重らせん部の酵素耐性によるものと考えられる。

6.3.2　生体吸収性期間の制御

生体吸収性期間の制御が出来ることは，薬剤を徐放させたり，組織再生の妨げにならない期間残存させるために重要である。ゼラチンの場合，分子間の架橋の程度によって，分解消失期間を制御可能である。ゼラチンハイドロゲルの分解消失期間は，架橋方法に依存せず，ゲルの架橋密度に依存する[26]。架橋方法としては，化学的架橋と物理的架橋がある。化学的架橋には，グルタルアルデヒド，ホルムアルデヒドおよび水溶性カルボジイミドなどがあり，物理的架橋としては，熱脱水架橋，紫外線架橋，電子線架橋およびガンマ線架橋などがある（表2）。化学的架橋としてグルタルアルデヒド架橋がよく用いられ，熱脱水架橋などと比較すると架橋距離が長いメリットがある。デメリットとしては隣接するリジン残基間で架橋が生じ，グルタルアルデヒドがアミノ酸残基間に残るので，最終製品が分解する過程での細胞毒性に注意する必要がある。一方，水溶性カルボジイミドはアミノ基とカルボキシル基の間で脱水縮合を引き起こすので，架橋結合中に残留しないメリットがある[27]。細胞毒性の観点からは，物理的架橋にメリットがあるが，架橋と同時に分解が生じる場合があり，注意が必要である。

6.3.3　生体親和性

コラーゲンはECMとしてもともと体の中に存在し，細胞接着の足場として機能しているので，生体親和性はよい。そして，コラーゲンのテロペプチドを除去することで，*in vivo*での抗原性が低いコラーゲンを調製することが出来る。一方，多孔性および線維状のゼラチンの細胞接

幹細胞医療の実用化技術と産業展望

表2 ゼラチン・コラーゲンへの架橋方法とその特徴

架橋方法		関与するアミノ酸残基	メリット	デメリット
化学的架橋	グルタルアルデヒド	リジン （アミノ基）	機械的強度高い 架橋間距離がDHT より長い	架橋結合中に残る
	水溶性カルボジイミド （EDC）	リジン アルギニン アスパラギン酸 グルタミン酸 （アミノ基とカルボキシル基）	架橋結合中に残らない	残留時細胞毒性あり
物理的架橋	熱脱水（DHT）	リジン アルギニン アスパラギン酸 グルタミン酸 セリン スレオニン （アミノ基とカルボキシル基）	細胞毒性無し	近接のみ架橋
	紫外線（UV）	チロシン フェニルアラニン （芳香族アミノ酸など）	細胞毒性無し	表面のみ架橋 分解が伴う場合あり
	ガンマ線・電子線 （放射線）	チロシン フェニルアラニンなど （芳香族アミノ酸など）	細胞毒性無し	分解が伴う場合あり

着性と細胞増殖性に関して，コラーゲンと比較したところ，両者に有意差は認められず，いずれも細胞親和性を示した[25, 28]。ただし，破骨細胞のアルカリフォスファターゼ活性は，ゼラチンよりもコラーゲンの方が高いという報告もある。また，ゼラチンを生体内に埋入した際，炎症反応などは観察されなかった[28]。

6.3.4 種々の形状への加工性

ゼラチンおよびコラーゲンは種々の形状（フィルム，スポンジ，粒子，ゲルおよび繊維など）に加工することが出来る。例えば，ゼラチンでは，カプセルなどの皮膜，血管塞栓剤のための粒子，止血剤としての多孔スポンジ，細胞移植担体としてのゲルなどがある。一方，コラーゲンでは，創傷被覆剤としてのスポンジ，生体組織再生のためのスポンジ，細胞培養用の薄膜，細胞移植担体としてのゲル[10]などがある。加工方法としては，凍結乾燥，風乾，熱風乾燥などがある。ゼラチン・コラーゲンの足場材料は，物理的強度が低いとされるため，ゼラチンにβ-TCPを組み合わせたり，コラーゲンとアパタイトを圧縮することで強度を付与させた例もある[29, 30]。

6.3.5 ゲル化能

コラーゲンは，37℃の生理的塩濃度で再線維形成（ゲル化）し，コラーゲンゲルの中での細胞の3次元培養が可能である。一方，ゼラチンはゾルからゲル，ゲルからゾルに相変化し（図1），しかもこのゾル-ゲル変化を常温に近い温度で可逆的に行える。コラーゲンの熱変性物であるゼ

130

第4章 細胞への遺伝子導入・組織化

ラチンは，加熱溶液ではランダムコイル状の分子構造をとっている。この溶液を冷却すると，ゼラチン分子の一部が，もとのコラーゲン様のらせん構造をとり，ネットワークが形成される結果，最終的に流動性を失い，ゲル化する。このゲルネットワークは，冷却を続けると時間と共に増加し，より強固なゲルを形成する。ゲルの強さはゼラチンの濃度，重量平均分子量により異なり，高濃度，重量平均分子量の高いものほどゼリー強度は高い傾向にある。

6.3.6 修飾

ゼラチンおよびコラーゲンは，側鎖にカルボキシル基とアミノ基などを有するために，比較的自由に修飾することが出来る[31]。化学修飾によってゼラチン，コラーゲンの性質が大きく変化し，例えば，アルカリ処理ゼラチンにクエン酸架橋を導入することによって，抗血栓性が付与されることが報告されている[32]。これはゼラチンが止血剤に使われていることを考えると，対照的な現象である。また，ゼラチンをカチオン化することによって，静電的に相互作用させたプラスミドDNA の徐放担体としても応用出来るという報告もある[33]。このように，ゼラチンおよびコラーゲンに様々な官能基を修飾することにより，バイオマテリアルとしての利用の可能性が一段と拡がると考えられる。

6.3.7 滅菌

ゼラチンおよびコラーゲン溶液は，滅菌が可能である。滅菌方法としては，コラーゲンの場合は濾過滅菌があり，ゼラチンの場合は濾過滅菌や加熱滅菌などが考えられる。粉末品に関しては，エチレンオキサイトガス滅菌，電子線，ガンマ線による滅菌が考えられるが，ゼラチン，コラーゲンが分解もしくは架橋される可能性があり，取り扱いに注意する必要がある。

6.3.8 ゼラチンおよびコラーゲンの臨床応用例

ゼラチンおよびコラーゲンを用いた研究は多数ある。ここでは，ゼラチンおよびコラーゲンを用いた医療機器および臨床研究をそれぞれ紹介する。

まず医療機器に関して，ゼラチンを用いたものとしては，止血剤，癒着防止膜，血管塞栓材および人工血管のシール材などがある。欧州では代用血漿剤としてゼラチンが用いられている。一方，コラーゲンを用いた医療機器としては，人工真皮，止血剤などがある。

また，臨床研究の中でゼラチンを用いたものとしては，生理活性をもつ細胞増殖因子，タンパク質などを徐放化できるゼラチンハイドロゲルを田畑らが開発し，bFGF を用いた血管誘導の臨床研究が始まっている[34]。また，bFGF 徐放化による糖尿病性皮膚潰瘍，軟骨および歯周組織などの臨床研究でも，良い治療効果が認められている[35]。また，細胞移植の効果が，bFGF の徐放とを組み合わせることによって高まることが報告されている[11]。bFGF 以外の細胞増殖因子として，インシュリン様増殖因子（IGF）-a の徐放化による難聴治療の臨床研究も始まっている[36]。これら以外に複数のゼラチンおよびコラーゲンを用いた臨床研究が多数行われている[3]。

6.4 臨床応用

再生医療に関連する生物由来製品の取り扱いは，薬事法上，上乗せ規制を行っている[37]。コ

幹細胞医療の実用化技術と産業展望

ラーゲンは生物由来製品に分類され，最終製品での感染性因子によるリスクを低減するために
は，原材料での因子混入の防止，製造工程での不活化・除去，最終製品での確認の3段階で管理
することが基本となる。しかし，再生医療製品では，加熱や有機溶媒などによる処理が困難な場
合もあり，原材料での管理が重要になる[38]。ここでは，薬事法の上乗せ規制および臨床研究に用
いるゼラチン・コラーゲンに関連する項目について述べる。

6.4.1 薬事法の上乗せ規制

　生物由来製品に分類されるコラーゲンを用いた医療機器には，原材料について，動物の原産地，
使用部位等を明らかにし，無菌性が担保され，ウィルス感染のリスクの検証が行われていること
を確認しなければならない。製造工程において，細菌，真菌，ウィルス等を不活化又は除去する
処理が行われなければならないと記載されている[37]。豚皮由来のアテロコラーゲンは，豚特有の
ウィルス混入のリスクが完全には否定できないため，弊社では，ウィルスの大きさ，エンベロー
プの有無，核酸の種類，抵抗性の異なる4種類のウィルスを製造の複数工程にスパイクし，製造
工程において，豚由来の未知ウィルスを，合計 10^8 以上低減出来ることを確認している。上乗せ
規制に対応する方法として，原材料段階でウィルスの低減化工程を入れているものを用いるか，
医療機器の製造工程中で，ウィルス低減化工程を入れるかは任意である。一方，コラーゲンの熱
変性物であるゼラチンは，薬事法では生物由来製品の適用除外となっている。製造工程中でアル
カリ処理工程，熱処理工程等が入るために高度精製品に分類されているためである[39]。

6.4.2 臨床研究に関連する事項

　ゼラチン・コラーゲンは，大学病院等での臨床研究にも用いられているが，そこには研究試薬
とは異なる要求事項が存在する（表3）。ゼラチン・コラーゲンに対する要求事項に関して，エ
ンドトキシン含量の管理，トレーサビリティー，無菌試験およびマイコプラズマ否定試験，使用
実績が問われるケースが多い。また，BSE が一時期問題になったが，ブタ由来原料を用いる場
合は対象外である。ゼラチンでは，日本薬局方精製ゼラチンの規格を満たし，患者への問診と
パッチテストが求められ，コラーゲンでは，ウィルスバリデーション，抗原性部位であるテロペ
プチドの除去が求められることが多い。ただし，リスク・ベネフィット次第であるため，必ずし
もすべての項目が要求されるわけではない。一般的に，業者から研究試薬として容易に入手でき
るゼラチンが研究段階では用いられているが，次のステップである臨床応用では，局方非対応，
材料のトレースが不可，エンンドトキシン含量がコントロールされていない，などの問題に直面
する。その結果，材料選定を再度行わなくてはならなくなり，材料が異なればその妥当性を再検
討しなければならなくなるケースが多々認められる。初めから臨床応用を目指すのであるのなら
ば，臨床に使用できるゼラチンを研究の最初の段階から使用することが望ましい。

6.5 おわりに

　研究段階から，薬事法，上乗せ規制を意識することが医療機器開発には重要であると考える。
どの段階で，研究試薬用の材料から，生体内適用用の原材料に切り替えるかなど，弊社に気軽に

第4章　細胞への遺伝子導入・組織化

表3　臨床応用に関連する事項

	ゼラチン	コラーゲン
1) 日本薬局方	日局ゼラチンおよび日局精製ゼラチン	該当品無し
2) エンドトキシンの管理	エンドトキシン含量を管理した製品あり	
3) トレーサビリティー	対応可能	
4) 医療機器承認実績	有（止血剤など）	有（創傷被覆剤など）
5) ロット間差	屠畜齢一定，使用部位管理，製造方法の管理により制御	
6) 無菌試験およびマイコプラズマ否定試験	実施可能	実施可能
7) 生物由来原料基準	非該当	該当（ウィルスバリデーション必要）
8) BSE	ブタ由来であれば，BSE フリー	
9) その他	アレルギーに関する問診・パッチテストの実施	抗原部位（テロペプチド）の除去

相談して頂ければと思っている。

　コラーゲンは，バイオマテリアルとして最も利用されている材料の一つであり，生体内で細胞が接着しているタンパク質であり，生体外において三次元で細胞培養も可能であり，細胞親和性の観点から，生体組織の再生に最適な材料だと言える。さらに，ゼラチンは，生体親和性があり，生体吸収期間を制御でき，架橋・修飾が出来る材料である。ゼラチンおよびコラーゲンは，生物由来原料の特有のリスクがあるが，ウィルス低減を製造工程に組み込むことも可能であり，エンドトキシンを低減したタイプも販売されていることから，研究，臨床研究，医療機器にも対応出来る材料である。

　我々，新田ゼラチンは大学や各種研究機関からの要望を受け，2010年9月に再生医療用途向けのゼラチンおよびコラーゲンを製造するためのクリーンルームを大阪工場内に建設した[40]。現在，我々は国内，海外のお客様にゼラチン，コラーゲンを提供している。引き続き今後の細胞移植およびティッシュ・エンジニアリングの発展に原材料でサポートしたいと考える。

文　　　献

1)　鎌尾浩行ほか，医学のあゆみ，**239** (**14**)，1422 (2011)
2)　Y. Sawa, *et al.*, *Surg. Today*, **42**, 181 (2012)
3)　Y. Tabata, *J. R. Soc. Interface*, **6**, S311 (2009)
4)　R. Schrieber *et al.*, "Gelatine Handbook", p.1, Willey-VCH Verlag (2007)
5)　山本雅哉ほか，細胞周辺環境の最新科学技術，p.71，メディカルドゥ (2009)

幹細胞医療の実用化技術と産業展望

6) Y. Hiraoka *et al.*, *Tissue Eng.*, **12**, 1475 (2006)

7) Y. Takahashi *et al.*, *Biomaterials*, **26**, 3587 (2005)

8) S. Okamoto *et al.*, *Invest Ophthalmol Vis Sci*, **52**, 8785 (2011)

9) Y. Haraguchi *et al.*, *Nature Protocols* **7**, 850 (2012)

10) 脇谷滋之, 患者までとどいている再生誘導治療, p.278, メディカルドゥ (2009)

11) 竹原有史ほか, 医学のあゆみ, **232**, 633 (2010)

12) K. E. Kadler *et al.*, *J. Cell Sci.*, **120**, 1955 (2007)

13) M. K. Gordon *et al.*, *Cell Tissue Res.*, **339**, 247 (2010)

14) 小出輝・林利彦, 細胞外マトリックス-基礎と臨床, 愛智出版 (2000)

15) K. Gelse *et al.*, *Adv. Drug Deliv. Rev.*, **55**, 1531 (2003)

16) L. Bruckner-Tuderman, *Mol. Ther.*, **17**, 6 (2009)

17) 永冨功治ほか, コラーゲンタンパク質からのエンドトキシン除去方法, 特許 435161 号

18) M. Sasaki *et al.*, *Endocrine J.*, **46**, 359 (1999)

19) V. M. Weaver *et al.*, *J. Cell Biol.* **137**, 231 (1997)

20) E. Cukierman *et al.*, *Science*, **294**, 1708 (2001)

21) 山本雅哉, 再生医療, **11** (1), 12 (2012)

22) M. S. Taylar *et al.*, *J. Appl. Biomater.*, **5**, 151 (1994)

23) J. Klompmaker, *Biomaterials*, **12**, 810 (1991)

24) Y. Hiraoka *et al.*, *Tissue Eng.*, **9**, 1101 (2002)

25) J. Ratanavarapern, *et al.*, *J. Metal, Materials Mineral*, **16**, 31 (2006)

26) M. Ozeki *et al.*, *J. Biomater. Sci. Polymer Edn.*, **16**, 549 (2005)

27) 井原慶児ほか, 生物工学会誌, **85**, 126 (2007)

28) S. W. Tsai *et al.*, *PLOS One*, **7**, 31200 (2012)

29) S. Okamoto *et al.*, *Tissue Eng. Part A*, **18**, 157 (2012)

30) M. Kikuchi, *Biomaterials*, **25**, 63 (2004)

31) 我孫子義弘編, にかわとゼラチン, 日本にかわ・ゼラチン工業組合, 丸善㈱ (1987)

32) M. Inoue, *Advanced Healthcare Materials*, **1**, 573 (2012)

33) N. Nagaya, *Circ. J.*, **108**, 889 (2003)

34) A. Marui, *Circ. J.*, **71**, 1181 (2007)

35) 田畑泰彦, *Med. Sci. Digest*, **34**, 103 (2008)

36) K. Y. Lee, *Otol. Neurotol*, **28**, 976 (2007)

37) 薬事法第八章の二 生物由来製品の特例 第68条の2〜第68条の11 など

38) 松永雄亮ほか, 再生医療製品の許認可と組織工学の新しい試み, p.6, シーエムシー出版 (2012)

39) 厚生労働省医薬局審査管理課長, ヒト又は動物由来成分を原料として製造される医薬品, 医療用具等の品質及び安全性確保のための一部変更承認申請に係るウイルス確認等の取扱いについて, 医薬審発第1552号, 平成13年11月26日

40) 平岡陽介ほか, 再生医療, **10**, 437 (2011)

7 足場材を使わない高密度の細胞構造体の作製

口石幸治[*]

7.1 はじめに

細胞が持つ組織再生能力を十分に発揮させるには，細胞種や部位に応じて移植方法を最適化することが重要である。従来，細胞懸濁液を注射する方法が広く行われ，一定の効果を上げてきたが，肺塞栓のリスクを伴うことや移植細胞の生着率が高くないことなどの問題が報告されている。これらの問題を解決するためにティッシュ・エンジニアリングの手法であらかじめ細胞を立体組織化し，外科的に移植する方法が各国で開発されている。

ティッシュ・エンジニアリングでは，細胞と，コラーゲンなど生体親和性のある足場材（スキャフォールド）と，細胞の増殖，分化，機能発現等に作用する生理活性物質（サイトカイン）とを組み合わせて用いるスキャフォールド法がこれまでの主流であった。しかしながら足場材は人体にとって異物であり，アレルギーリスクや感染性因子混入リスクなど安全性の懸念があった。また有効性の面では，足場材の介在により細胞への酸素供給が阻害されグラフトサイズの拡大が困難であったり，足場材が生体内で吸収・分解された後に組織の強度を維持することが困難であったりという課題があった。

このような背景のもと，足場材を用いることなく立体組織を作製する技術への期待が高まっている。米国では，国防高等研究計画局（DARPA）が2011年および2012年に合計＄8.5millionのグラントでスキャフォールドフリー・ティッシュエンジニアリングの開発をバックアップしている（MasterJustification_DARPA_PB_2012）。以下，同技術領域の国内外の事例と我々のアプローチを紹介する。

7.2 細胞シート法

東京女子医大岡野光夫教授らが開発した温度応答性培養皿で製造する細胞シートはスキャフォールドフリー・ティッシュエンジニアリングの先駆的なテクノロジーである。既に角膜，心臓，食道，軟骨などの様々な部位で画期的な臨床成果が報告されている。一方で，細胞シートは，細胞が隙間なく並んでいることから積層した場合に内部に酸素・栄養を供給することが難しく，単純な積層では最大数百ミクロンまでの厚みが限界とされた。現在，より厚い組織・臓器の構築に向け，細胞シート積層と血管網構築のプロセスを交互に繰り返して血管付きの組織を構築する研究がなされている。詳しくは本書第4章9節を参照頂きたい。

細胞シートを用いる海外の事例では，米国Cytograft Tissue Engineering社が細胞シートを筒状に加工して血管を製造する技術を開発している[1]。具体的には患者の皮膚由来の線維芽細胞を培養した細胞シートを丸棒に巻きつけてバイオリアクターで長期間培養し，さらに内側に血管内皮細胞を播種・生着させることで患者由来の細胞とその産生物（細胞外マトリクス）のみからな

＊ Koji Kuchiishi ㈱サイフューズ　代表取締役社長

る血管を製造している。

7.3 スフェロイド法（Spheroid-based Tissue Engineering）

　血液細胞および免疫細胞を除くほとんどの種類の細胞は，低接着性の丸底培養器材で培養すると自己凝集を起こし，球状の細胞塊（スフェロイド）を形成する。さらに複数のスフェロイドを接触させた状態で培養すると，数日でスフェロイド同士が融合（self-assembly）し，より大型の細胞構造体ができる。この原理を応用し，スフェロイドを構成単位として大型の立体組織を作製する方法をスフェロイド法（Spheroid-based Tissue Engineering）と呼ぶ。

　米国サンディエゴの Organovo 社は，2009 年にこの原理を利用したバイオプリンターを発表し，研究用途での販売を開始した。同社のバイオプリンターは2本の可動式ノズルを備え，一方のノズルでスフェロイドの足場となるゲルを培養器材上に塗布し，他方のノズルでゲル上にスフェロイドを吐き出すという工程を繰り返すことによって，スフェロイドを立体的に積み上げる。ゲルはスフェロイドが融合した後に除去され，最終的に細胞とその産生物のみからなる立体組織が得られる。同社の技術は米国および英国のメディアに数多く取り上げられ，2010 年には米国タイム誌の発明ベスト50 にも選ばれている。

　一方，当社共同創業者で現研究顧問の中山功一（佐賀大学教授）は，スフェロイドをメカニカルな手段で三次元的に保持し，一体化させる方法を開発した。具体的には型枠を用いるモールディング方式と，微細な剣山を用いる剣山方式の2通りの方法を用途に応じて使い分ける（図1）。

7.3.1 モールディング方式

　モールディング方式では，低接着性の型枠に多数のスフェロイドを流し込み，型枠内でスフェロイドを自然に融合させることによって一体の細胞構造体を得る（日本国特許第4122280号 組織プラグの製造方法）。細胞構造体の形状は，型枠の加工性や細胞構造体の移植時の取り扱い性で円柱が優れるが，技術的には角柱や楕円柱なども可能である。型枠は培養器材上で培養液が循環しやすいように工夫されている。同方式は剣山方式ほど3次元レイアウトの自由度は高くないが，培養方法がシンプルであり，短時間でスフェロイドの立体積層ができる点で優れている。細胞種としては比較的低酸素状態にも耐えられる間葉系幹細胞や軟骨細胞が適している。

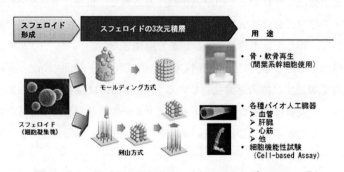

図1　スフェロイドベースのティッシュ・エンジニアリング

第4章　細胞への遺伝子導入・組織化

7.3.2　剣山方式

　剣山方式では，微細な剣山状のデバイスを用いて，多数のスフェロイドの空間レイアウトを固定する。培養液中に配置された剣山の針にスフェロイドを貫通させながら所定の位置まで押し込む作業を繰り返すと，隣接したスフェロイド同士の融合が始まる。スフェロイドが完全に一体化した段階で剣山を抜くことによって，細胞とその産生物のみで形態を維持可能な3次元細胞構造体が得られる（米国特許登録番号8198086，日本国特許第4517125号）。この方式では，スフェロイドを剣山上の任意の空間レイアウトで配置できるという特徴に加え，同時に2種類以上の細胞を組み合わせることもできるので，より生体組織に近い細胞構成のデザインが可能となった。また，肝細胞や心筋細胞のように酸素・エネルギー要求度が高い細胞であっても，剣山方式によれば培養液の流路を確保した組織デザインや，内部にあらかじめ太い血管構造を持たせた組織デザインとすることにより，細胞の生存率を維持しながら大型の組織を構築することができる。これまでにヒト線維芽細胞とヒト血管内皮細胞を用いて長さ10ミリ，外径5ミリ，内径2ミリの血管様組織を一度に積層することに成功し，さらに積層した2本の血管様組織の開口部を融合させて一本の管として連結させることにも成功した。また，中山らは細胞の機能を確認するためにマウスES細胞由来の心筋細胞を用いて心筋構造体を作成したところ，収縮の同期と2週間以上の生存を確認した。その他，間葉系幹細胞，平滑筋細胞，軟骨細胞，及び肝細胞の立体積層に成功している。

7.3.3　スフェロイド法の優位性

　スフェロイドを用いたティッシュ・エンジニアリングには，細胞生物学的に以下のような優位性がある（表1）。まず，細胞はスフェロイド形成と同時に細胞周期が静止期に移行し，酸素・栄養要求レベルが低下するので細胞の生存率を維持し易く，結果的に生着率が高まる。実際に心筋細胞では，ばらばらの細胞を移植するよりも1000個程度の細胞からなるスフェロイドを形成してから移植する方が生着率が高いことが報告されている[2]。

表1

ティッシュ・エンジニアリングとしての特徴	細胞レベルの特徴	製品レベルの特徴
スフェロイドを構成単位として使用	細胞が細胞周期の静止期に移行し，分裂を停止	生体内での過形成，異所形成のリスクがない
	静止期への移行により，酸素および栄養の要求度が低下	細胞生存率が維持し易い
	細胞の機能を発現し易く，細胞外マトリックス（ECM）などのたんぱく質の産生能が高まる	組織化が進み形態安定性（弾力性）と機能性が高い
スフェロイドの空間座標をステンレス針で固定	●細胞が培地に露出するので酸素・栄養の供給・循環が容易 ●足場に依存する細胞毒性および異物残留のリスクが無い	●組織サイズを拡大する場合に細胞生存率を維持しやすい ●異物残留によるアレルギーや感染症のリスクを回避し易い

137

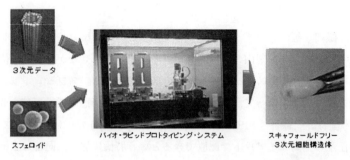

図2 バイオ・ラピッド・プロトタイピング システム（BRP System）

次に，静止期に移行した細胞は細胞の機能を発現・維持し易く，細胞外マトリクス（ECM）等のたんぱく質の産生能が高まる。この働きにより，形態安定性（弾力性）と機能性に優れる立体組織が構築できる。

さらに，我々の剣山方式独自の特徴として，ステンレスの針を用いてスフェロイドを固定するので積層工程におけるスフェロイド表面の露出面積が広く，培養液を介した酸素・栄養の供給が容易である。加えて，剣山抜去後は異物の残留がないので，アレルギーや感染症のリスクが大幅に低減される。

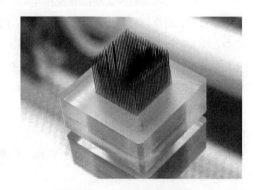

図3 スフェロイド固定用剣山

7.3.4 剣山方式の自動化（Bio Rapid Prototyping System）

一方で，剣山方式によるスフェロイド積層は，作業者の負荷軽減，品質管理，およびスループット向上の点で自動化が必要であった。そこで我々は澁谷工業㈱と共同で高精度のロボット制御技術を生かしたシステムの開発に着手し，2年余りをかけてバイオ・ラピッド・プロトタイピング・システム（BRP System）という独自のロボティックシステムを開発した（図2）。本システムはものづくりの分野で普及している試作手法「ラピッドプロトタイピング」のコンセプトを再生医療に応用するものであり，専用ソフトウェアで作成した組織の3次元デザインに従って，剣山の任意の空間座標にスフェロイドを一つずつ積み上げることによって立体組織を構築する。剣山は直径0.1-0.2ミリのステンレス針を0.3-0.4ミリのピッチで等間隔に並べたものであり（図3），剣山の連結により，大型の立体組織が一度に構築できる。本システムを利用すれば，一般的な細胞培養操作技術を身につけた研究者であれば誰でも，様々な細胞を用いて人工臓器のプロトタイプを作製できる（図4）。

7.3.5 細胞構造体の医療および創薬分野への応用

(1) 幹細胞スフェロイド構造体による骨・軟骨再生

スフェロイドを用いた細胞構造体の有用性を確認するために，中山らはまず膝関節軟骨の再生

第4章　細胞への遺伝子導入・組織化

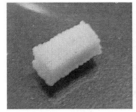 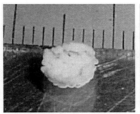 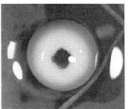

　　　間葉系幹細胞構造体　　　　心筋細胞構造体　　　　血管様細胞構造体
図4　バイオ・ラピッド・プロトタイピング・システムによるスフェロイド構造体の例

に取り組んだ。骨髄由来間葉系幹細胞を増やしてスフェロイドを形成し，モールディング方式で直径・高さ約5ミリの円柱状に加工した上で，成熟ウサギの骨軟骨欠損に移植したところ，組織学的に非常に良好な骨軟骨の再生を得ることができた（図5）。これまでに最長で移植後4年経過後も滑らかな再生軟骨が維持されている。

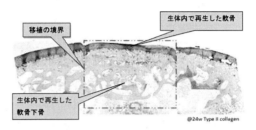

図5　間葉系幹細胞構造体の移植による膝関節
　　骨・軟骨再生（アニマルモデル）

　本技術による骨・軟骨再生は，文部科学省橋渡し研究支援推進プログラムの九州大学における支援対象となり，平成22年度には九州大学と㈱サイフューズの共同実施によるNEDO（独立行政法人新エネルギー・産業技術総合開発機構）の委託事業として採択された。患者の皮下脂肪組織を採取し，米国サイトリ・セラピューティクス社のCelution®システムを用いて幹細胞を高濃度に抽出し，大学病院内の細胞調製施設で培養・加工して自家移植する計画である。脂肪組織は，間葉系幹細胞のソースとして骨髄よりも安全に多量の細胞が確保できるというメリットがある。これまでに健常人ボランティアから採取した脂肪組織で試験製造を重ね，製造工程の確立と，主な品質・安全性データの取得を完了した。今後九州大学より，厚生労働省「ヒト幹細胞を用いる臨床研究に関する指針」に基づいた臨床研究が申請され，細胞構造体移植による骨軟骨再生の安全性と有効性の確認を目的とした臨床研究の開始を目指す。

　従来，変形性関節症（OA）の有効な治療法は人工関節置換術のみであるが，デバイスの摩耗やゆるみにより15年から20年程度で再手術が必要になる場合が多い。従って65歳以下など比較的若い世代には人工関節は適用が難しい。

　軟骨再生を目指した細胞製品は既に国内外で製造販売承認の実績があるが，いずれも軟骨欠損のみを対象としており，軟骨層を裏打ちする軟骨下骨まで損傷が及んだケースには適用できなかった。軟骨は血流がないことから自己再生能力が極めて乏しく，一旦損傷すると時間の経過とともに進行しやすい。さらに軟骨には神経もないので，痛みが強いケースでは軟骨下骨にまで損傷が達している場合が多い。したがって，幹細胞スフェロイド構造体により軟骨と軟骨下骨の同

時再生が可能になれば，従来のアンメットメディカルニーズを充足できる画期的な治療方法として，医療の現場に貢献できると期待される。

⑵ **Bio Rapid Prototyping System を用いた用途展開**

剣山方式の BRP システムは，複数種類のスフェロイドを所望の 3 次元レイアウトで高速に積層できるのでバイオ人工臓器を開発・製造するためのプラットフォームとして汎用性が高い。以下，これまでの取り組みの一部を紹介する。

⑶ **循環器領域への応用**

腎不全患者に対して血液透析が行われる場合，腕の動脈と静脈をつなぎ合わせて太い血管（シャント）を形成し，シャントを介して体外のダイアライザーに血液を循環させる処置が行われる。シャントは頻繁な穿刺を受けるので，劣化，感染，狭窄などのトラブルを起こし易くしばしば交換が必要になる。シャントの交換には患者自身の血管を移植する方法が第 1 に検討されるが，糖尿病等の合併症により健康な血管が患者から採取できない場合も多く，この様な場合は合成樹脂製の人工血管が用いられてきた。

しかしながら，合成樹脂上では患者の免疫システムによる生体防御機能が十分に発揮されず，細菌が付着した場合に感染が広がり易いという問題があった。例えば米国では樹脂製の人工血管は移植後 2 年以内に約 60 ％の症例で感染や狭窄が発生し，介入処置で一人あたり年間 3 万ドルから 5 万ドルの維持費用が発生しているとされる[3]。

この様な状況において，100 ％細胞由来の再生血管（Tissue Engineered Blood Vessels, TEBV）が実用化できれば，患者自身の免疫システムが機能することにより感染に強い血管が提供でき，これまでシャントのトラブルに苦しんでいた透析患者のクオリティー・オブ・ライフが大きく向上する。前述の米国 Cytograft Tissue Engineering 社は，細胞シートを筒状に加工した100％細胞由来の人工血管をシャントとして移植し，フェーズ I / II の治験を進めている。これまでに良好な臨床成績が報告されているが，6〜9 カ月にもわたる長期の培養期間とそれに伴う高額の培養コストが課題とされる。

これに対して，我々は BRP システムを用いることにより，ヒト線維芽細胞とヒト内皮細胞から 1 月程度の培養期間で 100 ％細胞由来の血管様構造体を構築した[4]。構造体は表面が平滑で，実際の動脈に近い弾力性を有している。血圧と同等の圧力で培養液を通過させても漏れや破裂はなく，縫合可能な強度も得られていることから，現在佐賀大学医学部心臓血管外科および循環器内科のグループと共同で，アニマルモデルを用いた移植試験を準備中である。特に生体内での安定性（形態維持），抗血栓性，長期開存性などが重要な評価ポイントとなる。

同グループでは，血管以外にも BRP システムを用いた心筋構造体および心臓弁の再生に挑戦している。これまでにマウス ES 細胞由来の心筋スフェロイドを積層した心筋構造体の作成に成功し，スフェロイド間に Gap Junction が形成されること，および融合したスフェロイドが同期して収縮することが確認された[4]。

140

第4章　細胞への遺伝子導入・組織化

⑷　整形外科および形成外科分野への応用

BRPシステムは半月板の再生および形成外科分野での軟骨再生への応用も期待されている。前者は佐賀大学中山功一教授らのグループを中心に，後者は横浜市立大学臓器再生医学谷口英樹教授らのグループを中心に実用化に向けた研究が開始された。

⑸　内科分野への応用

これまで形状および強度が特に重要な臓器の再生を中心に紹介してきたが，細胞の生着率及びたんぱく質産生能等の機能が高いというスフェロイドの特徴は，肝臓および膵臓などの再生にも有効と期待される。例えば，iPS細胞から肝細胞や膵細胞を分化誘導し，内皮細胞等と組み合わせて立体組織を構築すれば，血液凝固因子を分泌するミニ肝臓や，インシュリンを分泌する膵島の構築も期待できる。これまでに九州大学医学部小児外科のグループと共同でBRPシステムを用いた筒状の肝細胞構造体の形成に成功し，肝細胞と内皮細胞の自己組織化やアルブミン分泌能が確認できている。

⑹　創薬支援ツールへの応用

BRPシステムで構築した立体組織，人工臓器は，病態の解明や，ドラッグディスカバリ，スクリーニング用途での利用も期待される。欧米の製薬業界では動物実験の利用を減らしつつ候補物質を精度よく絞り込む目的で，ヒトの肝細胞や心筋細胞を用いたスクリーニング技術の開発が進みつつあるが[5]，細胞の *in vivo* での機能を再現するには，2次元培養よりも実際の生体組織に近い3次元組織化が有効と考えられる。

7.3.6　実用化および産業化に向けて

以上のように，BRPシステムによれば，細胞を用いて様々な組織，臓器の「プロトタイプ」を製造することができるので，再生医療研究および創薬スクリーニングのプラットフォーム技術として大きなポテンシャルを有する。当社はまず，システムおよび関連する消耗品（剣山デバイス等）を販売またはリースして個別の組織臓器の開発を支援する。この場合，細胞ソースの選択，細胞種の組合せ，スフェロイドの培養条件，積層レイアウト，積層後の自己組織化・セルフソーティングを促す培養条件などの検討を臓器の種類ごとに行なう。

一方，臨床応用，産業化に向けては，積層の高速化，最大積層サイズの拡大，微細化，無菌操作化，トレーサビリティーの確保など，製造の効率と品質を重視した「マニュファクチャリング・システム」としての改良が必要になる。これらの生産技術は日本のものづくり企業の技術力，ノウハウの生かし所である。

当システムによる人工臓器の実用化の形態は以下のようなものである。まず自家移植（Autograft）の場合，当該システムを製造受託機関または地域の医療機関に導入し，患者のCT，MRIデータを用いた術前計画に基づいて人工臓器の3次元データを作製する。製造責任者は，3次元データに基づき患者の細胞から人工臓器を製造し，担当医師は，当該人工臓器の品質を確認した上で患者に移植する。

今後はさらに，ドナー（組織提供者）の細胞を用いる他家（同種）移植（Allograft）へのニー

ズも高まると予想される。この場合，細胞バンクの活用により例えば HLA タイプ毎のロット生産が可能となり，細胞，スフェロイド，立体組織のいずれかの工程を規格化することによって，品質の安定と製造コストの削減が期待できる。

文　　献

1) L'Heureux N, *et al.*, *N. Engl. J. Med.*, **357**, 1451-3（2007）
2) Hattori F, *et al.*, *Nat. Methods*, **7**, 61-6（2010）
3) Mary Stuart, In Vascular Disease, a Sustainable Model for Cell Therapy（Start-Up Jun 2009）
4) Noguchi R, *et al.*, *J. Heart Lung Transp.*, **30**, S29-S30（2011）
5) Marcie Glicksman, Kelvin Lam. Stem Cells Moving into the Mainstream of Drug Discovery：Time to Get on Board（Society for Laboratory Automation and Screening. Jul. 06, 2011）

8 細胞シート内での血管内皮ネットワーク形成

紀ノ岡正博[*1]，長森英二[*2]

8.1 はじめに

組織や臓器の発生を解明する基礎研究の進展に伴い，1975年，Green らにより表皮を構成する角化細胞を培養する技術[1]，1979年には，角化細胞を重層化させた表皮シートを作成する技術[2]が開発された。本技術を基に，熱傷患者への創傷治癒を目指した表皮シート移植治療が，1983年，米国にて成し遂げられた。以来，数多くの症例を記録して[3]，企業化に至っている。国内においては，㈱ジャパン・ティッシュ・エンジニアリングが，2007年10月に日本初の再生医療製品として，培養表皮シート（ジェイス）が製造承認，2009年1月に保険収載され，実質的な生産が始まっている[4]。一方，足場（スキャフォード）を利用し立体的構造を有する組織を形成させる技術「組織工学」が，1980年代後半から展開され，多くの研究者らが，3つの基盤要素（細胞・足場・成長因子）に対する調和環境の実現を目指している[5]。結果，種々の疾患や傷害に対し，従来の薬剤投与や人工素材を用いた機能代替による対症療法に代わって，細胞の増殖・分化・代謝などの潜在能力を利用し，患者自身もしくは提供者（ドナー）の細胞を増殖・分化・組織化させて移植し，疾患を根治させる療法「再生医療」への展開が期待されている。さらに，1990年代からは，立体的な足場を利用せずに板状の細胞シートを積層し，立体構造を有する培養組織の構築を目指した細胞シート工学技術が開発され，組織工学における新たな展開が提案された[6]。特に，東京女子医科大学の岡野教授を中心とした細胞シート工学研究は，2003年に大阪大学の西田教授が角膜上皮細胞シートの疾患部位へ移植したことを皮切りに，種々の細胞シートの治療展開が期待されている[7]。また，心疾患の治療用移植材として注目されている筋芽細胞シートは，移植後，血管新生を促進するサイトカイン群が移植材から分泌され，いわゆる，そのパラクライン効果により，血管新生が促進し，結果，心機能が回復すると考えられており，2007年に世界で初めて，大阪大学の澤教授のグループが移植に成功した[8]。現在では，本細胞シートで血管誘導技術の開発とともに，より複雑で大型の構造を有する組織再構築に対する研究が進められている。これらの医療応用技術を基に，現在，数多くの培養組織を用いた治療が提案され，多くの実績が挙げられて，急速な普及の兆しがみられている。

一方，2006年におけるマウス iPS 細胞の創出以来，幹細胞研究が一層活性化され，現在では，その多様な分化能により，これまで増殖が困難であった細胞種の幹細胞からの大量分化が見込まれている。この技術は，例えば，幹細胞由来の心筋細胞，膵島細胞，網膜色素上皮細胞，肝細胞などを用い，組織化を伴った再生医療への展開が期待されている。また，これらの細胞や形成された培養組織は再生医療や薬剤動態評価の素材としても有望で，細胞培養を伴う再生医療・幹細胞産業は，より大きな規模への展開が期待されている[9]。

---

*1 Masahiro Kino-oka 大阪大学 大学院工学研究科 生命先端工学専攻 教授
*2 Eiji Nagamori 大阪大学 大学院工学研究科 生命先端工学専攻 講師

より生体に類似し，より大きな組織の構築が重要となる中，組織内への酸素やタンパク等の栄養源の供給手段としての血管附与が不可欠となる。血管附与に関する研究は，数多くの研究者において実施されており，その多くは，血管内皮細胞が組織内で，遊走，連結，ネットワーク形成の挙動を模擬したものである[10]。ここでは，細胞シート内の血管内皮細胞の遊走についての最近の知見を示し，今後の展開を紹介する。

8.2 細胞シート内の流動性と内皮細胞ネットワーク形成

これまで細胞の遊走現象については，主に2次元培養面上で培養された細胞を対象とした解析が行われてきたが，3次元組織を対象として細胞遊走を定量的に解析した例はほとんどない。そこで，モデル実験としてヒト筋芽細胞にて5層の積層細胞シートを作製し，各層のシートを生細胞蛍光染色により色分け，積層化を可能とするスタンプ技術を構築した[11]。特に，最下層の細胞（ターゲット細胞）を Cell Tracker Green™ で，その他の上部4層の細胞を Cell Tracker Orange™ で染色し，培養開始時と培養48h後の積層細胞シートを共焦点レーザー顕微鏡にて観察した。図1に示すように，鉛直方向のシート断面図では，シート作製時（培養開始時）では最下層に存在していた細胞（Cell Tracker Green™ で染色された細胞；黒色）が培養を経るとともにシートの上方に移動することが観察され，積層細胞シート内における活発な細胞流動の存在を明らかにした。また，細胞シート内における鉛直方向での流動性を，分子拡散とのアナロジーにて見かけの拡散係数を算出することで定量的評価することができた。さらに，本細胞シート内に真皮由来の線維芽細胞を5％混在させた場合，その線維芽細胞が積層シート上部へ集まる現象，いわゆる「棲み分け」が見られ，筋芽細胞シート内での繊維芽細胞の鉛直方向への拡散係数は高く，筋芽細胞より活発に遊走することが分かった。以上，5層に積層された筋芽細胞シートの内部において細胞の活発な流動が存在することを明らかにするとともに，その内部における細胞流動性（特に鉛直方向における細胞遊走）を共焦点顕微鏡と画像解析により定量的に評価する手法構築を行った。

細胞シート内への単純な血管新生モデルとして，図2に示すような，あらかじめ培養面上に，血管内皮細胞を播種した上に，筋芽細胞シートを覆った培養フォーマットを提案し，血管内皮細胞の鉛直方向および水平方向の遊走挙動を解析した[12]。シートの内の筋芽細胞は，上述同様，遊

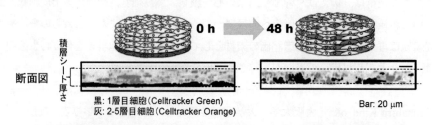

図1 5層筋芽細胞シート内の流動（共焦点走査型レーザー顕微鏡による断面像）

第4章　細胞への遺伝子導入・組織化

走することでシート流動性を保ち，その中で血管内皮細胞が遊走していることが観察され，さらに血管内皮細胞の遊走性は，筋芽細胞の2倍以上（鉛直方向の拡散係数基準）で，積極的に遊走していることが分かった。また，培養経過とともに，血管内皮細胞同士の連結が見られ，培養96hにおいて，血管内皮細胞ネットワークは，鉛直方向の観察では細胞シートの中層に存在すること，水平方向の観察では網目状となることが観察され，ネットワークの端点数当たりの長さを評価パラメータとして用いると，内皮ネットワーク形成過程を解析できることが示された。

8.3　クロストーク評価手法としての展開

細胞遊走は各種組織形成以外にも，免疫反応，血管新生，転移などの生理学的・病理学的なプロセスにおいて重要な役割を担っていることが知られ，本解析手法は魅力ある汎用技術として展開が期待される。魅力ある評価テンプレートの構築には，培養フォーマットと解析フォーマットを合わせて構築する必要があり，今回提案した技術は，

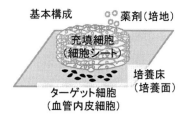

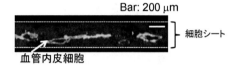

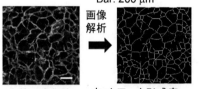

図2　細胞シート（板状細胞集塊）を用いた培養フォーマットと血管内皮細胞ネットワーク形成（鉛直・水平方向分布）

図2に示すように，積層細胞シートを形成する充填細胞，細胞挙動観察の対象であるターゲット細胞，外部からの刺激としての薬剤（培地）および板状集塊の足場である培養面の4要素とし，多種のターゲット細胞と充填細胞との積層化により，異種細胞間のクロストークを考慮した培養フォーマットへと展開できるものと考えられる。さらに，解析フォーマットとして，定量的画像解析と合わせ，クロストーク解析可能な評価テンプレートと見なすと，本技術は，生体移植材としての利用を目指した再生医療への展開だけではなく，生体素子としての利用を目指した創薬スクリーニング手法への展開が期待される。

再生医療用途では，多くの場合，患者自身の細胞・組織を取出し（細胞採取），体外にて，順化させ（初代培養），増幅（大量培養），組織化（分化培養）を経て移植材（いわゆる再生医療製品）を形成し，患者への提供（移植）を行う。この一貫した工程からなる製造・治療技術に対して産業化が期待されているが，再生医療製品としての移植材に対する薬効評価手法が未熟で，品質での薬効が曖昧であるため，産業化を妨げている。培養組織の品質評価には，動物個体への移植実験を実施するが，*in vivo* での解析は，評価手法に限界があり，解析能が向上した新たな手法が望まれている。*in vivo* 系評価では，労力，解析力等に関する細胞と個体との階層のギャッ

幹細胞医療の実用化技術と産業展望

プならびに，信頼性等でヒトと動物の種のギャップが存在し，in vivo および in vitro 系のギャップを補完する動物代替法が注目されている。しかし，従来の動物代替法の多くは，ターゲット細胞，薬剤による創薬スクリーニングのためのバイオアッセイがほとんどで，被移植部（床，患部）の影響を考慮したものではなく，新たな動物代替法による動物実験の前の補完的実験系の構築が望まれている。特に，図3に示すような筋芽細胞シート（移植用心筋再生パッチ）の臨床研究への展開を踏まえ，筋芽細胞と血管内皮細胞のコミュニケーション（パラクライン）を解析可能なテンプレートを対象とし，より生体に近い環境でのバイオアッセイ系構築，つまり，移植材（充填細胞）と被移植部位（床）のコミュニケーション（パラクライン）を考慮したミニマムティッシュでの評価系構築が望まれている。上述の評価テンプレートは，薬剤添加を考えると，充填細胞の混合流動，血管新生などの効果を定量的評価することが可能であり，また，筋芽細胞シート移植の治癒効果には，内皮細胞の遊走性が促進，健全部（移植床側）から患部や移植材へと初期ネットワーク形成といった一連の内皮細胞挙動が重要と考えている。しかし，組織内における血管内皮細胞の遊走をモデル化した in vitro 評価系は未だ構築されていない。本系の構築は，移植材の薬効評価を可能とするものと期待できる。

　多くのバイオアッセイ技術は，平面もしくはゲルなどの立体足場にて細胞を対象としたもので，組織を対象としたものは依然未熟で，発生学的に類似した生物現象を模擬した新しい培養系が望まれている。培養細胞集塊は，独立した細胞の集合体に，細胞間コミュニケーションを有し機能発現に至る過程を表現できるいわゆるミニマムティッシュと考えられる。種々の幾何を有する集塊の調整は，球状や板状での集塊が考えられる。球状集塊は，その形成手段は簡易であるものの，集塊に厚み（数百μmオーダー）があり，集塊内での血管ネットワークなど複雑な（無秩序な）模様を解析する際，3次元的解析が必須となる。一方，積層細胞シートを含む板状集塊は組織の厚みが数十μm程度と薄く，内部での細胞挙動は3次元的であるものの，解析的には厚み方向（Z方向）と平面方向（XY方向）の1+2次元と次元を低くし，解釈できるため，定量観察に強みを有していると考えられる（図4）。これは，解析する観察ツールを設計する上で，3次元的座標軸で観察できる共焦点走査型レーザー顕微鏡を安価な平面的観察可能である蛍光顕

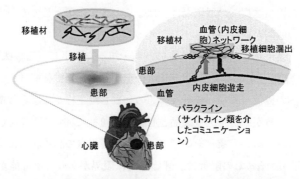

図3　心筋パッチ（筋芽細胞積層シート）を用いた移植と血管形成

第4章　細胞への遺伝子導入・組織化

微鏡へとダウングレード可能であることを意味し，現状の平面観察が主体である安価なハイスループットシステムへの実装を可能とし，本評価テンプレートの汎用性が期待できる。

　板状細胞集塊形成技術については，東京女子医科大学が開発した温度応答性培養皿を用い，シート化と積層化の2つの工程を経た単層細胞シート積層法[13]や松崎・明石ら（大阪大学）によるフィブロネクチン添加による直接積層法[14]が挙げられる。このほか，竹澤ら（農業生物資源研究所）が開発したコラーゲンゲル薄膜（ガラス化コラーゲン）を利用した薄膜利用法[15]や中村ら（富山大学）の開発した個々の細胞を配置できるインクジェットを用いたバイオプリンティング法[16]も板状細胞集塊を作成することができ，上述のクロストーク評価手法として期待される。

図4　集塊形態による培養・解析フォーマットの特徴

8.4　おわりに

　バイオアッセイ技術については，従来の2次元的手法から，より体内に近い3次元構造かつ異種細胞間クロストークを評価可能なテンプレートが望まれている。また，幹細胞培養技術の発展とともに，細胞種の多様性が期待され，今後は，より複雑な系を含む培養フォーマットの設計が開発されると考えられる。その際，画像解析等の技術を駆使し，解析能力の向上を目指した解析フォーマットの構築を合わせて行うことで，実用的な評価テンプレートの開発がなされるものと思われる。

謝辞

　本研究の一部は，総合科学技術会議により制度設計された最先端研究開発支援プログラムにより，日本学術振興会を通して助成された。

文　　献

1)　J. Rheinwald and H. Green, *Cell*, **6**, 317（1975）
2)　H. Green *et al.*, *Proc. Nat. Acad. Sci. USA*, **76**, 5665（1979）
3)　G. G. Gallico *et al.*, *N. Engl. J. Med.*, **311**, 448（1984）

幹細胞医療の実用化技術と産業展望

4) 畠賢一郎, 細胞治療・再生医療のための培養システム, p.25, シーエムシー出版 (2010)
5) R. Langer and J. P. Vacanti, *Science*, **260**, 920 (1993)
6) T. Okano *et al.*, *J. Biomed. Mater. Res.*, **27**, 1243 (1993)
7) K. Nishida *et al.*, *N. Engl. J. Med.*, **351**, 1187 (2004)
8) Y. Sawa *et al.*, *Surg Today*, **42**, 181 (2012)
9) D. Smith, *Regen Med.*, **5**, 593 (2010)
10) J. Folkman, *Nat. Med.*, **1**, 27 (1995)
11) M. Kino-oka *et al.*, *J. Biosci. Bioeng.*, **113**, 128 (2012)
12) E. Nagamori *et al.*, *Biomaterials*, **34**, 662 (2013)
13) Y. Haraguchi *et al.*, *Nat. Protoc.*, **7**, 850 (2012)
14) M. Matsuzaki *et al.*, *Angew. Chem. Int. Ed.*, **46**, 4689 (2007)
15) T. Takezawa *et al.*, *Cell Transplant.*, **13**, 463 (2004)
16) M. Nakamura *et al.*, *Biofabrication*, **2**, 014110 (2010)

9 細胞シートを用いた3次元組織の構築

坂口勝久[*1], 清水達也[*2]

9.1 再生医療とティッシュエンジニアリング

　従来の薬物治療や外科的治療では根治できない難治性の疾患である臓器の障害や欠損に対する新たな治療法として「再生医療」が世界的に注目され，その技術開発が進んでいる。再生医療はこれまでの医療概念を根底から変革することが期待され，各組織・臓器に対する新治療の早期開発競争が世界的に始まっている。胚性幹（ES）細胞や人工多能性幹（iPS）細胞など治療に使用する細胞ソースの開発が急速に発展し，再生医療への期待をさらに高いものとしている。再生医療の治療法としては，細胞浮遊液を注射するという手法が広く追求され，ある程度の治療効果が確認されてきた[1, 2]。しかしながら，細胞浮遊液の注入による移植法に関しては細胞が互いに解離した状態で組織内に導入されるため移植場所の制御が困難なことや流出・壊死により細胞が損失することが課題となっている。心不全モデルへの細胞注入療法において経時的な細胞死を評価した研究では注入した細胞の90％以上が失われている可能性があるとしている。さらに臨床研究においてF-FDGでラベルした自己骨髄由来細胞を移植した患者のPET画像において心臓に留まっている細胞はわずか3％だけであり，多くは肝臓や脾臓にトラップされていることが示されており，細胞注入治療法の問題点が浮き彫りとなっている[3, 4]。そこでこの課題の解決にむけて近年急速に発展してきたティッシュエンジニアリング（組織工学）の技術を用いて生体外で再構築した組織を不全組織・臓器に移植する研究が始まっている。ティッシュエンジニアリングの概念は工学者Langerと外科医Vacantiが協同で提唱したもので医学と工学の融合により生まれた学際的な学問である。組織・臓器の再生には細胞，細胞の足場となる細胞外マトリクス（ECM），および細胞の分化・増殖のためのサイトカインが必要であるとし，その足場を生体吸収性の高分子を用いて作製した。その生体吸収性支持体に細胞を播種・培養したのち生体へ移植する。生体内では支持体が緩やかに分解・吸収され，細胞が産生するECMと置換されるため，生体に類似した組織が再生できるというものである。生体吸収性の支持体は酵素分解あるいは加水分解によって高分子主鎖が切断され吸収される。高分子の中で広く利用されているのはコラーゲン，ゼラチン，アルギン酸，ポリ乳酸，ポリグリコール酸，およびそれらの共重合体などである。製造工程としてはあらかじめ作製した生体吸収性高分子からなる支持体を足場として細胞を播種する手法およびゲル状

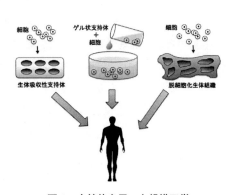

図1　支持体を用いた組織工学

[*1] Katsuhisa Sakaguchi　早稲田大学　理工学研究所　次席研究員（研究院講師）
[*2] Tatsuya Shimizu　東京女子医科大学　先端生命医科学研究所　教授

の支持材料と細胞を混合したのちにモールドに流し込んで重合ゲル化する手法がある。また，近年生体組織を脱細胞化したものを細胞播種の支持体とする試みも行われている（図1）。

9.2 細胞シートを用いたティッシュエンジニアリング

ティッシュエンジニアリングの技術の大きな利点は，細胞注入療法で課題となっている細胞の流出や壊死による細胞の損失を克服できることである。しかしながら，支持体を使用する方法では内部へ十分な細胞を播種することが困難であり，結果として細胞密度が低く結合組織の多い不均一な組織が再生されることになる。また支持体分解時に炎症反応を惹起することも課題として挙げられている。そこでこれらの問題を克服する方法として注目されているのが支持体を用いることなしに細胞の組織化を実現する「細胞シート工学」である[5]。

これまでに当研究所はシート状の細胞を単層あるいは積層化して組織を作製し移植するという独自の概念「細胞シート工学」（Cell-sheet-based tissue engineering）を提唱し研究開発を進めてきた。これにより，細胞密度が高くより効率的で再生能力の高い細胞シート治療が実現しており，独創的・革新的ティッシュエンジニアリング技術として世界的な注目を集めている。細胞シートの回収は，温度に応答して親水性／疎水性を変化させることで細胞の脱着を制御できるインテリジェントナノ表面（温度応答性培養基材）の開発により実現した。この表面の開発は生体との親和性の高い細胞接着性表面あるいはその逆に抗血栓性を目的とした細胞非接着性表面の作製という同一の材料で細胞の接着と脱着を両方向性に制御するという独創的な着想に始まった。この培養基材は温度応答性高分子であるポリN-イソプロピルアクリルアミド（PIPAAm）を市販の培養皿にナノスケール（～20nm）で電子線を用いて表面グラフトしたもので，温度培養（37℃）では疎水性の表面となるため，細胞が接着するのに対し，温度降下処理（32℃以下）により親水化するため細胞が培養血表面から膜蛋白や細胞接着因子とともに損傷を受けることなく脱着する。細胞を密な状態に培養した場合は細胞と細胞が直接あるいは細胞外マトリックスを介して互いに接着している。トリプシンなどの蛋白分解酵素を用いた通常の細胞回収法では細胞と培養皿の接着が解離するとともに，細胞間接着も破壊されるため，細胞は個別に単離して浮遊することになる。一方，温度応答性培養皿上での温度降下処理においてはこの細胞間接着には全く影響を与えないために培養皿と細胞の接着のみが解離し細胞をシート状に回収することが可能である（図2）。また生体吸収性支持体を用いることなく細胞シートを積層化することで3次元組織を再構築でき，支持体を用いた場合には作製困難であった細胞密度の高い組織再生が可能となっている。すでにこの培養皿を使い，種々の細胞シートの回収・移動・積層化・移植が可能となっている。当研究所ではこの特性を利用し，細胞

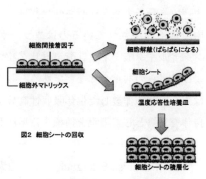

図2　細胞シートの回収

第4章 細胞への遺伝子導入・組織化

シートの種々の培養基材への移動や細胞シートの積層化,さらに非縫合による患部への貼付というこれまでにない細胞のマニピレーションを可能とし,この一連の技術を「細胞シート工学」と名付け,種々の組織・臓器の再生医療への応用を世界に先駆けて展開してきた[6]。既にこの基盤技術により角膜・心臓・食道・歯周・軟骨疾患に対する細胞シート再生医療の臨床応用により,患者の治療を実現している。角膜に関しては自家角膜上皮および口腔粘膜上皮細胞シート再生医療の臨床研究により視覚障害を持つ患者の視力が回復することが大阪大学眼科との共同研究で示され,現在バイオベンチャー・セルシードによる治験がフランスで進行中である[7]。難治性疾患である拡張型心筋症や重症の虚血性心疾患患者にする自己筋芽細胞シート再生医療の臨床研究も大阪大学心臓血管外科との共同で始まっている[8]。また早期食道癌に対する治療として行われる内視鏡的粘膜除去術の術後には創傷治癒過程で食道狭窄による通過障害が生じるが,粘膜除去部に口腔粘膜上皮細胞シートを移植し狭窄を予防する臨床研究も開始され良好な結果を得ている(東京女子医大消化器外科との共同研究)[9]。さらに歯根膜細胞シートを用いた歯周病の治療(東京女子医科大学口腔外科との共同研究)および軟骨細胞シート移植による関節治療(東海大学整形外科との共同研究)の臨床研究も始まっている[10]。このほか前臨床研究段階のものとしては,肺疾患,中耳,肝臓疾患などに対する細胞シート再生治療の有用性も示されており他の組織・臓器に関してもさらなる適応拡大を追究している。

9.3 生体血管を利用した細胞シート積層化による3次元心筋組織の再生

　細胞の注入療法,そしてより効率的な組織移植に続く次世代の再生医療としてティッシュエンジニアリングの技術を用いることで物理的に収納弛緩する心筋組織そのものを再生し移植する試みが動物実験レベルではじまっている。Morritt らはラット大腿動静脈周辺部位をデバイスによって囲い,そのデバイス内に心筋細胞入りゲルを注入して移植することで収縮弛緩する心筋組織を再生しうることを示した[11]。

　我々も細胞シートを用いて機能的な心筋組織を再生する研究を展開してきた(図3)。まず初めにラット心筋細胞シートを単純に重ね合わせることで in vitro での3次元心筋組織の構築・再生を試みた。2枚の心筋細胞シートは重層化後,約30分という短時間内で同期を開始することが明らかとなった。さらに積層化した心筋細胞シートは in vitro において肉眼レベルで同期して自立拍動した。次にヌードラットの皮下組織に積層化心筋細胞シートの移植を行った。移摘した組織は皮下組織で自立拍動を維持するとともに,組織切片上,発達した横紋構造・介在板・豊富な毛細血管網を伴った心筋様組織が再生されていた。また移植した組織はホストの成長に合わせてその

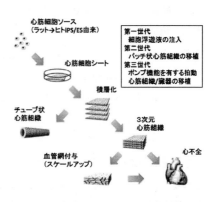

図3 細胞シートによる心筋再生

幹細胞医療の実用化技術と産業展望

サイズや収縮力，電気伝達速度が増大し約1年以上拍動を維持生存することが示した[12]。

次により収縮力が強く高機能な心筋組織の再生において課題となるのがいかに血管網を付与し再生組織の厚みの増大を図るかである。心筋組織では血管が約10%の体積を占有しており，毛細血管交互の距離も約15μmと極めて高密度な血管網が形成されている。毛細血管網を伴わず培地間質液の拡散のみで生存できる心筋組織の厚さは50〜100μmと考えられておりそれ以上の厚みある心筋組織の再生には新たな技術開発が必要となっている。我々も細胞シート工学を基盤として多面的なアプローチで再生組織内の血管網新生に取り組んでいる。ラット心筋細胞と内皮細胞を共培養した細胞シート内では血管内皮細胞の網目構造が形成され，それらが移植後の血管新生を促進させるとともにより厚い心筋組織の再生が可能であることが明らかとなっている[13]。さらに in vivo においては最初に移植した重層化心筋細胞シート（3層）に十分な血管が新生されるのを待って新たな重層化心筋細胞シートを繰り返し移植することにより，血管網を伴った厚さ約1mm（30層）しかも同期して自律拍動する心筋組織を再生することを可能とした[14]。さらに既存血管上に移植を反復することにより血管付きの心筋グラフトを作製し異所性に移植することも実現した。

また，新たな取り組みとして単独で補助ポンプとなりうるチューブ状の心筋組織を再生する試みが始まっている。具体的には，大動脈を採取し，その周囲へラット心筋細胞シートを連続的に巻付けることによってチューブ状の心筋組織を作製しラット腹部大動脈と置換移植した。その結果，ホスト心臓とは独立したチューブ状心筋組織の自律拍動が肉眼および電位測定で確認できるとともに約6mmHgの内圧較差が計測された[15]。一方，in vitro においてもチューブ状心筋組織を再生することに成功しているが拍動による内圧較差は0.1mmHg程度であり in vivo における血管網新生や動脈の拍動による仲良負荷の重要性が示唆されている[16]。

9.4　生体外における3次元組織モデルの構築

このようにシート状の細胞を積層化することで3次元組織を再生する細胞シート工学は今まで不可能であったことを可能としており，疾患に対する移植組織の再生のみならずこれまでにない3次元組織モデルの構築においても有用である。肝細胞シートと血管内皮細胞との積層化により生体と類似した構造を作製することにより，これまでになく長期間その機能を維持することが可能な3次元肝細胞培養モデル系を実現している[17]。また，他の細胞でも血管内皮細胞との共培養シートの積層化により血管様構造を有した3次元組織の作製も可能となっており，今後種々の細胞シートの組み合わせにより様々な3次元組織モデルの構築が可能である。

上記のように in vivo ではある程度生体に近い機能的な心筋組織の再生が可能であるが in vitro において通常の培養法で生体に類似した組織を再生することは極めて困難である。そこで近年，注目されているのがバイオリアクタの使用である。バイオリアクタを用いて生体に類似した環境を模倣することでより機能的な組織を再生できる可能性が示唆されている。Ott らは脱細胞化した組織にラット心筋細胞を播種し，バイオリアクタ（ランゲンドルフ灌流装置）を用いて

152

第4章　細胞への遺伝子導入・組織化

灌流培養することで収納弛緩する心臓そのものを再生しうる可能性を示した[18]。一方，Zimmermann らのグループはコラーゲン溶液とラット心筋細胞を混和しシリコーンモールド内で培養してリング状あるいはパウチ状の心筋組織を作製し，さらに伸展負荷可能なバイオリアクタを用いることで伸展負荷方向に細胞を配向させてより収縮力の強い心筋組織を再生に成功している[19]。重層化心筋細胞シートに関しても同様なバイオリアクタを作製し，伸展負荷を行ったところ配向性を付与することが可能となっている。また栄養・酸素の透過性の向上を目的に灌流可能なバイオリアクタ内で重層化心筋細胞シートを培養したところ，より厚い心筋組織が再生されることを示している。このように現在様々なタイプのバイオリアクタが開発されつつあり *in vitro* において適切な3次元環境や応力負荷を整えることにより生体と同様の構造・機能を有した心筋組織の再生が実現する日も近いものと期待される。今後，基礎研究として細胞ソースの確立，血管網付与によるスケールアップ，バイオリアクタによる組織の機能強化を追究していけば，心臓に限らず腎臓・肝臓などあらゆる臓器創出可能な技術になり，全世界で数百万人と言われるドナー不足を解消し，多くの不治の病を解決するものと期待される。

文　　献

1)　K. C. Wollert, *Curr. Opin. Pharmacol.*, **8**, 202-210（2008）

2)　R. Passier *et al.*, *Nature*, **453**, 322-329（2008）

3)　M. Zhang, *J. Mol. Cell Cardiol.*, **30**, 131-137（2001）

4)　M. Hofmann *et al.*, *Circulation*, **111**, 2198-2202（2005）

5)　T. Shimizu *et al.*, *Biomaterials*, **28**, 5033-5043（2007）

6)　Y. Haraguchi *et al.*, *Nat. Prot.*, **7**, 3508-3516（2012）

7)　K. Nishida *et al.*, *N. Engl. J. Med.*, **351**, 1187-1196（2004）

8)　S. Miyagawa *et al.*, *Transplantation*, **90**, 364-372（2010）

9)　T. Ohki *et al.*, *Gut.*, **55**, 1704-1710（2006）

10)　T. Iwata *et al.*, *Biomaterials*, **30**, 2716-2723（2009）

11)　A. Morritt *et al.*, *Circulation*, **115**, 353-360（2007）

12)　T. Shimizu *et al.*, *Circ. Res.*, **90**, e40（2002）

13)　S. Sekiya *et al.*, *Biochem. Biophysic. Res. Commum.*, **341**, 573-582（2006）

14)　T. Shimizu *et al.*, *FASEB J.*, 708-710（2006）

15)　H. Sekine *et al.*, *Circulation*, **114**, I87-I93（2006）

16)　H. Kubo *et al.*, *Biomaterials*, **28**, 3508-3516（2007）

17)　K. Ohashi *et al.*, *Nat. Med.*, **13**, 880-885（2007）

18)　HC. Ott *et al.*, *Nat. Med.*, **14**, 213-221（2008）

19)　WH. Zimmermann *et al.*, *Nat. Med.*, **12**, 452-458（2006）

第5章 製造設備・工程装置・運用サービス

1 セルプロセッシングセンター（CPC）と細胞培養支援システム

山本　宏*

1.1 はじめに

　細胞治療・再生医療の進展のためには，細胞を安全に培養することが必要であり，そのための施設や支援システムが求められている。CPC（Cell Processing Center：細胞加工施設）は無菌環境において細胞を安全に培養するための施設であり，移植に用いられる細胞培養等の的確な運営のために情報公開・安全性・品質の安定性などに配慮できるように設計されている。日本において治療行為は医師法の範疇であるが，治療に使われる細胞や組織などは，新規生物薬品として薬事法の範疇で管理され，薬の製造・品質基準である GMP（Good Manufacturing Practice：医薬品の製造に係わる設備・工程管理・品質管理に関する規則）を満足させなければならない。

　本稿では，GMP に準拠した CPC の満たすべき要件をソフトウェア・ハードウェア両面から支援するシステム，及び GMP 準拠を小型の装置で実現することを目指したセルプロセッシングワークステーション（CPWS）や細胞観察機能を備えた顕微鏡自動観察システムなどの細胞培養支援システムについて紹介する。

1.2 セルプロセッシングセンター（CPC）

1.2.1 GMP に準拠した CPC

(1) GMP の3原則

CPC が準拠すべき GMP の3原則を次に示す。

　①汚染および品質劣化の防止

　②人為的ミスの最小化

　③高度な品質を保証するシステム

CPC について，この3原則を満たすための条件を具体化して重要度の高いものを挙げると以下のようになる。

　①無菌管理・バイオハザード対策・交叉汚染防止

　②取り違え防止

　③運営状況の文書化および記録維持

以下では上記 GMP3 原則を満たす CPC のハードウェアとソフトウェアの要件を述べる。

　＊　Hiroshi Yamamoto　パナソニック ヘルスケア㈱　バイオメディカビジネスユニット　参事

第5章 製造設備・工程装置・運用サービス

(2) ハードウェア（施設・設備）

　患者に移植される細胞は無菌であることが要求される。しかし，菌やウイルスなどの殺菌・消毒に有効な加熱・ろ過・放射線などの方法は細胞自身に影響を与えるため，培養後の細胞そのものには使えない。よって細胞を培養する場合は無菌環境下での無菌操作が必要となる。また，細胞内に潜むウイルスやBSE（狂牛病）などの病原性のある生物や物質の危険性に対しては，バイオハザード（生物災害）面での対策も考慮しなければならない。

　無菌的細胞培養施設は，無菌管理・バイオハザード対策・交叉汚染防止・取り違え防止などを実現するため，清浄度ゾーニング区分管理・ヒトの動線／物の動線管理・室圧管理・風向管理・更衣手順などを考慮した設備として設計する必要がある。その設計の要点は次の通りである。

(2-1) 清浄度ゾーニング（区分）

　CPCのエリアは，無菌管理区域（クラス100と10,000）と支援区域とに区分される。これは，それぞれ無菌管理方法，更衣基準が違うためである。細胞が空気中に暴露される場合はクラス100以下の清浄度が要求され，その周りの環境はクラス10,000以下でなくてはならない。クラス

表1　清浄度のゾーン区分表

ゾーン区分	清浄度（0.5μm） ISO	清浄度（0.5μm） 慣習呼称	特記事項
グレードA	クラス5	クラス100	クリーンベンチ，セーフティキャビネット，クリーンブースなど
グレードB	クラス7	クラス10,000	非作業時でクラス100の清浄度
			作業時でクラス10,000の清浄度
グレードC	クラス8	クラス100,000	非作業時でクラス10,000の清浄度
			作業時でクラス100,000の清浄度
グレードD	―	クラス100,000	非作業時でクラス100,000の清浄度

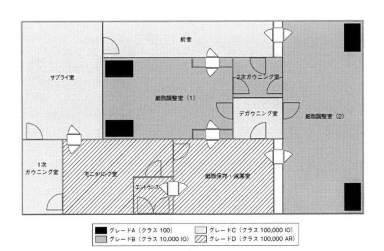

図1　清浄度のゾーン区分

10,000 の周りはクラス 100,000 である必要があるというように，100 と 10,000 の区域は周りの環境汚染から守られなければならない。

(2-2) 人の動線・物の動線管理

交叉汚染と取り違えを防止するために，人と物の動線は一方通行とする必要がある（図2, 3）。

(2-3) 差圧管理

外部から室内への汚染や，室内から環境への汚染（バイオハザード）を抑えるために，室圧を管理している。図4のように部屋と部屋（または廊下など）の差圧には様々な組み合わせがあり，施設設計上の重要ポイントの一つである。

(2-4) 風向管理

HEPA フィルタを通った清浄空気は天井から吹き出されており，側壁から吸い込むことにより気流を作ることができる。風上側にはより高い清浄度が要求されるバイオハザードキャビネッ

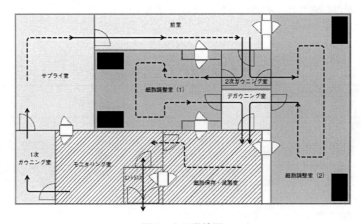

図2　人の動線図

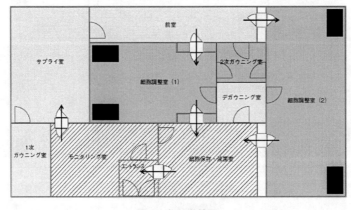

図3　物の動線図

第5章 製造設備・工程装置・運用サービス

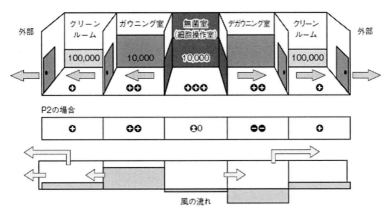

図4 差圧管理

ト（クラス100の機器）や炭酸ガスインキュベータを設置し，風下側にはエアロゾル（霧状の汚染物）が発生しやすい遠心分離機やオートクレーブ（高温・高圧湿式滅菌機）などを設置する。また，コーナなどの吹き溜まりができやすい場所には吸い込み口を配置する。

(2-5) 更衣管理

更衣室を適切な場所に設置することにより無菌室の高い清浄度が守られ，適切な差圧管理を合わせて行うことで無菌室の高清浄度（陽圧が望ましい）とバイオハザード対策（陰圧が必要）の両方の特性を持つ部屋を設計することができる。無菌区域への入退室では着衣室と脱衣室は別々に設置する必要がある。

(2-6) 換気回数

人は最大の汚染源であり，無塵服を着ても歩くだけで1分間に0.5μm以上の粒子を65,000個放出すると言われているため，部屋の空気を1時間当たり適切な回数だけHEPAフィルタを通過させて浄化する必要がある。

(3) ソフトウェア（施設運営とGMP支援システム）

(3-1) 施設運営

ハードウェアを作っただけではGMPに準拠しているとは言えず，施設が的確に運営されていることを文書・記録を通して証明するためのソフトウェアも重要となる。GMPに準拠したCPCを運営するためには以下の文書と記録が要求される。

(a) 組織・文書・製品の規定

　①文書・記録の管理規定
　②治験薬GMP品質マニュアル
　③SOP（Standard Operational Procedure：標準作業手順書）を作るためのSOP
　④製品標準書の作成手順書
　⑤製造指図書原本の作成手順

(b) 基準書
　①衛生管理基準書
　②製造管理基準書
　③品質管理基準書
(c) 施設運営の手順書
　①治験薬バリデーションに関する手順書
　②教育訓練の手順書
　③出荷判定に関する手順書
　④逸脱管理の手順書
　⑤変更管理の手順書
　⑥苦情・回収処理の手順書
　⑦自己点検の手順書

上記（a）～（c）により，治験薬GMPの要求文書をほぼ満足させることができるが，実用的な運営のためには，この他に，約50～100程度のSOP作成が必要となる。

また，これらの文書で定められた手順が的確に行われていることを証明するために，運営状況の記録を残す必要がある。例えば，施設の清浄度・室圧・温湿度・機器の稼動状況などの時系列データや，試薬・消耗品類のロット管理，入出庫管理などのデータである。

(3-2) GMP支援システム

GMP準拠のCPCを実現するためには，施設を的確に運営し細胞を安全に培養できる無菌環境を維持するとともに，その環境が維持されていることを証明するための記録を残す必要がある。その作業を支援するシステムの例を3件紹介する。

(a) 集中監視システム

本システムは，環境の記録維持の煩雑さの低減と，クリーンルーム内に人が入ることなく機器・設備を監視することを実現する（図5）。

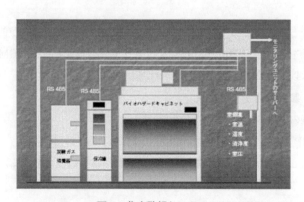

図5　集中監視システム

第5章　製造設備・工程装置・運用サービス

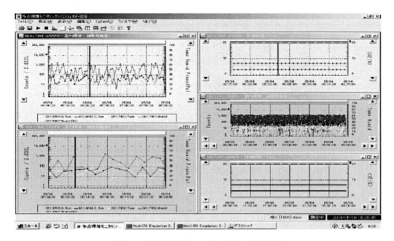

図6　集中監視システムデータ画面

　GMPでは，製造時の清浄度・室圧・温湿度・機器稼動状況などの工程管理パラメータを定期的にまたは連続的にモニタリングして記録することが要求されている。もちろん適正な製造環境を維持管理するためであるが，出荷判定時，及び後日薬害事故等で必要になった時のレビューにも活用される。

　本システムは，CPC内の環境／機器モニタリングを目的とし，炭酸ガスインキュベータ，保冷庫，バイオハザードキャビネット，フリーザ，パーティクルカウンタ（微粒子測定装置），温湿度センサ等の情報信号をデジタル通信（RS485）により監視する。また，室圧センサ，サーミスタ，熱電対等のアナログ信号も取り込むことにより，最大160ポイントの監視を行う。多点監視ソフトウェアによって自動制御しながらデータ収集，表示，ファイリング，及び印字を行う（図6）。この多点監視ソフトウェアは，厚生労働省薬務局監視指導課長通知「コンピュータ使用医薬品等製造所適正管理ガイドラインについて」に基づき，GMPコンピュータバリデーションとして対応することができる。また米国FDA 21 CFR Part11の要求にも対応している。通報機能として，部屋及び機器異常時にモニタ画面に表示し，積層表示灯，電話通報装置，自動メール通報装置により異常発生を通報する。また，制御用パーソナルコンピュータの測定データを最大15台のコンピュータに送信し，グラフのリアルタイム表示，データ保存，印字等ができる。また，監視しやすいようにMAP機能も搭載している。

（b）工程管理システム

　製造工程では「工程指図記録書」の指示に基づいて製造及び記録を行う必要がある。また，ミス防止のために二重チェック（人＋人または人＋機械）が求められている。無菌区域には紙の持ち込みは極力避けなければならない。紙は発塵の元であり微細昆虫の温床となるためである。これらの作業はかなり煩雑であり，製造時の取り違えミスや記録ミスなどの原因となる。

　製造・記録作業を軽減するために，工程指図記録書が容易に画像化され，試薬管理・検体管

159

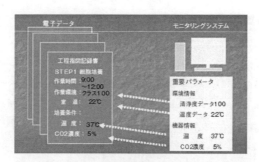

図7　記録文書の自動生成

理・環境管理等のデータを自動的に工程指図記録書に取り込む機能を搭載している。工程指図記録書はコンピュータ画面で見ることができ，マウスでチェックするだけで工程の二重チェックと記録ができる。製造時の環境データは集中監視システムから情報を取り記録する（図7）。また，バーコードにより検体のロット管理，試薬・消耗品類の入出庫管理ができる。これにより以下を実現している。

・記録文書の自動作成（工程指図記録書の自動作成）
・クリーンルーム内のペーパレス化（無菌管理レベルの向上）
・バーコードによる作業の効率化（工程の二重チェック）
・作業中の清浄度変動の確認（交叉汚染防止）

1.2.2　CPC 運用の問題点

　GMP 準拠 CPC の標準的な施設は，イニシャルコスト 5,000 万円〜1 億円，年間のランニングコストは 1,000 万円〜2,000 万円程度が必要となる。また，開放系のクリーンルーム及びバイオハザードキャビネットを用いて無菌環境を維持するためには段階的なゾーニングのための広大なクリーンルームが必要となり，設置延べ面積は 100〜200m^2 程度が要求される。また，複数の検体を扱うためには，交叉汚染の影響がないことを証明するためのチェンジオーバーのためにバリデートされたサニテーションと微生物環境評価等を行う必要があり，CPC でこのチェンジオーバーを行うことは非常に生産性が悪く，コスト高にも繋がっている。これらの問題が CPC の普及を妨げる要因の一つとなっている。

1.3　細胞培養支援システム

1.3.1　セルプロセッシングワークステーション（CPWS）

　上記のような CPC の問題点を解決するために，GMP 準拠を小型の装置で実現することを目指したセルプロセッシングワークステーションを提案した（図8）。

　セルプロセッシングワークステーションのワークエリアはグローブボックス構造であるため，最大の汚染源である作業者を隔離でき，内部は過酸化水素で除染され，バリデートされた滅菌（有効性が検証・証明された滅菌方法）が行える。

第5章 製造設備・工程装置・運用サービス

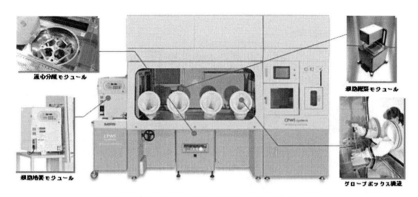

図8 セルプロセッシングワークステーション

　ワークエリア内はHEPAフィルタによりクラス100以下の清浄度が維持されており，遠心分離モジュール，細胞観察モジュール，着脱式の細胞培養モジュールを備えている。細胞の状態は細胞観察用モニタを通して確認することができ，またこのモニタを通して工程管理システムからの指図内容を確認することもできる。

　本システムはイニシャルコスト，ランニングコスト，設置面積を大幅に低減できる簡易型のGMP準拠セルプロセッシング設備であり，装置自体のサイズも$2m^2$（設置延べ面積$50m^2$）の簡易的な装置で，簡単な細胞培養無菌工程であれば十分対応できる。このため熟練したサニテーション技術，ガウニング技術が必要なく，無菌無塵衣費用（年間400～500万円程度）などのランニングコストも大幅に削減される。施設もグレードDレベルのクリーンルーム程度の簡単なもので良くなり，建設コストなどの初期投資や電気代などのランニングコストも大幅に削減できる。

1.3.2 顕微鏡自動観察システム

　再生医療や細胞治療などのように多数の培養容器を用いて培養した細胞を直接的に臨床に用いる場合，培養容器を炭酸ガスインキュベータのチャンバの外へ取り出すことは，温度低下や炭酸ガス濃度低下などの環境変化によるストレスを細胞へ与え，細胞の生育に甚大な悪影響を及ぼす可能性が高いため，臨床に用いる細胞をチャンバの外へ取り出して観察することは基本的に望ましくない。そこで，複数検体の培養サンプルの細胞に対して，炭酸ガスインキュベータのチャンバから取り出すことなく培養した状態のままで細胞の培養状態を自動観察するシステムが求められている。このような機能を実現するシステムの一つとして顕微鏡自動観察システムを図9に示す。

　細胞を培養するチャンバとして研究現場などで多くの稼動実績のある市販の炭酸ガスインキュベータを用いることで，温度37℃，湿度95%以上，炭酸ガス濃度5%の雰囲気を安定した状態で実現している。この炭酸ガスインキュベータの内部に，培養容器を観察ステージへ搬送する自動搬送ユニットが設置されている。この自動搬送ユニットの内部に細胞の培養状態を自動観察す

幹細胞医療の実用化技術と産業展望

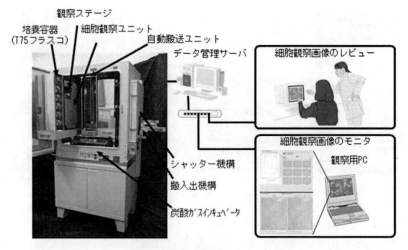

図9　顕微鏡自動観察システム

るための細胞観察ユニットが設けられている。1列の保存棚に培養容器（BD Falcon T75 フラスコ（培養面積75cm^2））を6本保存でき，合計5列の保存棚を設置できる。搬入出機構を設置するためにT75フラスコ2本分のスペースを使っているため，T75フラスコは合計28本保存することができる。炭酸ガスインキュベータ内では，このように複数の培養サンプルが培養されており，培養状態を観察する場合には，観察したい培養容器が保存棚から観察ステージへ自動搬送される。観察が終了すると培養容器は保存棚の元の位置へ自動搬送され，継続して培養が行われる。保存棚も観察ステージも炭酸ガスインキュベータのチャンバの内部であるため，温度37℃，湿度95％以上，炭酸ガス濃度5％の雰囲気を安定して保った環境の中にある。培養容器をチャンバの外に搬出する場合，培養容器は搬入出テーブルによって搬入出機構へ受け渡され，炭酸ガスインキュベータの外へ自動搬出される。搬入される場合も搬入出機構や搬入出テーブルによって培養容器は自動搬送される。搬入出の際にはシャッター機構が少ない面積で自動開閉することによってチャンバ内の雰囲気の変化を少なくしている。また，細胞観察ユニットで撮影された画像データはLANを経由して遠隔地において観察することができるため，細胞培養システムが設置されているクリーンルームへ作業者が入ることなく研究室や事務室において複数の担当者と細胞培養状態について検討することができる。

1.4　おわりに

　GMPに準拠したCPCの考え方やその運用をサポートする機器やシステムと，小型の装置でGMPに準拠することを目指したセルプロセッシングワークステーション，及び細胞観察機能を備えた顕微鏡自動観察システムを紹介した。

　細胞培養環境にGMP準拠の考え方が導入されてから約10年が経過しており，その間に国内

第 5 章　製造設備・工程装置・運用サービス

では薬事承認を受けた再生医療が開始され，また免疫療法などの細胞治療も普及しつつある。このように細胞治療・再生医療は，一部では臨床応用が始まりつつあるが，本格的な産業化のためには多くの課題を抱えているのが現状である。細胞治療・再生医療を本格的に普及させるためには，その有効性・安全性を効率的に実証するために，さらに改良された GMP に準拠した機器・システムが提案される必要があると思われる。

2 アイソレータを利用した製造施設の実例

谷本和仁*

2.1 はじめに

近年，扱う製品が無菌であることが必要な医薬品用設備の重要区域[1]（重要操作区域ともいう。滅菌された製品等および資材並びにこれらと直接接する面が環境に曝露される製造作業を行う限定された区域）はそのほとんどがアイソレータまたは RABS（Restricted Access Barrier System）などを採用することにより作業者が作業を行う区域とは物理的に隔離されており，ヒトが最大の汚染源であるとの認識のもと設備機械の設計が行われている。従来は有機合成され，最終滅菌が可能な製剤や，経口摂取が可能な医薬品製剤から，近年はタンパク製剤などの高分子量の生物学的製剤へと移行し，ヒトの免疫機能を利用した抗体医薬，特定のタンパク質に働きかける分子標的薬が多く製造されるようになってきている。これらは生物学的製剤であるがゆえ，オートクレーブなどによる最終滅菌ができないため，無菌操作によって製造される必要性がある。また，日本国内の規制当局のみならず，FDA による c-GMP，欧州の EU-GMP，さらには本年日本も加盟申請した PIC/S などの規制文書には，アイソレータや RABS などの物理的な隔離システムを使用した無菌製剤の製造について記述されている。

本節では，アイソレータを利用した医薬品用製造設備機械の実例について紹介する。

2.2 無菌操作とアイソレータ

現在，医薬品用製造設備機械の無菌操作は大きくは，以下の種類に分けられる。

①コンベンショナルなクリーンルームによる無菌操作

②RABS などのクリーンブースを拡張させて物理的な隔離を強化した無菌操作

③アイソレータを用いた無菌操作

これらの無菌操作に関わる設備の違いによる，機能面・運用面・コスト面などの比較は別述に委ねるが，アイソレータを用いた医薬品用製造設備の基本とメリット・デメリットおよびその実例について詳述する。

2.2.1 アイソレータ設備の基本

アイソレータの定義[1] としては以下である。

「環境及び職員の直接介入から物理的に完全に隔離された無菌操作区域を有する装置であって，除染した後に HEPA フィルター又は ULPA フィルター（ultra low penetration air filter）によりろ過した空気を供給し，外部環境からの汚染の危険性を防ぎながら連続して使用することができる装置をいう」

この定義の文意の中にあるものを解釈すると，

＊ Kazuhito Tanimoto　澁谷工業㈱　プラント生産統轄本部　製薬設備技術本部　再生医療システム部　主管技師

第5章 製造設備・工程装置・運用サービス

①アイソレータに入る空気はHEPAフィルター規格以上のフィルターを通過させること。
②定量的かつ再現性のある除染ができること。
③重要区域で直接的なヒトの介入がないこと。
④実質的に無菌保証に影響を及ぼさない方法で重要区域に資材の出し入れができること。
⑤外部環境から重要区域を物理的にかつ連続的に隔離できること。

これらの定義と解釈より，アイソレータの代表的な事例を図示する（図1）。

本図におけるアイソレータの基本構成として，周囲の壁はステンレスまたは樹脂の筐体で覆っている。アイソレータの内部設備に対して直接的なヒトの介入を避ける為，必要な基本操作や，アイソレータ内部の品質管理で必要な環境菌測定などは筐体の側面窓に取り付けたグローブやハーフスーツを使って行う。側面窓は操作時に内部の目視確認が可能なように透明樹脂またはガラスで製作される。また近年では，ハーフスーツの構造体としての脆弱性から導入事例は少なくなっているが，その操作エリアの広さの魅力は捨てがたく，無菌性維持と作業性を比較して選定すべきである。

アイソレータの重要区域のへ資材の出し入れについては，RTP（Rapid Transfer Port）や除染パスボックス[2]を用いたバッチ的な方法や，バイアルやアンプル，シリンジなどに用いられる連続式滅菌機[3]を使用した事例や最新の設備では電子線滅菌装置を使うケースもある。アイソレータ内部の環境除染手段としては，ほぼ過酸化水素蒸気による除染が行われており，環境除染剤の比較は別途文献を参照願いたい。アイソレータ設備導入の草創期においては過酢酸やその他の薬剤が使われていたこともあるようである。除染の達成強度としては適用する除染剤に対して抵抗性を示す芽胞を用いて4～6 logの減少が達成されることを検証する必要があり，製品と直接接触する表面の除染は6 log以上の減少を求められている。アイソレータは，内部の製造設備の製造前準備や清掃，メンテナンスなどの目的で大きな開放窓を設けることが一般的であり，また種々の構成要素を組み合わせて製作されていることから完全な密閉構造とすることは不可能である。従って外部環境からの確固な隔離はアイソレータ内部を陽圧とすることで維持している。陽圧は日本の規制文書[1]では最低17.5Pa程度とあるが，医薬品製造業界では30Pa～50Paの陽圧維持が一般的である。この理由としては，側面窓に取り付けられたグローブ操作などで一時的な陽圧の減少を避けるため余裕を持った圧力差としていることと，バイアルなどの多量の生産を行う為資材の入り口は上述の連続式滅菌機との接続であるケースが多いが，連続的な製品排出の必要性からマウスホールと呼

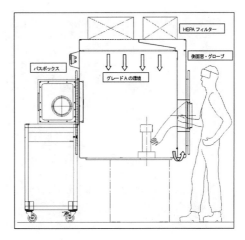

図1

165

ばれる小さな開口をアイソレータに設ける必要があり，一定以上の圧力の維持やマウスホール部への設計的な気流への配慮がアイソレータ内の清浄度維持や気流の逆流防止に重要であることが報告[4]されている。アイソレータにおいては重要区域とヒトとの接点であるグローブの日常管理については十分な注意が必要である。完全な密閉構造ができないアイソレータにおいて，無菌維持の目的で内部を陽圧にしているが，グローブにできたピンホールの場合は陽圧であっても操作時にアイソレータ内部を汚染する可能性が指摘[4]されており，グローブは定期的に物理的なリーク試験とインナーグローブの装着を推奨されている。アイソレータを設置する室内の設置環境の条件として各種の規制文書では，無菌医薬品を製造するアイソレータ周囲の室内環境の空気清浄度レベルはグレードD以上を推奨されており，最近の国内製薬企業はグレードC以上の環境下に設置している事例が多い。

2.2.2 アイソレータ設備のメリット・デメリット

FDAのc-GMP「無菌操作法で製造される無菌医薬品に関するガイダンス」[5]のAppendix1の序文にアイソレータの効果とリスクについて記載がある。それによると，優れた設計の陽圧型アイソレータは，メンテナンス・モニタリング・管理について適切な手順にサポートされており，従来の無菌操作に比べ微生物汚染の機会がほとんどなくなっているとあるが，同じ序文中で，作業に潜む潜在的なリスクに注意を払うべきことが合わせて記載されている。この参考文献の内容を詳述に説明することは本稿の主旨から外れるので，文献の原文を読むことをお勧めするが，ここで重要なことは，微生物汚染の機会がほとんどなくなっているということと合わせて潜在的なリスクを指摘していることである。アイソレータ設備の最大のメリットは極小化された無菌環境の維持が容易であることと，無菌環境維持のランニングコストの低減である。デメリットとしては，従来型のクリーンルームやクリーンブースの作業に手慣れたオペレータにとって負荷の増大

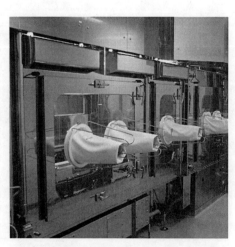

写真1　生産用アイソレータ

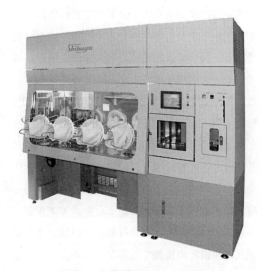

写真2　無菌試験アイソレータ

第5章　製造設備・工程装置・運用サービス

である。アイソレータに関わる設備や作業についての潜在的なリスクを理解し，適切な使用方法や新たな作業手順の確立が必要である。

アイソレータの適用設備は無菌医薬品の製造だけではなく，製造した製品の無菌試験実施にも過誤陽性の防止を目的で使われている。こうしたアイソレータの用途は，プロセスとして無菌性の保証が重要な再生医療における無菌培養設備にも有効といえる。

2.3　アイソレータを利用した製造設備の事例

医薬品用製造設備機械において，アイソレータを利用しない事例とアイソレータを利用した事例を紹介する。

図2aに示しているのは，アイソレータを利用しない場合の最新の規制に準じたバイアル充填設備の事例である。

資材（バイアルやゴム栓）や原料は工場外から，本図に詳細の記載はしていないが，パスルームの手前ではグレードDの環境で段ボールなどの外装を除去する工程を経て，パスルームを経由しビニールなどの外装をアルコール噴霧で消毒してグレードCの環境下へ持ち込まれる。重要区域となる充填設備は室内の設置環境がグレードBとし，従来型のクリーンルームまたはクリーンブースで囲われたグレードA環境で管理される。バイアルの場合はゴム栓の打栓工程とキャップの巻き締め工程を経て包装設備に搬送される。最新の規制事例ではゴム栓の浮き上がりについての懸念から，巻き締め機の設置環境もグレードAの空気の供給を要求されるケースが多くなってきた。無菌操作区域のうち直接支援区域はグレードBの環境が必要となり，作業者は無菌衣を着ての作業となる。入退室は別ルートなどの配慮をした作業者の1次更衣室，2次更衣室が必要であり，通路・空調・ユーティリティなどの付帯設備関連のスペース計画も必要となる。重要区域へのアクセスはグレードの低い管理から高い管理に段階を踏んで行われる。この設備の特徴的なところは，重要区域と重要支援区域はともに無菌で管理した区域となっているので，充填設備などに作業者の直接的な介入が可能なことである。RABSなどの物理的なバリアを使用する場合であっても一定の介入行為が許容されている。

図2bに示しているのは，アイソレータを利用した場合の最新の規制に準じたバイアル充填設備の事例である。資材などの部屋への持ち込みは図2aの事例と同一であるが，重要区域となる充填設備はアイソレータで覆われ，アイソレータへの持ち込みは除染や滅菌の対象となる。巻き締め工程もアイソレータで覆われる事例が多くなってきており，その時の室内の設置環境はグレードCで管理される。作業者は無塵衣を着ての作業となり，更衣室自体は1次更衣のスペースのみでよく，通路・空調・ユーティリティなどの付帯設備関連のスペースもグレードCに相当した計画でよい。アイソレータの設置環境であるグレードCは無菌で管理していないため，アイソレータのグローブを介して作業者の介入は許容されるが，開閉窓を開けるなどの介入はアイソレータ内部の環境を維持できないこととなるので内部の製品は破棄などが求められる。

幹細胞医療の実用化技術と産業展望

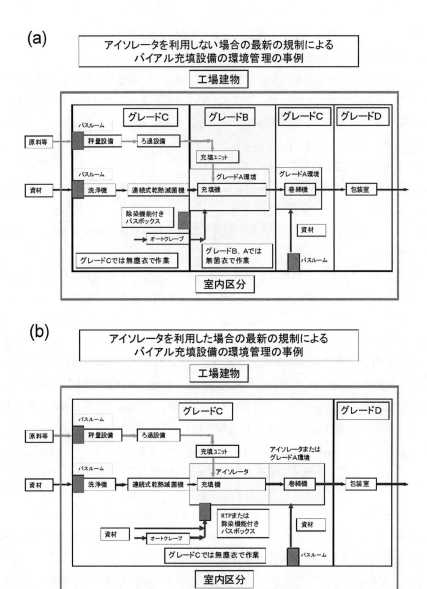

図2

2.4 再生医療への展開とまとめ

　アイソレータを使った再生医療分野への応用に関しては2012年9月5日から8日にかけてオーストリア・ウィーンで行われた3rd TERMIS World Congress 2012における講演で大阪大学大学院 紀ノ岡教授がアイソレータと除染システムを用いたFMP（Flexible Modular Platform）[6]の考え方を提唱されている。これは，再生医療の産業化に向けた1つの形を示しており，近い将来にビジネスモデルの1つとなると思われる。この中でセルプロセッシングセンター（CPC）に

第 5 章　製造設備・工程装置・運用サービス

対してアイソレータの優位性を認めつつ，標準化・規制要件・技術革新・運用などの総合的な観点での設備設計の必要性を述べていた。運用の中では，再生医療に携わる技術者にとって，アイソレータによるグローブ操作がハードルの1つということであった。

再生医療に係る製品群の一例として図3を示す。これは科学技術振興機構　水谷学氏の作成案から流用させていただいた。再生医療が基礎研究から臨床研究，製造承認に至るまでの研究開発にかかわる縦軸と，工程の確立から施設の準備，品質保証，包装・輸送までの製品化にかかわる横軸で示されており，再生医療の企業化までの道筋の1つを示している。日本国内では認可を受けた再生医療製品はまだ少ないが，先日の3rd TERMIS World Congress 2012 においての発表を聞く限りでは，海外においては裾野が広がってきており，日本も遅れをとらないよう官民ともにより一層の努力が必要である。

アイソレータは環境をコントロールする技術としてその効果が認められ，重要区域の無菌環境を維持管理する医薬品用製造設備として普及してきた。無菌化された細胞工場のような材料供給ができることが理想であるが，現状の再生医療としては原材料としての個々の細胞が無菌であるか確認できていないものを無菌環境に持ち込み，公差汚染防止と無菌製造を行う必要があるという矛盾の中で，製造のプロセスとしての無菌保証または管理が必要となり，プロセスの無菌性と

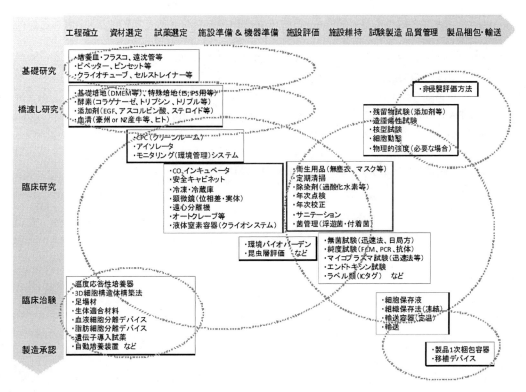

図3　再生医療に係る製品群の一例

幹細胞医療の実用化技術と産業展望

いう論理的なアイソレータを使用することは有効である。大量の無菌製剤を製造する医薬品用製造設備と，生産量が少なくそれ自体の無菌プロセスに自己矛盾の可能性がある再生医療製品とは同じリスク管理・規制に準じることは無理があると思うが，無菌製造プロセスは論理的に構成され，検証されなければならない。アイソレータのような医薬品用製造設備で培われた技術が今後も発展し，製品と作業者の安全性を確保しつつ廉価なコストで製造できる設備として，多くの患者が待つ再生医療業界で役立つことを祈念してやまない。

文　　献

1) 厚生労働省医薬品食品局 監視指導・麻薬対策課 品質指導係 事務連絡，無菌操作法による無菌医薬品の製造に関する指針，p.9，平成 18 年 7 月 4 日
2) 米田健二，砂山裕信，細胞治療・再生医療のための培養システム，p.243，シーエムシー出版（2011）
3) ヘルスケア製品の滅菌及び滅菌保証，p. 279，㈶日本規格協会（2011）
4) 平成 14 年度創薬等ヒューマンサイエンス総合研究推進事業
　医薬品製造におけるプロセスバリデーションと科学的品質保証に関する研究
　・アイソレータ使用グローブのピンホール試験検出限界とピンホールのアイソレータ内部に及ぼす影響に関する研究，㈶ヒューマンサイエンス振興財団，藤本ほか
　・無菌操作アイソレータのマウスホールにおける気流挙動についての研究，㈶ヒューマンサイエンス振興財団，小野ほか
5) Guidance for Industry Sterile Drug Products Produced by Aseptic Processing – Current Good Manufacturing Practice, U.S. Department of Health and Human Services, Food and Drug Administration, September（2004）
6) Development of a manufacturing system for cell sheet production, 3rd TERMIS World Congress 2012, M Kino-Oka, September 6（2012）

170

3　衛生面での計画と管理

北村正樹[*1], Derrick Wong[*2]

3.1　はじめに

'80年代の米国で，自己由来のリンパ球を培養・活性化し使用する，ガン治療プログラムを経験した筆者にとって，現在のヒト組織工学と分子生物学の進歩は目を見張る。写真1は当時の装置であるが，維持する為の環境管理ソフトは，エビデンスに基づき領域の異なる知見を，システム工学を用いて組み立てられており，多くに学ぶものがあった。現在も，試行錯誤を続けながら改善に取り組む，リスク・ベース・アプローチ（Risk-Based-Approach）の姿勢は当時と変わらない。それらを可能たらしめるのは，柔軟に対応し，実行出来る制度上のインフラが整っている事も理由であろう。この節では，クリーンルームで細胞・組織培養を行う作業者が日常に直面する除染実務の対応策を，主に米国のインフラを中心に紹介する。

3.2　環境除染の管理ソフト

環境中の微生物制御システムの構築に関する包括的な概説は，優れた総説があるので参考にされたい。環境中の微生物制御に関する市販のテキストの多くは，医療施設を対象とし，看護師が日常に必要とする，消毒剤を用いた清拭を主とし，殺菌力が強くとも刺激臭の強い薬剤は「使用してはいけない」と記載されており，芽胞，毒性の強い微生物による汚染への対応は，対象になっていない[1]。

本書の目的に沿うようなテキストは，ほとんど入手が望めないのが現状である。

生産・研究で常に微生物と対峙する現場では，従来の医薬品製造現場と異なる発想が求められ

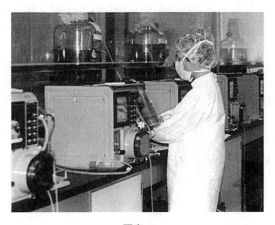

写真1

[*1]　Masaki Kitamura　ディー・バリュー・サービス合同会社　事業戦略室　室長
[*2]　Derrick Wong　Mar Cor Purification, Inc.　BSP Business Unit　Manager, Asia Pacific

る。従って製薬業界の'非菌三原則'も，例えば感染原料の使用も前提とする，細胞・組織培養の現場にそのまま導入するのは，いささかなじまない。

システム構築には，装置主体のハードと運用主体のソフトを組み合わせることにあるが，本邦の食品加工業界ではHACCP導入に際して，なぜか一律に高額，高コストのハード主体のシステムになってしまった。本来は運用ソフトの組み合わせで，幅広い原材料へ対応し，妥当なコストで安全な加工食品を製造する為のソフト主体のシステム導入が目的だったはずである。この跌を踏まぬためにも，微生物に対応する，柔軟な運用ソフトが主体のシステムを作る必要がある。

微生物除染システム構築にあたっては，米国疾病予防管理センター（CDC）の
①医療機関向け2008年版ガイドが感染制御に関して[2]
②バイオハザード（生物汚染）に関しては，2007年，第5版バイオセーティ（生物学的安全性）
　ガイド[3]
が参考になる。

また，産業化をめざす為に，製造物責任も考慮し，State-of-the-artへの対応が必要である。それには少なくとも，現在CDCが活用するMEDLINEでの文献サーチを徹底する事である[2]。その検索結果から，リスクと費用に見合う管理ソフトの作成をまず試みる事である。環境除染を実行する為の制度と基準が整備されていない現状では，国外の公定書，実績報告をエビデンスとして活用する事も方法であろう。

3.3 バイオサイドとしての選択

バイオサイドとは害虫駆除と微生物汚染防止等に使用される薬剤，広範な化学物質の総称であるが，ともすると工業用と解されるきらいがある。

欧州では2013年9月1日より新たなバイオサイド規則（BPR；Regulation（EU）528/2012）の運用が開始される。

消毒剤，防腐剤，防染剤等々が一元管理され，さらに使用基準が明確になる。米国では環境保護庁（EPA）が米国内で販売される全てのバイオサイドを管理しており，加えて薬剤再評価制度（Re-registration Eligibility Decision：RED）で，登録された薬剤を新しい評価基準で再評価し，現在の科学に見合わないものは認可を見直す作業が行われている。

本邦では，バイオサイドに関して総合的な管理がまだ整わず，各省庁が別々に管理する為，消毒剤，抗菌剤，防かび剤等々の品質確認と選択に際して，横断的に運用する事が難しい。本邦のバイオサイドは欧米の統一されたそれと比べると工業用薬剤の総称という意味合いが強く，使用に際しての安全性と品質担保は心もとない。BRP，RED/EPA登録のバイオサイドには，医療現場，公共の場で使用出来る品質が担保された消毒剤も含まれる事を理解されておくといい。それらの消毒剤を選択すると，使用時の環境汚染対策も同時に対応し易くなるからである。

第5章 製造設備・工程装置・運用サービス

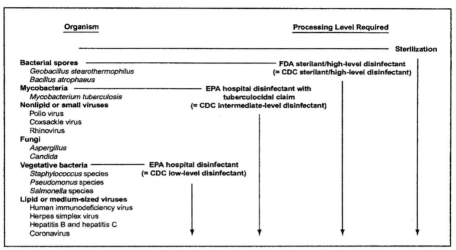

図1 Decreasing order of resistance of microorganisms to germicidal chemicals

3.4 消毒剤の選択

消毒剤の分類，効果，使用法は多くの良質な市販テキストがあるのでここでは割愛する。

米国薬局方（USP 1072）では，人皮膚，粘膜，外傷部分に使用する消毒剤を（Antiseptic）とし，無機質の硬質表面に使用する消毒剤は（Disinfectant）と分けて定義しているので分かり易い。クリーンルームと付帯設備には後者の消毒剤（Disinfectant）を選択する。

30年以上前にSpauldingが患者に使用する医療機器を効果的に消毒，滅菌する為のクラス分けを提案した。現在でもこの考えに基づき消毒剤（Disinfectant）の選択，使用がなされている（図1）。

必要に応じこのクラス分けに沿って適切な消毒剤を決める事が出来る。前述の定義があるとあれこれ迷わない。

人粘膜，組織に触れる医療機器に用いる消毒剤（Disinfectant）は'EPA認可'と，'米国食品医薬品局（FDA）審査でのパス'双方が必要である。環境除染に使用する消毒剤にはEPAの認可を得ていればよい。

これらの定義と運用法は，本邦の現場で薬剤選択の際参考になるであろう。

3.5 消毒剤の環境使用の安全性

消毒剤使用時の作業者保護措置は，ACGIH[4]，OSHA，日本産業衛生学会[5]より，薬剤毎に示されている。反面，EPAの安全性ガイドは，知られていない。EPAは消毒剤認可の際，表1の数値に基づき，安全性を示すクラス分けも行う。実用上，薬剤使用時の用法の目安となる。例えばCategory IVの薬剤は微生物に対して有効で，人体への安全性も高く，マスク，手袋なしで，

173

幹細胞医療の実用化技術と産業展望

表1 Toxicity Categories

Signal Word	Category I DANGER	Category II WARNING	Category III CAUTION	Category IV NONE Required
Acute Oral	Up to and including 50 mg/kg	>50 thru 500 mg/kg	>500 thru 5000 mg/kg	>5000 mg/kg
Acute Dermal	Up to and including 200 mg/kg	>200 thru 2000 mg/kg	>2000 thru 5000 mg/kg	>5000 mg/kg
Acute Inhalation[1]	Up to and including 0.05 mg/liter	>0.05 thru 0.5 mg/liter	>0.5 thru 2 mg/liter	>2 mg/liter
Primary Eye Irritation	Corrosive (irreversible destruction of ocular tissue) or corneal involvement or irritation persisting for more than 21 days	Corneal involvement or other eye irritation clearing in 8-21 days	Corneal involvement or other eye irritation clearing in 7 days or less	Minimal effects clearing in less than 24 hours
Primary Skin Irritation	Corrosive (tissue destruction into the dermis and/or scarring)	Severe irritation at 72 hours (severe erythema or edema)	Moderate irritation at 72 hours (moderate erythema)	Mild or slight irritation at 72 hours (no irritation or slight erythema)

[1] 4 hr exposure

Source：Label Review Manual Chapter 7：Precautionary Statements Revised July 2012 US EPA

使用できるなどを意味する（実際には必要であるが）。表中の Signal word の Danger，Warning 等はクラス分けを示す専用語で，全ての登録消毒剤のラベルに，記載義務がある。作業者は目的毎に，作業場所，運用法，使用量の選定根拠として利用できる。

3.6 国外の規制と関係機関の役割

米国での例を参考に，消毒剤の運用の仕組みを制度上から理解することは，新しい消毒剤の導入に役にたつと考える。

①FDA は環境除染に関して使用される薬剤に直接的な関与はない。

②EPA は FIFR 法（Federal Insecticide, Fungicide and Rodenticide Act）により米国内に流通する全ての消毒剤を監督する。EPA は申請のあった消毒剤にクラス分けに準じた審査を行い，品目ごとに認可をする。効果判定には AOAC（Association of Official Agricultural Chemists）で検証された分析，検出法を採用している。有効期限の実測値データの提出が必要で，市販後の有効期限の保証が厳しく求められる。その為，EPA の認可消毒剤は有効期限内であれば，安心して使用できる。また前述した RED により認可品の再評価を随時行っている。環境除染に使用する薬剤は，不特定多数に影響を及ぼす可能性があるので，非常に厳しい対応を消毒剤メーカーに求めている。

③CDC は，市場に流通する消毒剤の効果，効能を随時調査するが，EPA 認可品も対象となる。

第5章 製造設備・工程装置・運用サービス

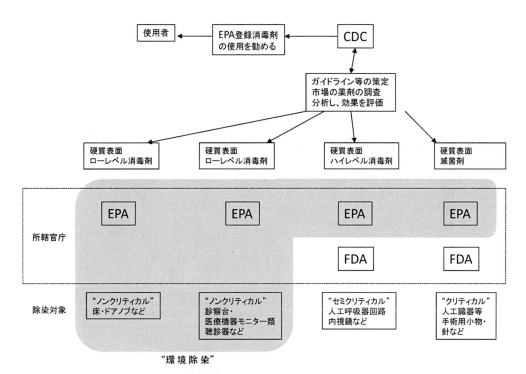

図2 使用者からみた硬質表面消毒剤の選択（米国の例）

有用性を追認し，最新情報に基づき消毒剤とその使用法を中心に，ガイドを改めている。それ故，CDC は EPA 認可の消毒剤の使用を第一義的に薦めている。

これらの仕組みを，環境除染の消毒剤の選択の為に纏めると図2になる。

環境除染に使用する消毒薬は EPA で認可を受けた市販の消毒剤から，適切なガイドにより目的にかなった薬剤を選び，CDC の市場調査に基づく最新ガイドで新たな適応，使用法を知ることが出来る。現場の作業者は必要に応じて最適な除染法が選択出来る。

3.7 除染法の紹介

新しい消毒剤と使用法等を紹介する。選択の根拠は前述した。

前出の CDC 2007，2008 年版ガイド以降の，環境除菌の新しい除菌法が紹介されている（表2）。

①特徴は還元剤の使用による後処理のいらない，Biodegradable（生分解性）のある薬剤を使用し，殺芽胞のレベルを目的としたシステムで，過酢酸（PAA），過酸化水素（HP）等を，異なる方式で霧化させて消毒を行うものが主流である。

②過酢酸使用は 2004 年に EPA から噴霧認可を得てから普及し始め（表3），本邦では新谷らの報告[6]，BSL3 の細胞培養施設での報告[8]，また同じく殺胞子の小型装置で低濃度液（0.08％ PA，0.1％ HP）を気化させ，インキュベーター等の小空間専用（表4），同じく大出力の気化システムなど様々である[7]。このグループの特徴は，過酸化水素の濃度が低い事である。

175

幹細胞医療の実用化技術と産業展望

表2　Novel Methods of Room Decontamination

● No touch methods（supplement, do not replace, standard cleaning and disinfection）

■ Ultraviolet light
■ Hydrogen peroxide（HP）systems
・Sterinis：Fine mist by aerosolizing solution of 5 % HP, ＜50 ppm silver
・Steris：Vaporized HP from 35% HP
・Bioquell：HP vapor from 35% HP

● Self disinfection surfaces（proposed）

■ Silver or silver ion impregnated
■ Copper
■ Sharklet pattern

William A. Rutala, Ph.D., M. P. H
University of North Carolina（UNC）Health Care and UNC at Chapel Hill, NC

表3　Novel Methods of Room Decontamination

● No touch methods（supplement, do not replace, standard cleaning and disinfection）

■ Peracetic Acid（PAA）Systems
・Ozumic：Fine mist PAA　　　　　0.18% PAA/0.88% HP
・MarCor：Ultra fine mist PAA　　0.45% PAA/2.2% HP
・AltaPure：Vaporized PAA　　　　0.18% PAA/0.88% HP
・P. B：Vaporized PAA　　　　　　0.08% PAA/0.1% HP

表4　Fog Act の効果（真菌に対する効果）

Ⅰ社　CO_2 インキュベーター（型式 10-0211）

BI	BI 設置場所及び培養結果			
	上段	中段	下段	設定湿度：95%
真菌 10^6	陰性（−）	陰性（−）	陰性（−）	初期温度：37℃
細菌 10^6	陰性（−）	陰性（−）	陰性（−）	初期湿度：33%

Ｓ社　安全キャビネット（型式 MHW-132A）

BI	BI 設置場所及び培養結果			
	左	中央	右	設定湿度：95%
真菌 10^6	陰性（−）	陰性（−）	陰性（−）	初期温度：23℃
細菌 10^6	陰性（−）	陰性（−）	陰性（−）	初期湿度：64%

P. B：2012
- 真菌胞子（10^6 個）Aspergillus brasilus（NBRC 9455）の BI
- 細菌芽胞（10^6 個）G. stearothermophilus（ATCC #7953）の BI

　③表2の新しい傾向は，HP に銀イオンを混ぜる効果でその分過酸化水素濃度を低く抑え噴霧する方式と，もう一つは‘提案’とされるが，Self disinfection surface と命名する材料の導入である。共に効果の持続の目的は同じである。今後の動向が注目される。

第 5 章　製造設備・工程装置・運用サービス

④前述の Toxicity Category IV の消毒剤をチャージさせ均等に静電噴霧し噴霧量を抑え，人が集合する場所での使用が目的。単独での効果は考えていない。米国の首都ワシントン DC の公共交通機関（WMATA）が採用している。閉鎖空間の一次防除として，米国の細胞・培養加工施設で使用されている。コストダウンの成果を上げており，ボーイング社の指定システムでもある。

⑤同じく EPA 認可の IV のカテゴリーで，シリカ基を持つ誘導体，基部を硬質表面に結合させて 90 日間の殺ウイルスの効果を持たせる。既にマスク，グローブ，RO 装置の軟水化装置等に使用されており，前述の表 2 の Self disinfection surfaces を望むところに作る事が出来る。これも細胞・培養加工施設のクリーンルームで使用されているという。

⑥ISO クラス 5 域の使用の為，過酢酸のボトルごと Eto 処理して二重パックにした製品，放射線でアルコールボトルごと処理した同様な商品がある。これらは細胞・組織培養施設向けに開発され評価が高い。

3.8　新たな課題

細胞・組織培養に日常的に関わる作業者にとって頭の痛い問題は真菌類の制御と防除である。同時にそれは細胞・組織培養の作業に関わる特有の問題で，産業化を目指すには，また避けて通れない検討課題であろう。

3.9　真菌とバイオフィルム

この何年か，アスペルギルスもバイオフィルム（biofilm）を形成する事が報告されている。共焦点レーザー顕微鏡を使用したアスペルギルスバイオフィルムの構造解析が行われ，他の微生物由来のバイオフィルムと共通の構造的特徴が認められる[9]。

3.10　バイオフィルムと汚染

細胞・組織培養の工程や設備，施設に真菌汚染が起きればその損失は大きい。

バイオフィルム汚染に関する研究は，細胞・組織培養の分野での報告はまだ限られている。Cornelison[10] らは自身の所属する人細胞培養ラインのクリーンルームインキュベーターで連発した黒色アスペルギルス汚染を軽減するため，施設内各所（図 3）から集めた菌標本よりアスペルギルスの遺伝子配列を同定し，無作為増幅多型 DNA（RAPD）PCR による法医学的手法でバイオフィルムをソースとする汚染伝播を特定した。この知見からは，バイオフィルムなどのミクロ環境の存在は，計画された除染効果も減衰させ，再発汚染源としての役割を持たせる事になるとした。

3.11　バイオフィルム

固体表面と水が接触する所には何処でも存在すると言ってよい。固体表面に付着した細菌を初源としその細菌特有の細胞外マトリックスを生産する。そのマトリックスバイオフィルムの成長

177

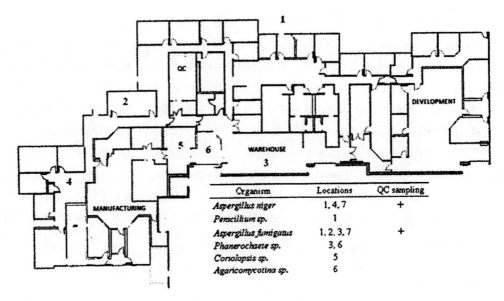

図3　BRF facility layout
Locations yielding fungal isolates indicated. (+) indicates positive identification of contaminants in the BRF prior to the onset of this study. Christopher T. Cornelison, Bryan Stubblefield, Eric Gilbert, Sidney A. Crow Jr Journal of Indsustrial Microbiology & Biotechnonogy, 39 (2), 329-335 (2012)

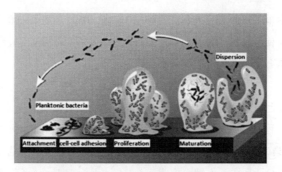

図4　Stages of Biofilm Development
University of Glasqow　http://2011.igem.org/Team：Glasgow/Biofilm

を促し，多様な細菌が共存する複層からなる三次元的構造を形成させる[11]。クオラムセンシング（Quorum-sensing）と呼ばれる細菌同士が連絡を取りあい自身の状況を認識し，対応する事が知られており[12]，バイオフィルムが成長し最終的には環境が細菌にとって危険でなくなる大きさまでに成長する（図4）。結果，バイオフィルム中の細菌は，薬剤に強い抵抗を示す[13]。

　また，細胞外マトリックスはバイオフィルムの90％を超え，そのほとんどは水分である[14,15]為，環境が変化し乾燥状態になったとしても，抵抗性を増加させ，バイオフィルム内の細菌の生存が維持出来ると考えられる。

第5章　製造設備・工程装置・運用サービス

3.12　国外における規制

CDCの2008年版医療機関向け最新ガイドライン[2]でもバイオフィルムの記載はまだ限られているが，消毒効果を上げる為の前処理の重要性が紹介され，特定の酵素剤[16]，洗剤の効果有効性が紹介されている[17]。しかし現在までEPA，FDAともにそれらの製品に関しては登録も認可も行っていない。したがって，前述のCDCのガイドラインにこの新たな領域のガイドが充実されるのは，しばらく待たなければならないだろう。

米国消化器内視鏡看護師および技師会（Society of Gastroenterology Nurses and Associates, Inc.：SGNA）は，2008年初めてバイオフィルの定義とその対策を，軟性消化器内視鏡の再生時（Reprocess）の感染制御基準（Standards of Infection Control in Reprocessing of Flexible Gastrointestinal Endoscopes）に採用し，具体的な対策と手順を示した[18]。

内視鏡使用後の再生手順は，

①クリーニング（前洗浄）　②すすぎ　③消毒　④すすぎ　⑤乾燥

を使用終了毎に再生手順として繰り返し，消毒終了後十分な乾燥をして使用されるまで保管される。

従来，内視鏡による交差感染は不適切な洗浄・消毒がその主原因とされていた。近年では，リプロセス手順に乾燥工程がとられていても，内視鏡表面にできる微細なひびや，洗浄の際に生じる傷にバイオフィルムが形成され（写真2），消毒剤への抵抗性が増すばかりでなく，新たな感染のソースとなると考えられている[19]。従って，前洗浄処理が不適切であれば，たとえ適切な消毒剤を選択しても十分な効果は期待出来ないとバイオフィルム対策を喚起している[20]。

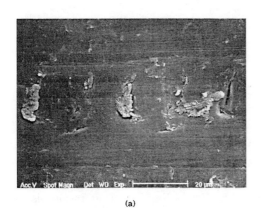 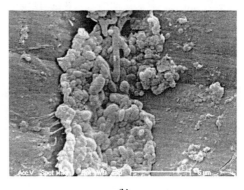

(a)　　　　　　　　　　　　　　　　(b)

写真2　Scanning electron micrographs of a suction channel showing surface defects such as cracks, grooves and pits

(a) A series of grooves approximately 20-μm long that were possibly instrument induced. Biological soil is associated with the defects and is also attached to undamaged areas. (b) Higher magnification of one of the defect areas showing soil and various types of micro-organisms, many surrounded by exopolysaccharides. Bars represent 20 μm (a) and 2 μm (b).

Pajkos A, Vickery K, Cossaart Y. J Hosp Infect., 58 (3), 224-229 (2004)

3.13 対応策

インキュベーターに関しては，ハード面から様々な工夫が加えられ使用されている。米国EPAは2008年の報告で純銅が微生物の死滅に効果ありと報告し[21]，また特定の金属材料はバイオフィルム抑制に効果があるという[22]。また，それらの材料使用に加え，分解できる構造，単純なデザインの検討も必要である。また，インキュベーターのみをソースとして考えるべきでなく，シンク，水タンク，眼洗浄ユニットなど，あらゆる水回りの場所が対象になり，設計計画も必要であろう。浮遊菌検査のみならず，バイオフィルムの菌検査法も必要である。

バイオフィルムによる交差感染を考えると，インキュベーターと周辺環境を，培養作業終了毎に再生させるプロセスは，検査終了後，内視鏡を再生（reprocess）し，再使用（reuse）するまでの過程に通ずるものがある。

バイオフィルムと洗浄法の研究では，前処理には酵素系よりも，短い時間ですむ，洗剤系前処理剤の方が再生効果が上がるとの報告がある[17]。このような薬剤の併用も対策の一つとして有効ではないだろうか。

3.14 まとめ

人類より数十億年も長く生存する微生物を制御し感染を防ぐ為，人と微生物の領域を切り分けるのは不可能であり，そのリスクをとる以上，十分考慮されたソフトと，最新のハードとしての設備を導入する事が必要である。しかし，高度な装置は高額な設備投資が必要で，また複雑になればその分，除染，管理の高コスト化を招かざるを得ない。微生物と対峙し，産業化を進めるにはやみくもにリスク対策を掲げるのではなく，ケース毎のきめ細かな微生物対策を積み上げる努力が必要であり，異分野間の研究者協力が必要である。

文　　献

1)　米虫節夫, 防菌防黴, **38** (6), 371-383 (2010)
2)　William A. Rutala *et al., Guideline for Disinfection and Sterilization in Healthcare Facilities,* HICPAC, Center for Disease Control (2008)
3)　U. S. Dep. of Health and Human Service Public Health Service, Centers for Disease Control and Prevention National Institutes of Health, *Biosafety in Microbiological and Biomedical Laboratories 5th Edithion,* HHS Publication (CDC), 21-1112 (2009)
4)　許容濃度等の勧告, 産衛誌, **51**, 98 (2009)
5)　TLVs and BEI, ACGIH (2009)
6)　大森英二 *et al.,* 防菌防黴, **33** (12), 643-650 (2005)
7)　Dennis G *et al.,* ICAAC Abstract K-2105 (2009)

第5章　製造設備・工程装置・運用サービス

8) Jens-Peter Gregersen *et al.*, *Biologicals*, In Press
9) G. K. Villena *et al.*, *Bioresource Technology*, **101**, 1920-1926 (2010)
10) Christopher T. Cornelison *et al.*, *Journal of Industrial Microbiology & Biotechnology*, **39** (2), 329-335 (2012)
11) Wang B. *et al.*, *Infect Immun*, **74**, 4538-4589 (2006)
12) Fuqua W. C. *et al.*, *J. Bacteriol.*, **176**, 269-275 (1994)
13) Davies D., *Nat Rev Drug Discov*, **2**, 114-122 (2003)
14) Roberson EB *et al.*, *Appl Environ Microbiol*, **58**, 1284-1291 (1992)
15) K. H. Rittle *et al.*, *Biofouling*, **2**, 121 (1990)
16) Loukili NH *et al.*, *J. Hosp. Infect.*, **57**, 175-178 (2004)
17) Vickery K. *et al.*, *Am. J. Infect Control*, **32**, 170-176 (2004)
18) Society of Gastroenterology Nurses and Associates, Inc., *Standareds of Infection Control in Reprocessing of Flexible Gastrointestinal Endoscopes* (2008)
19) Miner N. *et al.*, *Gastroenterology Nursing Journal*. **30**, 285-290 (2007)
20) Marion K. *et al.*, *Journal of Hospital Infection*, **64**, 136-142 (2006)
21) *Magazine Lab Manager*, **6** (6), (2011)
22) 佐藤嘉洋, 科学研究費補助金研究成果報告書 (2011)

181

4　幹細胞の医療・産業応用における細胞ソーティングの期待と展望

戸須眞理子[*1]，井野礼子[*2]

4.1　はじめに

　近年，再生医療への期待が高まるなか，受精卵から作成する胚性幹細胞（ES細胞），体細胞から誘導される新型幹細胞（iPS細胞）神経幹細胞，造血幹細胞など種々の臓器に存在する幹細胞（体性幹細胞）は，その実現にきわめて重要である。しかし，体性幹細胞は成人の体の中にまれにしか存在せず，たとえば幹細胞の存在比が高い造血幹細胞でも刺激した白血球の0.01%〜0.1%，骨髄の幹細胞は0.5%〜5%[1]であり，体性幹細胞の安全で，精度の高い分離法が必要である。これら体性幹細胞については，いまだ同定されていないものも多いが，同定されている幹細胞については様々な臓器からの細胞純化の試みがなされている。近年，このようにまれにしか存在しない体性幹細胞を良質に得るシステムの必要性が高まってきている。その方法の一つとしてセルソーティングシステムがあり，フローサイトメトリーは，このような系でも非常に有用である。さらには，幹細胞から目的の前駆細胞や分化細胞に分化した細胞の純化も重要な要素である。幹細胞からの分化は，100%目的の細胞に分化することはなく，ステージの異なる細胞が混入した集まりとなる。再生医療のおける細胞医療の研究開発では，培養された細胞群から治療に適したプロファイリングをもつ細胞のみを効率よく識別，分離，回収する技術が不可欠といえる。

　特に，ES細胞やiPS細胞のような万能細胞を用いた場合，分化した細胞に混入する未分化細胞が形成する腫瘍が問題となっている。

　このように，フローサイトメトリーは，再生医療において，上流の幹細胞の純化から，下流としては幹細胞から分化させた目的の分化細胞の純化，さらには細胞の品質管理まで，再生医療製品の加工プロセスに不可欠な技術要件であるといえる。

4.2　フローサイトメーター

　セルソーターが開発されてから40年近い月日が流れているが，1990年代前半に，ヒト染色体を超高速で分離するセルソーターが開発され，ヒトゲノムプロジェクトの促進に貢献した[2, 3]。このセルソーターが現在の超高速セルソーティングで注目されているベックマン・コールター社製MoFlo[TM] Astrios[TM]の原型となるものである。

　一般的にセルソーターは，蛍光抗体で染色した細胞を液流中で流し，レーザー光の焦点を通過させ，それぞれの細胞を測定することにより，細胞表面にある抗原量を定量的に測定する。また，細胞内外の蛍光強度だけでなく，細胞の大きさを前方散乱光の強度として，顆粒状構造体の概要

---

*1　Mariko Tosu　ベックマン・コールター㈱　ライフサイエンステクニカルマーケティング統括部門　部門長

*2　Reiko Ino　ベックマン・コールター㈱　ライフサイエンステクニカルマーケティング統括部門　課長

第5章 製造設備・工程装置・運用サービス

を側方散乱光の強度として数値化し，蛍光情報と併せて生物学的特性も測定できる。これらの情報に基づき，特定の細胞だけを無菌的に分離，回収する装置である。

セルソーターでは，マイクロ流路系からでてきた細胞懸濁液に振動を与え，細胞が含まれる液滴を生成して荷電をかけ，電場中を通過させながら，偏向落下させ，目的の細胞を分取する。

セルソーティングにはいくつかの方式がある。ジェットインエア方式と，キュベットフローセル方式に大別されるが，弊社の採用しているジェットインエア方式を例として説明する。

幹細胞のソーティングでは，目的の細胞の存在比率は少なく，高速ソーティングでの高い性能（高い収率，高い純度）を要求され，分取細胞の生存率を高める迅速なソーティングが重要である。しかし，一般的にセルソーターでは，高速にすると，収率と純度が低下し，1秒間に最高3万個程度で，収率は70％以下である。つまり，サンプルの約3分の1を失い，時間もかかり，生存率や細胞機能の維持に悪影響を与えることになる。したがって，より速い速度を達成し，さらに収率と純度を犠牲にしないソーターが求められる。ベックマン・コールターの次世代セルソーター「MoFlo Astrios」（図1）は1秒間に7万個，1分間で400万個の超高速ソーティングを，約90％の収率で行え，これまでのセルソーターと比べて，4分の1以下の時間で，ターゲットの細胞をソーティングできる。これを実現したのが，ジェットインエアー方式である（図2）。

キュベットフローセル方式（正方形または長方形のクオーツフローセルを使用）では，レーザー照射時の流れの幅が長径約250ミクロンから430ミクロンと広いため，サンプル・シース流の流れが遅く（6 m/秒程度），細胞からの蛍光などのシグナルパルスの幅は広く，高速時では細胞と細胞の間隔が狭くなり，パルスが頻繁に重なる。重なったパルスは，細胞と正しく識別できず，アボートされ，収率の低下につながる。また，流れの断面が大きな長方形から絞り込まれて細い円形になるため，速度とその方向が変化する乱流現象が起こり，とくに高速時ではサンプル流が太くなり，ディレイタイムがずれることにより，ソーティングの純度の低下が引き起こる。

一方，ジェットインエア方式は，中出力のレーザー（50から100mW）を採用し，流れの形や幅は変化することなく，層流は常時直径70ミクロンと狭く，流れが速く（30m/秒），パルスの幅は狭い。高速時でも細胞と細胞の間隔は比較的広く，パルスが重なり合う頻度は，クオーツキュベット方式の約4分の1程度である。基本的に1秒間に7万個の速度で100％の純度と約90％の収率を実現している。とくにAstriosでは，高度に平滑

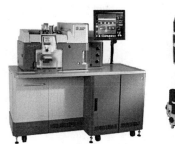
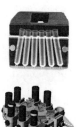

図1 MoFlo Astrios
MoFlo Astriosは，最大7本のレーザ（355, 405, 488, 532, 561, 592, 640nm），を同時使用できる7ピンホール-7レーザ光学系である。各レーザに対して独立した光学検出器（PODs）を採用し，光学フィルターの設定がレーザごとに容易に行うことができる。最大6方向へのチューブへの分取から6〜1536ウエルプレートへのソーティングを可能が標準で行える。

幹細胞医療の実用化技術と産業展望

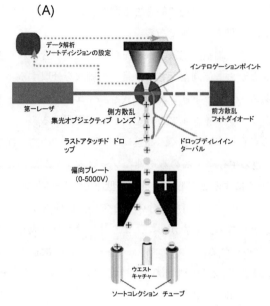

図2-A　ジェットインエア方式の模式図

図2-B　ジェットインエア方式における
　　　　レーザー照射

化したフローセルにより，液送系を安定化させている。

　さらに，従来型（アナログ回路）のすべてのセルソーターは，細胞の数え落としがあった。デジタル方式の場合でも，毎秒1000万回（10MHz），つまり0.1マイクロ秒ごとに連続サンプリングするのだが，実際は，約5万個/秒以上になると，回路全体のスループットの問題でデッドタイムを生じ，数え落としをしていた。このようにフローサイトメーターでの細胞分離（分取）の純度と回収率には，液送系だけでなく散乱や蛍光強度のパルスデータのデジタル波形処理の技術が重要である。Astriosでは高精度デジタル波形処理技術（23ビット100MHzデータサンプリング，データ分解能32ビット）により，データの解析精度を向上させ，データの見落とし（デッドタイム）のゼロを実現化した。これらの技術向上により，Astriosではレアイベントで必須である高速分取において，高純度，高回収率を実現している（図3）。また，「Astrios」は，7本までのレーザーを搭載し蛍光色素の選択肢を増やすことにより多角的に細胞情報を得られるようになった。

　一方で，ヒトES細胞やiPS細胞は極めて脆弱であり，セルソーティングで分離すると，トリプシン処理やメカニカルストレスにより99％以上の細胞にアポトーシスが生じやすいが，ROCK阻害剤で処理すると約30％の生存率でソーティング可能であるという報告がある[7]。このように，セルソーティングにおいては，ソーティング技術および性能だけでなく，それぞれの幹細胞の特性を見極め，それぞれの細胞に最適なソーティングのプロトコールとそれに続く培養方法の確立が必要といえる。

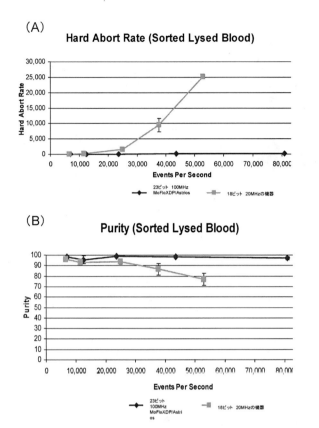

図3 デジタル回路のデータサンプリング速度によるソーティング性能の比較
サンプルを1万個/秒〜8万個/秒の速度で測定し，分取時のアボート率（デジタル回路により見落としが起こるため分取されない割合）(A)と，分取した細胞の純度(B)を比較。
(A) デジタル回路のサンプリング数が少ない場合（18ビット 10MHz），高速ソーティング時にアボート率が高くなる。その結果として，回収率が低くなる。
(B) データサンプリング数が少ない場合，高速でサンプルを流すと，パルスの重なりによりデータの誤認識がおきるため，ソーティングの純度に影響をおよぼす。
◆ 23ビット 100MHz, ■ 18ビット 10MHz

4.3 フローサイトメーターの応用例

様々な臓器に種を超えて存在する幹細胞のひとつであるSP細胞の分離は，幹細胞研究に大きな影響を与えたフローサイトメーターのアプリケーションの1つであるが，この細胞をAstriosで分離・回収した例を図4に示す。マウス骨髄をヘキスト染色しSP細胞（0.04％）を測定し，秒間約45,000個でサンプルを流し，分取を行った。この0.04％の細胞集団のソーティング後の純度の結果も99％と良好であった。SP細胞を1×10^5個必要な場合，秒間10,000個でサンプルを流すと6.9時間必要となるが，秒間45,000個でサンプルを流すと1.5時間で細胞分取が終了できることから，幹細胞のような希少な細胞の分取に高速分取機能が有用であることが示された。

幹細胞医療の実用化技術と産業展望

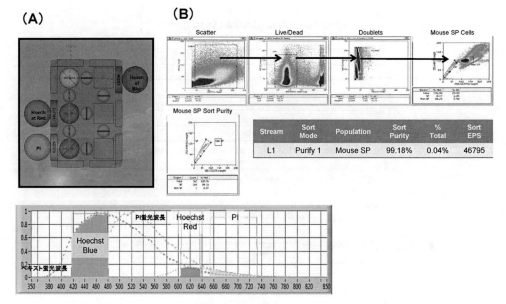

図4　SP細胞解析・分取

(A) ヘキストの蛍光波長とPI蛍光波長図（A下図　ヘキストの励起は355nmレーザによる）。各蛍光色素は，光学フィルタで分け取られる（A上図）。光学フィルタはレーザごとに設定されてあり，アプリケーションに簡便に対応できる。

(B) SP細胞はデブリスを除いてゲートされた後，PIネガティブ（生細胞）をゲートする。さらにダブレット除去を行なった上で，Hoechst BlueとHoechst Redの蛍光でデータを取得（B上図）。SP細胞は，Verapamilにて消失する部分を特定しゲートを設定し，0.04％のSP細胞を秒間46,795個で細胞分取後，純度の確認を行なった（B下図）。

4.4　シングルセルソーティング

　細胞の純化は，各コロニーに含まれる細胞の性質が基本的に均一であるという前提の上で，細胞をコロニー単位で単離することがほとんどであった。しかし，1細胞レベルでの解析が進むにつれて，必ずしもコロニーが均一な細胞集団ではないことが明らかになった[4～6]。

　幹細胞を用いる研究，さらには医療を考える上には，目的細胞を1細胞単位で単離解析し，育種する必要性が高まることは必至である。

　これまでは，目的細胞を単離する技術として細胞懸濁液から，限界希釈法が用いられてきたが，理論的に1細胞になるように希釈系列を作成し，1ウェルに1細胞だけが入っているか顕微鏡で確認しなければならず，大変な時間と根気が必要であった。

　一方，セルソーティングを用いて目的細胞を効率よく1細胞ずつ単離することができるようになり，シングルセルソーティングが現実のものとなった。

　特にiPS細胞由来分化細胞は，一度分化した細胞を初期化して，さらに分化させるので，エピジェネティクな背景が均一でないと考えられる。マウスiPS細胞から分化させた心筋組織は，心筋梗塞モデルマウスの治療効果が得られたが，その半数のマウスに腫瘍形成が観察された報告が

第5章　製造設備・工程装置・運用サービス

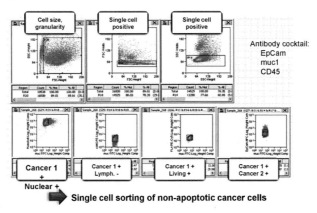

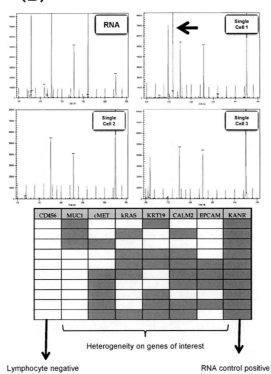

図5　MoFlo による CTC の解析・分取と GeXP による発現定量解析

MoFlo Astrios でがん細胞を各抗体で染色し，0.0001％のがん細胞を検出し(B)，PCR スライドに1つずつの細胞を分取した。

シングルセル RT-PCR を行い GeXP で単一細胞レベルで遺伝子発現解析を行うことで，複数の細胞を用いた発現解析ではわからなかった細胞ごとの発現の違いをみることができる(B 上図)。分取した各細胞は，白血球マーカーである CD45 ネガティブであり，目的のがん細胞のみを分取できていることがわかる。さらに同じがん細胞であっても遺伝子の発現が個々の細胞で，異なっていることがわかる(B 下図)。

幹細胞医療の実用化技術と産業展望

ある[8]。このようなことから，ヒト iPS 細胞の医療への実用化については，安全性の高い iPS 細胞の作製法を確立するとともに，細胞作成時において1細胞単離を行い，形質の安定な iPS 細胞を得る，あるいは目的の分化した細胞の1細胞由来コロニーを得る方法の確立が必須である。

シングルセルソーティングでは，96 ウェルプレートなどに目的の細胞を1細胞ごとに分取することが可能であり，確実に1細胞由来のクローンを確立することができる。

シングルセルソーティングの一例として，血液中を循環するがん細胞である Circulating tumor cells（CTC）のソーティングモデル実験例を示す。この細胞は，血液1 mL 中に〜1から5000 個存在しているが，このがん細胞は，治療効果と予後に関係していると考えられている。この希少ながん細胞を効率よく抹消血細胞から，単一細胞として分離し，個々の細胞の遺伝子発現を解析した。

図5に示すように，抹消白血球細胞 1×10^6 個に対し，がん細胞を1個の比率（0.0001％）になるよう混合した。がん細胞は，蛍光標識抗体（CD45，Epcam，muc1）で検出し，核染色試薬のPI と Hoechst33342 で死細胞除去を行いソーティングした（CD45−，Epcam＋，muc1＋，PI−，Hoechst33342＋）。がん細胞は，PCR 用スライドに1個ずつ分取した後 RT-PCR を行いがん関連の遺伝子発現を GeXP で行った。ソーティング後の単一細胞の遺伝子の発現の解により全て CD45 ネガティブであることから，0.0001％のがん細胞が高純度でソーティングされていることがわかる。さらに，がん関連遺伝子の発現には個々の細胞で発現量の違いがあることが分かる。シングルセルレベルでの遺伝子発現解析により，複数の細胞を用いた発現解析では分かりえなかった細胞集団内の遺伝子発現の不均一さが示唆された。

iPS 細胞，ES 細胞および体性幹細胞の研究，応用においては，コロニー形成のために良質なシングルセルを分取することが重要である。今後，脆弱なシングルセル由来のコロニー形成ができるよう，さらなる進化が必要であろう。物理的なダメージを受けることなく，Viability だけでなく，細胞の vital も維持したダメージレスソーティング機能ならびに培養技術が望まれるところである。

4.5　ソーティング技術への期待と今後の課題

原材料としての幹細胞，分化をさせて細胞移植をするための細胞群の純化のプロセスとして，ソーティングの問題は上流としてのソーティング技術，下流としてのソーティング技術をそれぞれの必要な要素に応じて考えなければならない産業化に必要な一つの基盤技術であると考える。

今日のセルソーターは，様々な蛍光色素を使用し同時に多くの細胞情報を得られるマルチカラー解析の性能と，大量の組織，細胞群から特定の希少な細胞を短時間かつ高純度でソーティングする性能が実現化されてきた。体性幹細胞の同定あるいは細胞ソースのソーティングにおいては，いくつかの改良はもとめられるものの今日のセルソーターでも一つの技術として確立されてきている。しかし，これからの細胞治療を考えると，肝臓では約 2.5×10^{11} 細胞，心臓では約 1.0×10^{11} 細胞が必要になるといわれているが，これだけの分化した細胞を大量にソーティング

第5章　製造設備・工程装置・運用サービス

する技術が基盤技術として必要となってくるのではないだろうか。

　さらには，個の医療として患者から体性幹細胞を分離するための，患者一人ひとりで流路を変える（流路のディスポーザブル化）ことや，できるだけ人の手を介さない自動化も視野にいれていかなければならない。幹細胞医療におけるセルソーティングは，いまだ開発途上であるといえるが，幹細胞の医療の実現化においては必ずや取り組んでいかなければならない基盤技術であることはいうまでもない。

文　　　献

1)　Ashcroft RG, *et al., Journal of Immunological methods*, **243**, 13（2000）
2)　Gray, J. W., *et al., Science*, **238**, 323（1987）
3)　van den Engh, G *et al., Cytometry*, **10**, 282（1989）
4)　McAdams H. H., *et al., Proc. Natil. Acad. Sci. USA*, **94**, 814（1997）
5)　Lidstrom, M. E., *et al., Nat. Rev. Microbiol.*, **1**, 158（2003）
6)　Jensen, K. B., *et al., Proc. Natil. Acad. Sci. USA*, **103**, 11958（2006）
7)　Watanabe, K., *et al., Natl. Biotechnol.*, **25**, 681（2007）
8)　Miki. K., *et al., Circulation*, **120**, S721（2009）

5 小型培養装置・バイオリアクター

和田昌憲[*1], 石川陽一[*2], 松浦勝久[*3]

5.1 はじめに

　幹細胞の浮遊培養には, 従来から動物細胞による物質生産に用いられている通気撹拌型バイオリアクターが用いられる。接着性細胞の場合, 担体（マイクロキャリア）に細胞を接着させ浮遊撹拌状態で担体上に増殖させる。担体は多孔質繊維, 多糖類, ソリッドな樹脂などを素材としており, 細胞種や用途に応じて選択する。多能性幹細胞（ES細胞（胚性幹細胞）/iPS細胞（人工多能性幹細胞））の培養では, 上記マイクロキャリアの応用も可能であるが, 培養系組成, 播種細胞密度および培養条件を最適化することにより, 細胞凝集塊（胚様体）の形成過程を経て未分化性維持ないしは各種細胞への分化誘導が可能である。幹細胞利用開発のプロセスにおいて, 小規模培養は細胞や培地の選択, 培養条件の最適化等その役割は大きい。本節では, 小規模な浮遊撹拌培養における通気撹拌型バイオリアクターの利用と培養プロセス管理の手法について述べる。目的に合致したハードウエアが利便性と高効率をもたらし, ひいては開発スピードを上げることを考えると適切なバイオリアクターを選択することは重要である。

5.2 スクリーニング用途のバイオリアクター

5.2.1 全容250mL バイオリアクター

　幹細胞の性質を維持したまま拡大培養する培養条件を検討するためには, 作業の効率化とコスト削減の観点から使用する培地液量の小スケール化, 多チャンネル化することが望ましい。エイブル社の少量多連培養装置バイオジュニアエイト（BioJr.8, 写真1）は, 全容250mL（張り込み

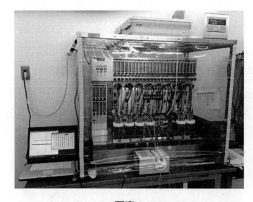

写真1

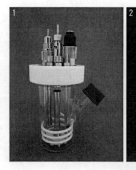

写真2

[*1] Masanori Wada　エイブル㈱　開発部　主任
[*2] Yoichi Ishikawa　エイブル㈱　代表取締役
[*3] Katsuhisa Matsuura　東京女子医科大学　先端生命医科学研究所・循環器内科　特任講師

液量100～150mL）のバイオリアクターを最大8チャンネル装備可能である。各チャンネルは独立して温度，撹拌，pH，溶存酸素濃度を任意に設定・制御可能である。

5.2.2　バイオリアクターの設計

　バイオリアクターの設計においては，細胞種や目的によって適切な撹拌と通気の方法を選択する。物質生産等に用いられ単細胞で旺盛に増殖し比較的酸素要求の高い細胞種にはタービン型撹拌翼とスパージャーあるいは多孔質チューブを通気手段として用いる（写真2-1）。マイクロキャリアを用いた浮遊撹拌培養においては，シェアストレスに対する感受性が高い細胞種を使用する場合には，撹拌翼回転数を低く設定すると培養槽内の流速が低いポイントに比重が大きくなったマイクロキャリアが滞留してしまう。一方，胚性幹細胞の浮遊撹拌培養による細胞凝集塊形成においては，シェアストレスへの感受性がさらに高くなり，細胞生育に伴い細胞凝集塊の比重は徐々に増してくるため，培養が不均一になりやすい。我々は，マイクロキャリア培養やヒトES/iPS細胞も培養可能な低シェアストレス・均一撹拌バイオリアクターを開発している（写真2-2）。

5.3　スケールアップ培養用途のバイオリアクター

5.3.1　一般的な通気撹拌型バイオリアクター

　目的細胞をその性質を維持したまま増幅培養しようとしたとき，細胞播種密度と目標到達細胞数から培養液量を決める。これらの条件は前項のような小型リアクターであらかじめ検討しておき，数倍から10倍程度のスケールアップを行う例が多い。一例として，連続培地交換による高密度培養システムを紹介する。バイオリアクター（写真3）は温度，撹拌，pH，溶存酸素濃度を任意に設定・制御可能であり，培地を連続的に交換するシステムを備える（図1）。図中の沈

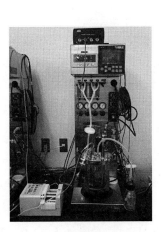

写真3

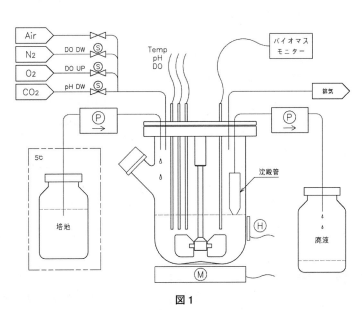

図1

幹細胞医療の実用化技術と産業展望

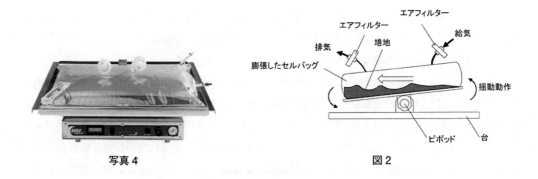

写真4　　　　　　　　　　図2

殿管はマイクロキャリアや細胞凝集塊のような比重の大きな粒子を分離し，清澄液だけを排出する。マウスES細胞は，このシステムを用いた10日間の連続培地交換培養で350倍に増幅した。我々は，このように培地交換などの手間をほとんどかけずにコンスタントに目的細胞を増幅する手法を開発している。

5.3.2　シングルユースバイオリアクター

15年ほど前から海外でシングルユースの滅菌済みプラスチックバッグを利用した動物細胞培養装置が普及しはじめ，近年日本でも研究用だけでなく，物質生産用培養タンクの代替としても用いられて，急速に普及し始めている。本項ではピロー型のバッグに培地を張り込み，培地上面に通気しながらシーソーのように揺動するWAVEバイオリアクターを紹介する。作動概念図（図2）と全容20L（最大張り込み10L）バイオリアクター（写真4）を示す。従来の攪拌翼を備えたバイオリアクターと同様にpH，DOの計測制御が可能である。いくつかの利点があるが，気液接触面積が広いので縦型の培養槽に比較して酸素供給効率が高い，攪拌方式が低シャアストレスを実現しやすいことが特徴である。

5.4　培養工程のオンラインリアルタイムモニタリング

5.4.1　非接触式濁度計

培養工程を管理する指標として細胞数の計測が重要なのは言うまでもないことだが，小容量のバイオリアクターでは，多連化によってサンプル点数が増加してしまうことや，培養液が減少してしまうので頻繁にはサンプリングできないという問題点がある。我々が新たに開発したLEDを光源とした簡易な濁度計（写真5）は，培養槽内にプローブを挿入せず，培養槽の外側から光をあてて非接触で濁度を計測することができる。安価なLED光源を使用しているので，従来のレーザー濁度計より培養槽あたりの単価が低コストであり，非接触計測であるので多様な形状のリアクターに適用可能であることが特徴である。単細胞で増殖する細胞の濁度計測が可能である。

5.4.2　静電容量式バイオマスモニター

マイクロキャリアやES/iPS細胞の浮遊培養における細胞数の計測は，サンプリングしたマイ

第5章 製造設備・工程装置・運用サービス

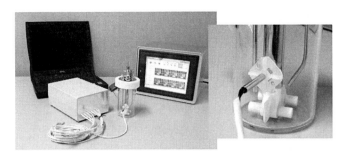

写真5

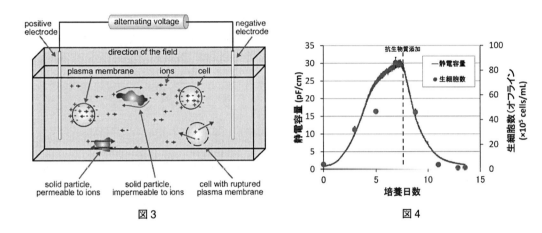

図3　　　　　　　　　　　　　　　　　図4

クロキャリアあるいは細胞凝集塊を酵素処理によって単細胞を回収する必要があるので個人差がでやすい作業であり，非侵襲的なオンライン計測手法の導入が望まれる。ABER社（イギリス）のオンラインバイオマスモニターは，培養液中に挿入した電極に交流電場を発生させ，膜を保持した細胞（生細胞）だけが電場中で静電容量を有するという性質を利用して間接的に生細胞数を計測するという手法である（図3）。このセンサーを前項のスケールアップ用のバイオリアクターに取り付け，マウスES細胞の増殖と抗生物質による細胞選別過程をモニタリングしたところトリパンブルー染色による生細胞数の計測結果と高い相関を示した（図4）。このことは，静電容量がES/iPS細胞の培養工程の有用な指標となることを示している。同様にマイクロキャリア培養にも応用可能である。

5.5　おわりに

世界のバイオリアクターメーカー各社は従来の固定配管・再使用容器のリアクターに代わりフレキシブル配管・シングルユースのリアクターの開発を進めている。近年の世界的な抗体医薬，ワクチンの増産により製薬メーカー各社が多品種・少量生産に対応しなければならなくなってきていることが一因である。一方でセンシング技術の進歩により培養液量の微小化も進んでいる。

193

幹細胞医療の実用化技術と産業展望

海外では数 mL から 10mL 程度の多チャンネルで個別にセンサーを備えたバイオリアクターも登場してきており，たとえば製薬における候補物質のスクリーニングにも用途が拡大している。幹細胞を再生医療に応用する動きはすでに始まっている。この分野におけるバイオリアクターの役割は，安全かつ確実に目的細胞を増やすことである。そこでは，リアクターとセンサーのシングルユース化，培養工程の非侵襲的なモニタリング技術，送液ポンプやチューブ接合などの周辺技術の充実が求められるであろう。

謝辞

　本研究の一部は，総合科学技術会議により制度設計された最先端研究開発支援プログラムにより，日本学術振興会を通して助成されたものである。

6 工程自動化装置の産業化と国際動向

中嶋勝己[*]

6.1 概要

　工程自動化装置とは，細胞加工を実施する事業者における概念で，培養の一部を自動化するのではなく，必要な培養工程の一連を自動化するものである。本節で例として取り上げる骨髄由来間葉系幹細胞を使った軟骨再生の場合では，患者由来の骨髄液を装置に入庫した時点から，培養の結果，移植必要量に達した間葉系幹細胞をヒアルロン酸に混ぜて装置から出庫するまでの工程を自動化する工程自動化装置である。

　自動化装置の開発コンセプトとして，手培養の手法を，クリーンロボットを使って自動化することとした。再生医療の普及が始まる段階では，まず，手培養で調製した細胞が承認を受けた後，市場の拡大とともに自動培養に移行すると考えられる。その時点で，製造法の変更申請が必要となるが，手培養の方法に準拠することで，手培養から自動培養へのスムーズな移管を目指している。

6.2 工程自動化装置の開発

　臨床用の細胞自動培養装置の開発では，培養した細胞が臨床に使用できると認められる自動培養装置のスペックが標準化されていない。そこで，GMPで求められる条件を基本に，多様なプロトコルに対応可能な，汎用的な装置の開発を目指した。品質の確保とコストの低減を両立し，ユーザーにとっての価値を生むことができるように，以下の設計目標を設定した。

(1) **GMP対応**
　① 汚染を起こさないこと
　② 間違いを起こさないこと

(2) **事業者にとってのメリットの提供**
　③ 同時培養する患者数の増加
　④ 同時培養する細胞数の増加
　⑤ 無人化
　⑥ 多種の細胞への対応

　図1に開発した臨床用の細胞自動培養装置の外観を示し，そこに反映した技術の代表例を，ここでは，紹介する。

　①と③のキー技術として，装置を過酸化水素蒸気による滅菌レベルの自動除染を可能なものとした。この自動除染機能は，パスボッ

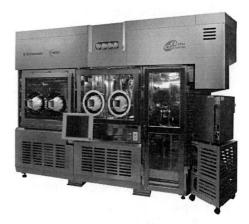

図1　開発した臨床用の細胞自動培養装置の外観

＊　Katsumi Nakashima　川崎重工業㈱　システム技術開発センター　MDプロジェクト室長

クスと培養操作部に設けた。培養操作部とは，ロボットが動き，培地交換や継代等を実施する場所で，CPCにおける安全キャビネット内に相当する。CPC内で安全キャビネットは，グレードBのクリーン空間に設置する必要があるが，パスボックスに自動除染機能を設けることで，自動培養装置の設置場所は，グレードC以下にすることが可能となる。培養操作部に自動除染機能を設けることで，培養対象が入れ替わるチェンジオーバー

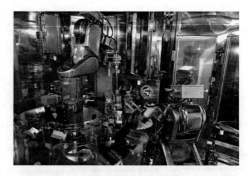

図2　2台のロボットによるピペッティング

時の除染が自動化できる。1つの装置内で，複数の患者由来の細胞を培養したとしても，1人の培養操作終了後に自動除染を行えば，次に別の患者の細胞を取り扱うことが可能になると考えられる。これにより，多患者の細胞を同時に自動培養することが可能となる。

　また，観察装置を装置内に設け，汚染の危険なく，細胞の顕微鏡観察が可能とした。研究者の判断支援や自動継代実施が可能となる。細胞を取り出す回数が減るので，人件費も低減できる。

　培養の自動化は2台のロボットを使って実現した。培養操作の自動化にあたっては，手培養の手法をできるだけそのまま自動化し，移行を容易にする。培養プロトコルの自動化移行を低減するとともに，変更後の承認取得も容易になると考えられる。基本的には，人がクリーンベンチ内で両手を使って行う培養操作を，ロボット2台を右手/左手として置き換えた。そのため，培養容器等は，人が使う容器そのままである。ただし，一部はロボットが操作しやすい機器に置き換えている。図2は2台のロボットを使い，継代培養におけるピペッティングの状況を示している。

　人介入用にはグローブボックスを用いることでマイナーな培養手法や培養目的以外の仕様に対応する。手作業に対応したCPCが不要となり，装置を設置する施設の建設費と維持費を低減できる。

　また，P2適合を可能とし，遺伝子治療用の細胞培養のウイルス使用等，封じ込めが必要な負圧使用にも対応できるようにした。多用途の装置を開発することで，装置の販売台数の増加が期待され，装置価格の低減が可能となる。

6.3　工程自動化装置の実用化

　本装置で培養した細胞を臨床に使用するには，ヒト幹指針に申請し，承認を得る必要がある。そこで，武庫川女子大学脇谷教授の指導を受け，教授が手培養で開発中の骨髄液から間葉系幹細胞を自動培養し，軟骨を再生する臨床研究への使用を目指している。装置内に入れられた骨髄液は，初代培養で，遠心分離によって，凝固防止用のヘパリンの成分を除去後，フラスコに播種される。数回の培地交換の後，継代を行い，さらに数回の培地交換の後，約3週間で，必要量の間葉系幹細胞が得られる。図3に培養プロトコルの概要を示す。現在，ヒト幹指針申請に必要な

第5章 製造設備・工程装置・運用サービス

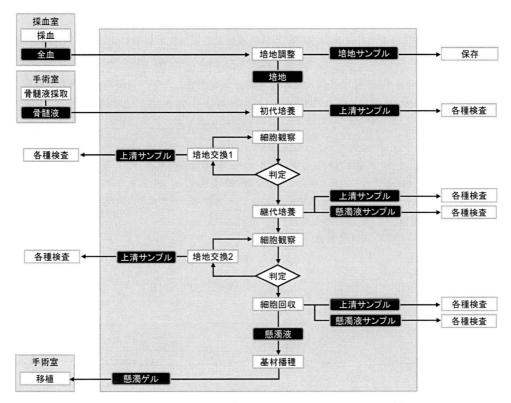

図3 培養プロトコルの概要

データ所得のための実証試験を実施中で、間もなく申請予定である。

さらに，これまで実施した試験の結果から，装置をより良いものにするための改良を実施し，製品発売した。図4に製品機の外観を示す。

6.4 国際動向

自動細胞培養装置において，歴史が長く，かつ，市場に出された製品が多いのは英国のTAP Biosystems社（以下，TAP社）である。

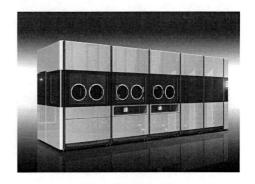

図4 製品機の外観

1987年の創立で，1988年に初めて自動細胞培養装置Cellmateを販売開始した。工程自動化装置といえるものとしては，2001年にSelecTを販売開始し，2005年にその簡易版（内蔵するインキュベータが小さい，使える培地の種類が少ない等の簡易版）のCompacT SelecTを販売開始した。しかし，いずれも，創薬に使う株化細胞の培養を対象としたものである。

現在，TAP社は，医療適用を目指した研究開発を実施中で，ホームページや学会，展示会等

幹細胞医療の実用化技術と産業展望

での情報では，Cellbase CT，CompacT SelecT SC を製品発売している。CT は Cell Therapy，SC は Stem Cell の意味であり，細胞治療や幹細胞医療での実用化を目指している。

2012 年 9 月にオーストリアのウィーンで開催された TERMIS-WC2012（国際再生医療学会世界大会）においては，TAP 社は 3 次元組織の培養装置を出展したが，自動培養装置による再生医療の実績等に関する発表や展示は行わなかった。

謝辞

本装置開発に支援いただいた独立行政法人 新エネルギー・産業技術総合開発機構，及び，ご指導をいただいた武庫川女子大学 脇谷滋之教授，東大医科学研究所 田原秀晃教授，産業技術総合研究所 浅島誠センター長，国立成育医療研究センター研究所 阿久津英憲室長，大阪大学 澤芳樹教授，大阪大学 西田幸二教授，大阪大学 紀ノ岡正博教授，その他の関係者に謝意を表する。

7　臨床施設での安全運用支援

飯野直子[*]

7.1　はじめに

現在，我が国において未承認の細胞・再生医療の臨床研究は，「臨床研究に関わる倫理指針」や「ヒト幹細胞を用いる臨床研究指針」等の指針にのっとり実施される。また，臨床施設で自由診療として細胞・再生医療を実施する場合の指針としては，平成22年3月に厚生労働省から出された「医療機関における自家細胞・組織を用いた再生・細胞医療の実施について（以下「医政発0330第2号」）」があり，細胞・再生医療の実施体制についての方向性が示されている。

医政発0330第2号の要旨は以下のとおりである。

・治療実施体制については「ヒト幹細胞を用いる臨床研究に関する指針」「臨床研究に関わる倫理指針」等に基づき実施する。

・一貫したインフォームドコンセントを実施する。

・倫理委員会を設置し運用する。

・安全管理体制を整備する。

特に細胞・再生医療を実施する際の細胞の加工・品質管理の在り方については『①「治験薬の製造管理，品質管理等に関する基準（以下「治験薬GMP」）」②「ヒト又は動物由来成分を原料として製造される医薬品等の品質及び安全性確保について（以下「1314号通知」）」及び③「ヒト（自己）由来細胞や組織を加工した医薬品又は医療機器の品質及び安全性の確保について（以下「ヒト自己指針」）」に規定するところによるものとする。(0907各号)』とされている。③は②の別添2の改訂版と位置づけになっている。

私共は，臨床施設において，細胞療法を臨床研究ならびに医師法下において実施する場合の個々の臨床施設が抱える課題を解決し，実施体制整備の支援の経験を積んできた。以降に現在，私共が各臨床施設に実施している支援の中でも特に安全体制整備に関する事項を述べる。

7.2　治験薬 GMP と各種通達

治験薬GMPはGCP省令第17条第1項及び第26条の3に規定される「治験薬」を製造する際に遵守すべき適切な製造管理及び品質管理の方法並びに必要な構造設備に係る事項を定めており，医政発0330第2号では，再生・細胞療法における臨床施設での安全運用，製品の品質を担保するための品質管理システムとしている。実際には，「ハードとしての施設・設備」と「ソフトとしての運用」について規定している。治験薬GMPに基づいた品質管理システムを臨床施設で構築することは，細胞・再生医療製品の品質担保の為に重要であると考える。

治験薬GMPは医薬品を製造する際に遵守するべき省令である「医薬品及び医薬部外品の製造管理および品質管理の基準に関する省令（厚生労働省令第179号；GMP省令）」と異なり，使用

---

* Naoko Iino　テラ㈱　取締役専務執行役員

幹細胞医療の実用化技術と産業展望

範囲が治験に限られた開発途上の製品に対する品質管理システムであり，管理の幅を持たせた運用が可能な内容となっている。

一方で，治験薬 GMP は化合物の医薬品を想定しており，細胞・再生医療の実施においては，細胞製品特有の品質管理を構築する必要がある。これに関しては「1314 号通知」及び「ヒト自己指針」「0907 各号」に規定されており，細胞製品の品質・安全性確保のガイドラインとなっている。安全性に関して最も強調されているのは，「細菌，真菌，ウイルス等の汚染の確認・対策」である。

以上，施設・設備，品質管理システムの面から細胞製品の製造における安全運用を構築することが重要になる。実際には，臨床施設ごとにその規模や医療提供体制が異なるため，一律では無く，施設の規模に合わせた安全運用の体制を構築する必要がある。

以降に，現在の規制環境下において，私共が実施している臨床施設での治験薬 GMP に準拠した品質管理システム，言い換えれば本節のテーマである安全運用の体制構築の支援について述べる。

7.3 ハード面に関する安全運用

培養設備は細胞の単離から，増殖，分化誘導，出荷に至るまで細菌汚染や異物混入を防ぎ，計画的に細胞を増殖，分化誘導させるために重要な施設である。細胞製品の品質を確保し，なおかつ製造コスト，製造規模を考慮して設計をしなければならない。今回は，現在弊社がコンサルティングをしている臨床現場での細胞の設備および高い品質の確保が要求される細胞培養設備の現状について述べる。

7.3.1 基本的な培養設備の構成

基本的な培養設備としては，培養作業に要求される高い洗浄度，無菌性を維持するためのアイソレータシステム（もしくは，安全キャビネット，クリーンルーム等），細胞を適切な温度で培養するための CO_2 インキュベータ，細胞を観察するための倒立顕微鏡，培養に関する試薬，材料を保管するための薬用保冷庫，細胞を凍結するための液体窒素タンクや冷凍庫，培養中に出た廃棄物を滅菌するためのオートクレーブなどが必要である。

設定した基準，作業にはその妥協性を科学的に説明する必要がある。また，設定した基準をクリアできるように作業を検証し，これらを文書化すること，いわゆるバリデーションである。したがって，細胞・再生医療を支援する機器はこれらのことを考慮しなければならない。そのため，全体のシステムを構想する時点でデザインバリデーションにて基本設計思想を明確にし，バリデーションマスタープランを作成することが治験薬 GMP 実現の近道と考える。

細胞・再生医療に用いる細胞のプロセッシングは，前述のとおり治験薬 GMP に準ずることが重要である。治験薬 GMP には 3 原則（汚染防止，人為的ミスの防止，品質保証）があり，これらを実現するための組織体制や責任体制を明確にした上ですべての作業に対して手順書を作成し，その作業に関するデータや記録を残す必要がある。

第 5 章　製造設備・工程装置・運用サービス

7.3.2　汚染防止

ゾーニングと室圧管理を実施したうえで，アイソレータシステムを用いることで，高度な無菌管理が実現されている。ゾーニングの環境は，微粒子の数だけを対象としているわけではなく，環境微生物のコロニー数が重要である。したがって，クリーンルーム，セルプロセッシングアイソレータにおいても，機械的な動作性能を保証するバリデーションだけでなく，清掃手順の設定や微生物の評価が重要になる。また，無菌管理で重要な事項は，清浄度の他に外部への微生物汚染の防止である。これを実現するために，アイソレータシステムには排気側のフィルターにHEPA フィルターを搭載し，バイオハザードについても対策を行なっている。ソフト面では，人員・資材の持ち込みの制限などがある。

7.3.3　人為的ミスの防止

交差汚染，検体の取り違い防止の実現のために人員・資材，それぞれの動線管理を行い，バーコードシステムを活用した作業管理システムが必要となる。

具体的な対応の例として以下がある。

①隣接するドアはインターロック制御を行い，同時に開くことは避ける。
②CO_2 インキュベータ等は患者もしくは細胞種ごとに個別管理する。
③細胞，試薬等の材料等バーコード管理し，目視確認とシステム確認のダブルチェックを行う。

7.3.4　品質保証

最終製品の品質に影響を及ぼす可能性のあるパラメータ（微粒子数，培養温度，CO_2 濃度，細胞，試薬の保存温度等）を集中監視システムにてリアルタイムモニタリングシステムで監視し，感染症検査等をする。製造記録を残す事と同時的にバリデーションの目的を達成させる。

7.3.5　アイソレータシステムについて

アイソレータシステムとは，閉鎖系グローブボックスに除染パスボックス，細胞培養モジュール，細胞遠心モジュール，細胞観察モジュールから構成され，それらが無菌的に結合されている。基本的にモジュールは着脱可能である。グローブボックス，その他全てのモジュールを除染できる過酸化水素蒸気除染機能が内蔵され，高度な無菌環境を実現でき，細胞製品の安全性を担保する事ができる（図 1）。

私共はこれまで，関連施設において，三洋電機（現 Panasonic）製セルプロセッシングアイソレータを用い，がんの免疫療法の一種である，樹状細胞ワクチン療法を実施しており，アイソレータシステムを使用した培養経験は約 5600 例になる。（2012 年 9 月末現在）

アイソレータについて「操作性の悪さ」を指摘されることがある。しかし，弊社が技術提供して

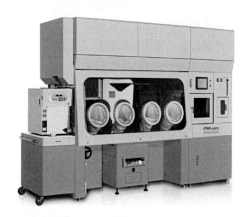

図 1

いる施設では，ほとんどの施設でアイソレータシステムを採用し，すべての作業者は安全キャビネットでの作業時間と変わらない作業効率を達成しているので，その点については，教育訓練を整備し実践をしていくことで対処できるものと理解している。

7.4　ソフト面に関する安全運用

前項，臨床施設で細胞・再生医療を実施する際には，治験薬 GMP に準拠した安全運用の品質管理システムを構築することが重要であることを述べた。治験薬 GMP が要求する安全運用の主要な事項は以下の4点である。

①重要事項の確実性をあらかじめ検証する。

②検証され標準化された手順書に従って製品を製造する。

③実施した記録を残す。

④責任体制を明確にする。

①は，バリデーションで，作業工程と設備機器について実施する必要がある。②については，治験薬 GMP では製造管理，衛生管理，品質管理の面から作成が要求されている文書がある。重要なことは，細胞製品の品質に関わる作業内容を明確にし，手順書に組み込むことである。③は，手順書通りに作業した記録であり，①～③により製品の品質を担保する。また④は製造管理と品質管理は別部門で行うよう定められており，担保の質を確保する。

7.5　安全運用体制構築の支援

安全運用体制を臨床施設で構築するには，実際の運用に関わる職員が細胞・再生医療の品質管理システム，特に治験薬 GMP の概要，目的・必要性，実際の運用を理解する必要がある。しかしそれは，"治験薬 GMP に準拠した体制の構築の結果として膨大な量の文書を作成し保管する"という手間が増える等，作業現場レベルは多くの負担が要求される。こういった面を考慮し，私共は，安全運用体制構築の支援にあたって以下のようなプログラムを実施している。

①勉強会等による安全運用についての教育訓練支援

②手順書等の文書整備支援

③記録書の書式整備支援

④記録書承認等の運用を含めた責任体制整備支援

⑤運用の支援・監査

①については，医師を含め，細胞・再生医療に関わる職員に対し，独自に作成した資料を用いながら，品質管理システム，特に治験薬 GMP や細胞・再生医療に関する規制等について教育訓練の支援を行っている。②については，治験薬 GMP で作成が要求されている文書を含め，各臨床施設の規模や実状に応じた品質管理システムの構築に保証に必要な手順書の作成を支援している。③については，記録するべき項目の抽出を含めて，記録書フォーマットの作成を支援している。④については，臨床施設の運用体制や体制規模を考慮し，作業者に負担がかからず，かつ円

第5章　製造設備・工程装置・運用サービス

滑に運用可能な責任体制の構築を支援している。⑤については，治験薬 GMP の要求事項を基に，安全運用の状況を確認・評価し，必要となる支援内容や作業スケジュールを臨床施設職員と相談しながら決定する。一定期間の試験運用の後，支援による運用の改善を評価し，その後の運用の自己点検・監査についても支援を行っている。

　支援のポイントは，臨床施設の規模や運用体制に応じた安全運用の内容について適切な助言やノウハウを提供することと考えている。取り扱う細胞製品や施設・人員の規模の違いにより，作業量や責任体制が異なり，具体的な作業内容や記録書の確認・承認等の運用も異なる。以下に施設の規模を分けて実際に安全運用体制の構築を支援した内の二例を紹介する。

7.6　安全運用支援の実際
【例1：同一 CPC で複数のプロジェクトを実施している臨床施設の場合】（図2）

　この施設は，同一の CPC を複数のプロジェクトでシェアしており，CPC の運用が各プロジェクトで設定され，「ダブルスタンダード」の状態になっている側面があった。そこで，CPC の運用に関わる共通の運用部分とプロジェクト特有の運用部分に分けて，手順書及び記録書から成る文書体系の再構築と統一を支援した。各プロジェクトおよび CPC 管理責任者との調整を図る必要があったことから，この調整作業に時間を要し，初期の支援業務は5ヶ月に及んだ。

　責任医師や作業担当者の治験薬 GMP に準拠した安全運用体制構築に対する意識レベルが非常に高く，責任体制の構築や作成した文書の読み合わせ等，支援活動自体は円滑に進めることが出来た。

【例2：小規模の臨床施設の場合】（図3）

　臨床施設内で実施しているプロジェクトの一つであり，細胞製品の製造実施体制としては最小の責任医師1名，作業者1名で，施設としても必要最小限である。運用面については，資材購入が物品により資材部経由またはプロジェクトの直接購入と複数のルートがあり，資材の受入確認や品質確認の手続きが煩雑になっている等，運用状況の確認や手順書作成の支援に時間を要した。また，作業担当者が作業中の場合等は，支援活動を進められない場合がある等，支援活動が難しい場面もあった。

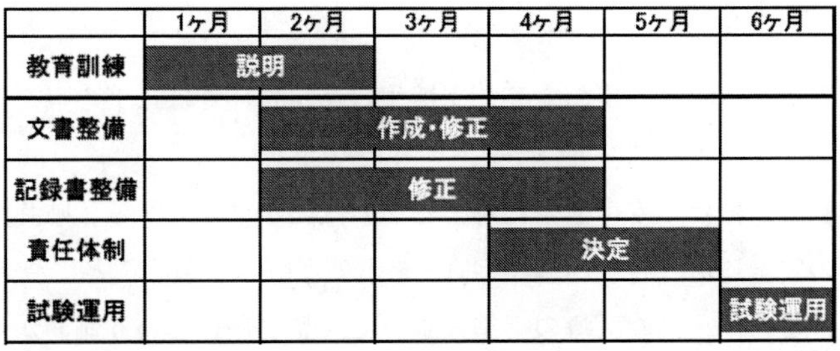

	1ヶ月	2ヶ月	3ヶ月	4ヶ月	5ヶ月	6ヶ月
教育訓練	説明					
文書整備		作成・修正				
記録書整備		修正				
責任体制				決定		
試験運用						試験運用

図2

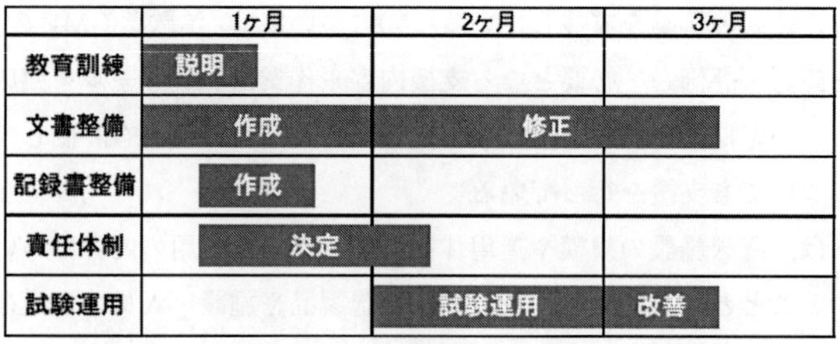

幹細胞医療の実用化技術と産業展望

	1ヶ月	2ヶ月	3ヶ月
教育訓練	説明		
文書整備	作成	修正	
記録書整備	作成		
責任体制	決定		
試験運用		試験運用	改善

図3

　さらに責任医師はプロジェクトを兼務しており非常に多忙であることから，極力医師に負担をかけない責任体制と安全運用の構築が求められた。

　一方で，実施体制が小規模であり，作業担当者が非常に協力的あったことから，初期の支援活動は2.5ヶ月で終了した。

7.7　安全運用支援の課題と今後の取り組み

　細胞・再生医療を実施している臨床施設へ安全運用の構築の支援を実施している中で，以下のような状況が生じる場合があった。

- ・再生・細胞医療を実施する上での安全運用，特に治験薬 GMP の概念の理解が不十分もしくは誤解している方，特に「○○をすれば，GMP に対応したことになる」という考えを持った方が多い。
- ・治験薬 GMP に準拠した安全運用に対して作業現場のレベルでは「手順書作成や記録の管理の作成・保存等の手間が増える」，つまり「面倒」というイメージが強いことがあった。そのため安全体制の構築に消極的・非協力的になる傾向がみられた。（※こういう場合，支援活動が難航する傾向があった。）
- ・作業担当者が治験薬 GMP の目的や意義を理解し，手順書に基づいた作業や記録書の作成を実施するようになる場合があった。
- ・不備がある実施事項についても，自己点検の実施や外部からの監査により，良い PDCA サイクルを開始することが可能である。例えば文書改訂等は今後改善されていくことが十分予想された。

　これらのことを踏まえ，安全運用の構築を支援する際，弊社では以下の点が重要な事項であると考える。

- ・円滑な支援活動の為には，安全運用に対する高い意識が重要である。勉強会等による「品質保証」としての安全運用，特に治験薬 GMP を十分理解して頂くことに注力する。
- ・臨床施設における再生・細胞医療の実施について，品質保証という側面から施設全体の協力や共通認識を得ていく支援活動をする。

第 5 章　製造設備・工程装置・運用サービス

・CPC 内の衛生管理の面から，将来的には「医薬品等の承認又は許可等に係る申請等における電磁的記録及び電子署名の利用について（ER/ES 指針）」に基づきペーパーレスの電子的な管理の構築を目指す。

7.8　おわりに

　臨床施設における細胞・再生医療の実施には，施設内に新たな医療提供体制を構築する必要があり，そのためには私共のように体制支援をする企業のみならず，実施に関わる関連企業が連携し，これまでにない「細胞・再生医療のトータルソリューションシステム」とも言える概念に基づく安全運用体制支援が必要になると考える。さらに，このシステム運用構築には患者，医師をはじめとする医療従事者等に相応の知識や経験を必要とする。私共が実施している安全体制支援プログラムをひとつの経験として，今後の規制環境に即応した，より良い支援プログラムを構築し，実践したいと考えている。

　最後に本節執筆にあたり，数年にわたり，試行錯誤しながら，臨床施設おける安全提供体制支援の基盤づくりに尽力した浜地裕樹氏他，弊社研究開発・技術開発の社員に謝辞を述べる。

205

第6章　細胞の保存・搬送

1　医療機器開発ガイドライン策定事業におけるヒト細胞・組織の搬送に関するガイドライン

廣瀬志弘[*]

1.1　はじめに

　新しい医療機器や医療技術が医療現場で普及していくためには，医療機器の技術シーズ開発と並行して医療機器の評価や審査の基準を定めていく必要がある。これによって，研究開発の方向性と事業の経済的見通しを明確化できるとともに，信頼性の高い製品を世に送り出すことが可能となる。このような背景のもと，平成17年度より，経済産業省による「医療機器開発ガイドライン評価検討委員会」及び厚生労働省による「次世代医療機器評価指標検討会」が設置された。産業技術総合研究所では，経済産業省より医療機器に関する開発ガイドライン作成のための支援事業を受託し，ガイドライン作成のための実務者委員会を構成し，分野ごとに事務局担当者を定めて，関連の医学系・工学系学会及び関連企業からの専門家を中心としたワーキンググループ等の運営により，諸外国における医療機器に関する標準やガイドラインの調査を実施するとともに，医療機器開発におけるガイドライン策定のための素案作成をおこなっている（図1）。

　代表的な新しい医療技術である再生医療分野に関しては，日本発の技術として，ヒトiPS細胞の樹立が挙げられることからも，日本の再生医療技術は世界のトップレベルであることには異論がない。また，細胞操作の基盤技術の1つに日本発の技術である細胞シート化技術が挙げられる。この技術は，既に自己細胞を用いた角膜再生治療や重症心疾患治療において臨床応用されており，臨床症状が大幅に改善されることが報告されている。最近では，細胞シートを積層する技術や積層した細胞シートに毛細血管を誘導する技術など，従来では不可能であった基盤技術が格段に進展しており，細胞シートを利用した再生治療が多様な疾患領域へと拡大することが期待されている。さらに，この細胞シートを製品として供給する企業も生まれてきており，これらの企業の活動を加速化するためにも適切なガイドラインが必要である。再生医療は，従来型の対処療法的治療技術と異なり，組織再生により，構造・機能を再生させる先端的根治技術である。組織を再生するためには，細胞を操作した後，患者へ戻すプロセスが必要になるが，全く新しい治療技術であるため，各段階を担う医療産業群を育成し，支援するためにも適切なガイドラインの策定が望まれている。このような情勢により，平成17年度に再生医療分野（細胞シート）開発ワーキンググループ（以下，再生医療WG）が設置されるに至った。

　＊　Motohiro Hirose　㈱産業技術総合研究所　ヒューマンライフテクノロジー研究部門
　　　主任研究員

第6章 細胞の保存・搬送

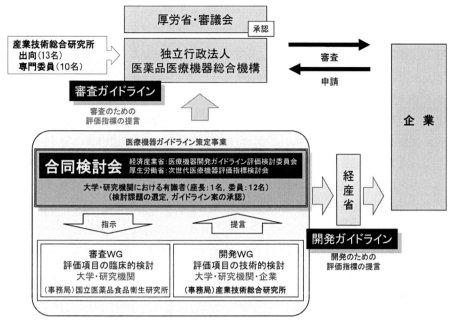

図1 「医療機器開発ガイドライン評価検討委員会」及び「次世代医療機器評価指標検討会」

1.2 再生医療分野におけるガイドライン策定の意義

　再生医療製品に関しては，平成25年1月現在，日本ではわずかに2製品が製造販売承認にこぎつけたのみという状況であり，再生医療を産業化し，迅速に社会に還元していくことが強く求められている。再生医療の産業化を促進するためには，医療機関，大学・研究機関の活動と併行して，再生医療製品を製造する民間企業の参画が不可欠である。再生医療製品の製造には，細胞の増殖・加工などの複数のプロセスが存在し，全てのプロセスが閉鎖空間内で無菌的に実施されることが必要である。また，現在，再生医療製品の製造において，クリーンルーム型セルプロセッシングセンター（CPC）が使用されており，建設・維持・運営費が高額であり，微生物検査，作業人員の人件費なども加えるとコストが莫大になる。さらには，細胞操作の安定性，クロスコンタミネーション・作業ミスの防止等，安全性を担保するために，現在，これらのプロセスは，ほぼ全て手作業でおこなわれており，再生医療の普及化，産業化のためには，革新的な製造システムの構築が期待されている。例えば，アイソレータ技術と無菌的に脱着可能な無菌接続装置技術の組み合わせにより，再生医療製品の製造にかかる人手・時間・コストが大幅に削減できる可能性がある。また，日本発の無菌接続装置が国内外の装置群に組み込まれることにより，日本が再生医療関連機器の開発で世界をリードすることも可能である。既に，国際標準化機構（ISO）の再生医療関連の専門委員会（TC）であるTC 150（Implants for surgery）[1]，TC 194（Biological evaluation of medical devices）[2]およびTC 198（Sterilization of health care products）[3]において，再生医療周辺技術の標準化作業がおこなわれつつある。現在のところ，再生医療用途の培養

207

幹細胞医療の実用化技術と産業展望

装置や無菌操作プロセスに関しての規格は存在せず，我が国が得意とするロボット技術と組み合わせたこれら装置や製造プロセスの国際規格の策定は，日本の再生医療産業の国際市場での優位性を確保し，産業競争力を強化するために必須であると考えられる。

　自己細胞を用いた再生医療の場合は，臨床研究（トランスレーショナルリサーチ）段階にある技術が多いが，この段階に関しては，厚生労働省より平成18年7月3日（平成22年11月1日全部改正）に「ヒト幹細胞を用いる臨床研究に関する指針」（以下，ヒト幹細胞指針）[4]が施行されており，医師と被験者の合意の元，この指針に従って臨床研究を実施することが可能になっている。細胞操作工程を医療機関内で実施することはもちろん可能であるが，臨床研究をより迅速に発展させるためには外部機関との連携も視野に入れることが必要であり，国民の要望にも合致する。こうした状況を鑑みると，企業が再生医療製品を製造する上での，製造プロセスに関するガイドラインをあらかじめ策定しておくことは十分に意義のあることである。上記の厚生労働省指針に加え，医薬発第1314号別添1，薬食発第0208003号，および薬食発第0912007号等の通知が既に発出され，更に平成24年9月7日付けで，ヒト体性幹細胞（薬食発0907第2号，同第3号）iPS細胞（同第4号，同第5号）ならびにES細胞（同第6号）を対象とした通知が発出されるに至っている。これらの内容に準拠しつつ，再生医療の産業化を促進し得るガイドラインを策定することが肝要である。

　このような再生医療製品製造に関する至近の将来像を鑑み，再生医療WGにおいて，平成20年度に，筐体密閉型のアイソレータにおける細胞培養操作のための設計・開発ガイドライン，平成21年度に，アイソレータ設備に必須であるパスボックスの設計・開発のガイドライン，さら

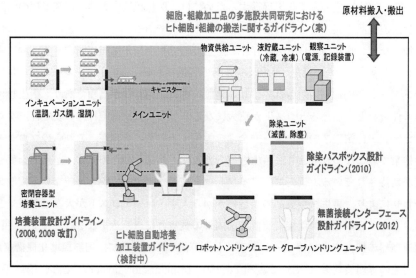

図2　再生医療分野（細胞シート）開発ワーキンググループでのガイドライン作成活動

第6章　細胞の保存・搬送

に平成22年度に，無菌接続装置の設計ガイドラインを作成し（図2），策定されたガイドラインについて，経済産業省ホームページにて公開している[5]。

1.3　ヒト細胞・組織の搬送に関するガイドラインの策定

再生医療WGは，上述のとおり，平成17年度より一貫して再生医療の産業化促進のための開発ガイドラインを整備していくことを目的として活動している。平成22年度にヒト幹細胞指針（医師法下における規制指針）が改正され，多施設における再生医療の実施が可能となった。この改正指針に，搬送に係る留意点の記載がある。また，医政発0330第2号「医療機関における自家細胞・組織を用いた再生・細胞医療の実施について」[6]の「第3章2. 搬送」に以下の記述がある。

①搬送には，採取した細胞・組織の搬送と加工したものの搬送があるが，いずれも温度，気圧，無菌性のバリデーション，搬送時間の管理などが重要である。

②両医療機関においては，これらの条件を含め，品質が確保されるよう適切に検証し，搬送体制についても明確に定めておくことが必要である。

③専用の搬送容器の開発や搬送の担当者の教育が前提となる。

このような通知の発出を受け，ヒト細胞・組織の搬送に係る留意点を明確にできれば，再生医療の推進に寄与できると考え，平成23年度に本WGで，下記，ヒト細胞・組織加工品の搬送に関するガイドライン（案）を作成した。

細胞・組織加工品の多施設共同研究におけるヒト細胞・組織の搬送に関するガイドライン（案）

1.　緒言

ヒトの細胞・組織は，通常の化学物質とは異なる特性を有しているので，多施設間の搬送にあたり，細胞・組織の品質を安定に維持できる保存条件，搬送条件の実施要領は，その特性を十分配慮したものである必要がある。細胞・組織加工品の品質に関しては，細胞数ならびに生細胞数，形態学的特徴，生化学的指標，免疫学的指標，特徴的産生物質その他適切な遺伝型あるいは表現型，細胞の純度，細菌・真菌・ウイルス・マイコプラズマ等の汚染の有無，エンドトキシンの有無，効能，力価を検討する必要があり，取扱いには細心の注意をはらう必要がある。また，細胞・組織加工品は，温度，酸化，光，イオン強度，せん断のような環境因子に特に敏感であるため，生物学的活性を維持し，死滅等を回避するには，一般に厳密な搬送条件，搬送手段を必要とする。多施設間の細胞・組織の搬送にあたり，これらのことを勘案した上で，その安定性を保証する適切なデータを作成するとともに，細胞・組織加工品の力価，純度及び品質に影響を及ぼすさまざまな外的条件がどのようなものであるかを考察する必要がある。ここで考えられる搬送としては，医療機関から細胞加工機関への細胞・組織などの原料搬送，または細胞加工機関から医療機関への細胞・組織加工品搬送が挙げられる。

2.　適用範囲

本ガイドラインは「細胞・組織加工品の多施設共同研究」をおこなうにあたり，生きた細胞・組織（凍結，常温問わず）を他施設に搬送する場合に適用する。なお，既に骨髄移植や血液移植等で搬送に関する運用が確立されている原料については，本ガイドラインの対象とはしない。

3.　用語の定義

・滅菌（sterilization）：病原性，非病原性を問わず，すべての種類の微生物を殺滅し，または除去し，対

象物の中に微生物が全く存在しない状態を得ることをいう。

- ・清浄度グレードＡ：清浄度クラス 100 レベルの作業環境（日本薬局方に準じる）
- ・清浄度グレードＢ：清浄度クラス 10,000 レベルの作業環境（日本薬局方に準じる）
- ・清浄度グレードＣ：清浄度クラス 100,000 レベルの作業環境（日本薬局方に準じる）
- ・一次容器（内容器）：フラスコやマイクロチューブ，Ｔ-フラスコ，ディッシュなど，細胞が直接触れる容器のこと。
- ・二次容器（外容器）：細胞が入った一次容器を収納し，かつ，無菌性維持を目的とし，外界から遮断できる機能を有する容器のこと。
- ・外装梱包：温度維持を目的とする断熱容器と蓄熱材（もしくは保冷材）を組み合わせ，また，緩衝材料で外部からの衝撃を緩和する機能を有し，取手やショルダーベルトなど，搬送時に落下を最小限に防ぐための機能を有する容器のこと。

4. 一般的要件

①原料であるヒト細胞・組織，および，ヒト細胞・組織加工品に直接触れる容器，培養器具は滅菌されたものを用いること。

②原料であるヒト細胞・組織，および，ヒト細胞・組織加工品の搬送に供する搬送溶液等は滅菌されたものを用いること。

③搬送容器は，一次容器，二次容器，外装梱包により構成されること。ここで，必要に応じ，一次容器はその機能を二次容器にて担保することで省略することができる。

④取り違い防止を施した搬送容器であること。

⑤原料であるヒト細胞・組織に対する各種容器内への収納は，各医療機関において，あらかじめ決められた環境下にて実施すること。

⑥ヒト細胞・組織加工品の一次容器および二次容器への収納は，清浄度グレードＡ環境内でおこなうこと。

⑦搬送品の受渡しに関する責任者を予め決定しておくこと。

⑧工程管理の責任者を予め決定しておくこと。

⑨逸脱時の報告体制を予め決定しておくこと。

⑩搬送中にヒト細胞・組織へのＸ線照射がないようにすること。

5. 温度管理

凍結状態，培養状態に関わらず，搬送中の温度をモニタリングできる環境を構築する。

5-1 凍結状態

凍結状態で細胞・組織を搬送する場合は，二次容器に対してドライアイスまたは液体窒素入りドライシッパーを用いて，凍結状態を確実に維持できる環境を構築すること。

5-2 培養状態

フラスコに培地を満たした状態で，液漏れがないことを確認し，二次容器に対して適切な温度の範囲を維持できる環境を構築すること。

6. 搬送容器

外装梱包に用いる容器は，二次容器に対して下記の要件を満たすものを用いる。

①外気温の影響に関するバリデーションがなされる容器を用いること。

②衝撃加速度に耐えることがバリデーションされる容器を用いること。

7. 搬送の工程管理

①温度モニタリング等をおこない，確認・記録すること。

②許容される温度範囲等，事前に定めておくこと。

③搬送時の振動および衝撃による影響については，リスク評価を行うこと。

第 6 章　細胞の保存・搬送

④搬送作業者が，特定の認定者（教育訓練を受けた者）の場合，何回かの実施確認にて，特定の施設間，搬送手段に対して，限定してバリデーションとすることができる。

8. 搬送品の受け渡し確認

搬送品の受渡し時に下記の項目を確認すること。

①二次容器が封印されており，破損・液漏れがないこと。

②搬送時間があらかじめ定められた範囲内であること。

③搬送中の温度があらかじめ定められた範囲内であること。

④一次容器内の搬送溶液等が適切であること。

9. 搬送作業者のトレーニング

搬送の実施者（二次容器から外装梱包を行う者，実際に搬送を担当する者）に対して，あらかじめ少なくとも以下の事項に関する教育訓練を実施すること。

①一次容器収納の標準作業手順

②二次容器収納の標準作業手順

③外装梱包の標準作業手順

④搬送時の標準作業手順

⑤搬送品の受け渡し時の標準作業手順

⑥容器の取り扱いについて

⑦逸脱事項への対処について

1.4　おわりに

再生医療 WG での活動において，再生医療製品の製造プロセスにかかわるガイドラインが着実に整備されつつある。今後は，細胞・組織の採取ならびに再生医療製品の移植を担う病院機関と再生医療製品製造企業との間の運搬・搬入に関するガイドラインの早期策定に加え，再生医療製品の製造プロセスにおいて，製品製造の効率化向上はもとより，取り違え・クロスコンタミネーションの防止，汚染防止および製品の品質向上を目的とした自動化（人手フリー）による製造プロセスに関するガイドラインの策定が必要と思われる。また，本 WG での検討成果を ISO/TC 198/WG 9（Aseptic processing of health care products）をはじめとした国際標準の議論の中で活かしていくために，既に策定したガイドラインについて，英訳を進めるのと併行して，用語を含めた総合的な見直しをおこない，現状との整合性をとりつつ改訂版を策定することも重要な作業と思われる。

文　　　献

1) http://www.iso.org/iso/standards_development/technical_committees/other_bodies/iso_technical_committee.htm?commid＝53058

2) http://www.iso.org/iso/home/standards_development/list_of_iso_technical_committees/

iso_technical_committee.htm?commid = 54508

3) http://www.iso.org/iso/home/standards_development/list_of_iso_technical_committees/
iso_technical_committee.htm?commid = 54576

4) http://www.mhlw.go.jp/bunya/kenkou/iryousaisei01/pdf/01.pdf

5) http://www.meti.go.jp/policy/mono_info_service/service/iryou_fukushi/

6) http://www.mhlw.go.jp/bunya/iryou/dl/tuuti_220330.pdf

2 新凍結・保存技術「セルアライブシステム Cells Alive System (CAS) 機能」
―食品から幹細胞・iPS細胞まで―

大和田哲男*

2.1 はじめに

　アビーが開発してきたセルアライブシステム（CAS）機能付急速凍結・保存技術は長期間凍結保存した後，解凍した後でも食材食品の鮮度と美味しさを限りなく「生」に戻すことができることから広く国内外で活用されてきている[1,2]。この技術は医学医療分野にも応用展開され，生体細胞組織や臓器などの凍結保存再生移植に向けて成果を挙げてきている[1~8]。また近年は幹細胞・ヒトiPS細胞の凍結保存に対する研究が進められているが，特にヒトiPS細胞における長期継代培養細胞において，既存の凍結保存法では染色体の異常が見られ，癌発症リスクが避けては通れない解決すべき大きな課題となっており，癌発症リスクのない安定した新しい凍結保存法の開発が迫られている。これに対して，平成22，23年度地域創生イノベーション研究開発事業において，㈱アビーは変動磁場下のCAS技術をベースに，東京大学医学部および工学部とで新しい変動磁場下過冷却凍結保存装置技術を開発することにより（図1），iPS細胞・幹細胞を長期間

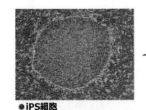
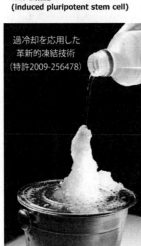
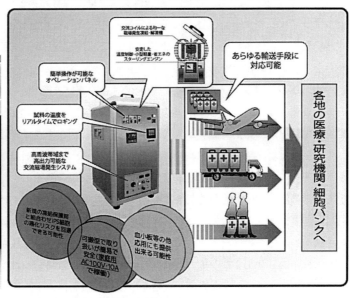

図1　過冷却凍結技術によるiPS細胞の凍結・解凍開発装置

---

*　Norio Owada　㈱アビー　代表取締役社長

幹細胞医療の実用化技術と産業展望

安定的に保存でき，かつ解凍後も長期的に継代培養が可能になる見通しのもとに共同研究開発を行い，その可能性を示唆する成果が得られている[9]。ここでは変動磁場存在下における過冷却凍結保存に至るまでの共通項である，変動磁場を作用させながらの凍結保存法のセルアライブシステム技術についての概略を紹介したい。

2.2 Cells Alive System（CAS）とは

　セルアライブシステム（CAS）とは，パルス変動磁場と微弱な複数のエネルギー（電場，輻射，疎密波，音波，イオン，熱，機械的振動など）とからなる複合のエネルギー（CASエネルギー）を組み合わせて対象物質に作用させることで，その物質内にミクロな確立共鳴的な共鳴微振動「ゆらぎ」が増幅されて起こり，それが細胞組織を秩序化しつつ新しい特性を創生し，より安定な細胞組織構造へと転化すべく自己組織化を促す機能であると考えている。すなわちCASは組織を生かす機能といえる。従ってCASは，各種技術と組み合わせることで新しい特性や機能を持つ新技術を創生することができる機能と考えている。

　例えばセルアライブシステムを急速凍結技術と組み合わせたCAS機能付凍結保存技術では，（食品を凍結すると）従来の急速凍結技術における鮮度低下や美味しさに欠けるなどの問題点がクリアされ，高鮮度高品質美味しさに富む長期保存が可能な凍結食品を提供することができるようになった。

2.3 セルアライブシステム（CAS）機能付急速凍結・保存技術とは

　セルアライブシステム（CAS）機能付急速凍結・保存技術とは，CAS機能付急速凍結技術で被凍結物質を凍結する技術と，この凍結品をCAS調和振動保管技術で長期間凍結保存する技術とからなるシステム技術である。

2.3.1 セルアライブシステム（CAS）機能付き急速凍結技術[1,2]

　セルアライブシステム（CAS）機能付き急速凍結技術とは，急速凍結装置内に装着したパルス磁場発生装置から発生するパルス磁場と，その場に内在または附設した磁場以外の弱い複数のエネルギー（電場，輻射，疎密波，音波，イオン，熱，機械的振動など）とを組み合わせた複合エネルギーを，食品などの凍結対象物質に作用させながら急速に冷却凍結させると，その過程において，その物質に確率的共鳴現象的振動が起こり増幅されたミクロな共鳴振動「ゆらぎ」が物質内に誘起され，急速に冷却しながら凍結させることで，食品や生体細胞組織体に存在する自由水の中にその共鳴振動「ゆらぎ」により，目視できない小さな氷核が多数生成されるが，その氷核への水分子の寄り集まりが抑えられ，自ずと微細な氷結晶が多数生成し凍結されることになると考えている[10]。このような微細な氷結晶は細胞組織を傷めず，細胞質の流出であるドリップ現象を抑え，水和高次構造体（水和層）を補完安定化させ，より瑞々しさに富む保水性の付与，酸化反応を抑制，脂質の酸化，色素の酸化による変色，蛋白質の変性などを防止し，うまみ成分，香り成分が均一に保持され，新鮮さと美味しさが再現できる限りなく「生」に戻すことができる

第6章　細胞の保存・搬送

技術であると考えている。作用させる磁場エネルギーは低レベルであるにもかかわらず，磁場以外のエネルギーを相乗させることで確率共鳴の現象が起こり，熱力学的に安定な構造体を形成させるべく自己組織化によって上記のような CAS 効果が発現されるものと考えている。この技術を具現化させた装置が CAS 機能付急速凍結装置である。アビーは各種装置を用意して皆様の要望にお応えしている。特にお持ちの急速凍結装置に CAS 機能を後付けで装着調製することができる。

2.3.2　CAS 調和振動保管技術（CAS ハーモニー保管装置）

CAS 調和振動保管技術とは CAS 機能付急速凍結装置での凍結品を CAS ハーモニー保管装置で保存する技術で，1〜2 年以上の長期間にわたる保管でも食品の細胞組織を壊さず，解凍しても鮮度や美味しさがそのまま保持される技術である。この保管装置は装置内に微弱な CAS エネルギー発生装置を装着し，その作用下保管する凍結食品の保管温度を常時一定に保持することで氷結晶の粗大化を防止し，高保水性と高耐酸化性が長期間にわたり保持することができる。

2.3.3　セルアライブシステム（CAS）機能付急速凍結・保存技術の特徴

次のような特徴と効果が発現される。

1) 氷結晶の粗大化が抑制され微細な氷結晶で凍結されるので細胞組織がほとんど損傷されない。
2) 従って細胞質の流出ドリップ現象が抑制され旨み成分など有用成分が流出せず美味しさが保持される。
3) 保水性が保持される。食品の表面が乾燥されずみずみずしさに富み，冷凍やけが生じない。水和高次構造体（水和層）がより安定化されることによるものと考えられる。
4) 酸化が抑制される。脂質の酸化臭がない。色の酸化変色が起きない。これらは安定な水和層によって基質への酸素の直接的攻撃が防止され直接的酸化反応が防止されることや，誘起される電子の還元作用で酸化が抑制されるものと考えられる。
5) 脂質の過酸化物，ラジカル種の生成が抑制される。
6) 色の変化が起きない。色素を内蔵する色素胞の集合配列状態に変態が生じない。色素の酸化が抑制される。などのためと考えられる。
7) 蛋白質の変性が抑制される。これは蛋白質の酸化反応が抑制されるために酸化重合反応による硬化現象や加水分解反応による軟化現象が起きにくいためと考えられる。
8) 旨み成分が保持される。アミノ酸，核酸などのうまみ成分が分離せず凝集もせず均一に分散して存在しそのまま保持されるためと考えられる。
9) 香り成分が保持される。香り成分が酸化されにくいことや香り成分を内蔵する細胞苞膜が破壊されないためと考えられる。
10) 本技術は月および年単位の長期間にわたり鮮度と美味しさをそのまま保持して凍結保存ができる技術といえる。

2.3.4　セルアライブシステム（CAS）機能付き急速凍結保存食品の特徴と実施例

CAS 機能付き急速凍結・保存技術の特徴は，とりたての旬の味覚，鮮度と美味しさを保存することができることや，従来の急速凍結では不可能なものが凍結できるようになったことや，長期間の凍結保存が可能となり，時間と距離に関係なく限りなく生の鮮度の生きの良さと美味しさをそのまま遠隔地まで送り届けることができるようになったことである。旬の味覚が通年お届けできるメリットもある。

215

幹細胞医療の実用化技術と産業展望

　CAS機能で凍結した食品はCASフレッシュ（料理人の方々は包丁を入れた瞬間，口に入れた瞬間これは生だという）として生と同じ扱いで料理に使われている。ドイツの料理オリンピックではCAS食材でのフランス料理が銅賞に選出されている。

　CASは従来の凍結法では凍結が不可能であったものを可能している。例えば劣化速度の速いイワシが，CAS機能急速凍結・保存技術によって半年～1年間保管した後でも鮮やかな血合いそのままの色が再現，表皮の青身の色もみずみずしく，生臭さもなく，酸化劣化が抑制され，刺身で美味しく食することができている。また廃棄物であったアラスカのスケソウダラの白子は生食用，内臓はキムチ用として，米国G社船上のCAS装置で凍結後輸出され，売上高のアップに寄与している。カニ，エビ類は身落ちせずしっかり，色合いも変わらず限りなく生に再現。根菜類のサトイモが硬くならず凍結保存が可能になり，枝豆，トウモロコシ，ほうれん草，タケノコの新鮮さ甘味や香り，ダイコンおろしの新鮮な甘辛さが保持されている。食肉類の牛，豚，鶏では米国の某大手食肉メーカーの専門家が来社しCAS機能付き急速凍結し長期間保管した骨付き食肉を見て「これは生だ」と評価された経緯がある。通常の急速凍結では骨付き食肉の骨切断面は酸化され黒変するのに対し，CAS機能付き急速凍結品では元の生の色合いがそのまま保持され酸化が抑制されていることがわかったからである。牛乳やジュースは分離せず凍結ができる。さらなるCAS機能付凍結保存技術の特徴は，鮮度と美味しさを時間と距離に関係なくそのまま遠隔地に届けることができるようになったことで，地域ならではの特産品を海外に輸出，また海外のCAS機能凍結食品を輸入するまでになっている。ノルウェーではウニ，オヒョウが評判である。メキシコではアボガド，マンゴーが日本に輸出され，フランスからはフランス料理または料理用のCAS機能凍結食材が輸入されている。このようにCAS機能凍結食品における食文化の世界的交流が急速に始まってきている。

　CASのもう一つの大きな特徴は離島，過疎地の活性化に貢献できうることにある。島根県隠岐海士町（人口2450人）は累積100億円の借金にメスを入れ財政健全化を図るため，CAS機能付凍結センターの創設と運営で，島の豊かな天然資源「新鮮で透明な甘みとこりこり感の白いか」「ぷりぷり感の岩牡蠣」などをCAS機能付で凍結保存し，鮮度と美味しさを保持したまま東京大阪などの大消費地に届けることができるようになり，かつ付加価値製品も創生され収入増，収益増をあげることができるようになり黒字に転換，町に明るさが戻ってきている[3]。

　日本の農業水産畜産酪農などの一次産業を元気にし，低収入に甘んじている生産者の収入を上げてゆくためにもCASの手立てが必要である。また和歌山県の社会福祉法人きびコスモス会（身体障碍者のCAS機能食品の製造加工販売）の実績は年々向上し，CASが身障者の人生を通して一生の生きがいや励みになっている。

2.4　医学医療分野でのセルアライブシステム（CAS）機能による凍結・保存技術

　従来の生体細胞組織体の保存技術は一般に液体窒素ガスでの予冷後，液体窒素中に保存するのが通例になっているが，アビーはCAS機能付ブライン型プログラムフリーザーによる凍結保存

第6章　細胞の保存・搬送

（−30℃）後，超低温での凍結保存がより有効であると考えている。

2.4.1　歯の凍結保存再生移植[4]

　広島大学，河田俊嗣准教授との共同研究で，CAS 機能付急速凍結・保存技術であるブライン型 CAS 機能付プログラムフリーザーを活用しての共同研究，歯の凍結保存再生移植実験を行い，歯根膜を損傷させない CAS 機能付き急速凍結保存（−30℃）が，歯の移植を成功させるには最重要課題であることがわかった。現在，歯の銀行が設立され，抜歯した歯を CAS 機能で凍結保存し移植する医療に向けて実際に稼動している。

2.4.2　卵巣の凍結保存再生移植[5]

　医薬基盤研究所，山海直博士との共同研究で，カニクイザル卵巣の凍結保護剤無しでの凍結保存再生移植に成功した。CAS 機能付きプログラムフリーザー（室温から 2℃ まで冷却後 15 分間維持→0.5℃/分で −30℃ に冷却 15 分間保存後，液体窒素に浸漬保存後移植）により凍結後液体窒素保存が最重要であることがわかった。実験では 5 匹中 4 匹が移植後卵巣の機能が完全に回復し，今も元気に生き続けている。これは人への卵巣移植への道を開くものとして注目されている。

2.4.3　生体移植に代わる細胞移植再生治療法[6]

　国立成育医療センター絵野沢博士との共同研究で，人の皮下組織由来の幹細胞から分化誘導した肝細胞を大量に培養増殖させて，その肝細胞の CAS 機能付急速凍結・保存実験を行っている。これは解凍後健常な肝細胞を，先天的に酵素が欠如している欠陥肝細胞に血液とともに輸送し，肝細胞を正常化させる，小児への肝細胞生体移植に代わる新しい細胞移植による治療法を目指している。この細胞治療を目指した大量培養のヒト肝細胞を，大型バックに入れて CAS 機能付き凍結装置で凍結保存し解凍後，その肝細胞の生存率が 71％ の高率にあることが報告されている。

2.4.4　CAS 機能付き凍結臓器の組織学的検討[7, 8]

　CAS 凍結保存技術が臓器凍結保存技術に活用できないかと考え，アビーの CAS 機能付き急速凍結プログラムフリーザーを用いて，凍結保護剤なしで，変動磁場 0.1～0.2mT，2℃ で 1 時間冷却し −0.5℃/分で冷却 −30℃ で凍結した。冷却開始から凍結終了まで 2 時間 45 分経過した。実際に使用するまで −80℃ での超低温冷凍庫で保存した。実験に用いた雌ラットの全ての臓器（脳，腎臓，肝臓，心臓，肺，筋肉，消化管，膵臓，卵巣，血管）を上記条件で凍結した。コントロール群として −80℃ の超低温冷凍庫で同時間凍結した。凍結後は 24 時間 −80℃ で 24 時間保存し，30℃ の生理食塩水に浸漬し解凍したものを，4.5μm の切片にて顕微鏡観察し，解凍後の臓器を組織学的に検討した結果，組織破壊が抑制されていることがわかった。例えば脳では神経細胞の破壊が抑制され，心臓では心筋の破壊が抑制され，膵臓ではエンゲルスハンス島細胞の破壊が抑制された。特に肺では肺胞の細胞破壊が起きていないこともわかった。小腸では小腸粘膜状態の破壊が抑制され，卵巣では卵胞構造がよりしっかり維持されていた。など CAS の優位性を評価しており，組織によって組織の破壊の抑制度合いが異なるものの磁場環境下における凍結保存法はより臓器の凍結保存に適していることが示唆されている。

幹細胞医療の実用化技術と産業展望

2.4.5　幹細胞・ヒト iPS 細胞の変動磁場下過冷却凍結保存[9]

　人由来細胞からの分化細胞組織 iPS 細胞組織利用の再生化医療の確立に向け，その幹細胞や，iPS 細胞組織を対象とした凍結保存装置の開発を図るべく，アビーは 22～23 年度地域創出イノベーション研究開発事業「変動磁場下過冷却凍結技術による幹細胞ヒト iPS 細胞の凍結・解凍装置開発」研究を東京大学医学部および工学部と共同で行い，注目すべきユニークな研究成果が得られている。即ち本装置は，ヒト iPS 細胞の癌化を避け長期にかつ安定的に凍結保存が可能な技術としてその可能性が示唆される。

　一般に臓器保存においては，酸素欠乏障害を起こさないで代謝レベルを低下させた 0℃～4℃の冷却化保存法が最良とされてきた。さらに代謝レベルを低下させた−2℃～−9℃の過冷却課程での保存法は凍結障害をも防止できることから，一般に臓器保存においては，酸素欠乏障害を起こさないで代謝レベルを低下させた−2℃～−9℃の過冷却課程での過冷却保存法が注目されている。

　アビーは過去，過冷却温度を設定しその過冷却現象を安定に発生させることが可能で，かつ変動磁場の存在下で作用可能な CAS 過冷却冷凍装置を作り，この装置で過冷却現象を活用したマウス肝臓の過冷却保存再生移植の共同研究を九州大学第 2 医学部で行ったことがある。その際マウス肝臓の過冷却保存と過冷却保存後の移植実験を行い，−6℃の過冷却状態で 2～3 日間の過冷却保存が可能になることや，過冷却保存後移植実験に成功するなど，過冷却保存から移植への可能性があることが分かった経緯がある。

　近年生殖細胞由来でない万能分化細胞である iPS 細胞が注目されているが，正常細胞やガン細胞に比べて凍結保存し解凍後の細胞生存率が極めて低いことや，長期間にわたる凍結保存あるいは長期継代培養した iPS 細胞は，ゲノムが不安定になり染色体異常が見られるなど，臨床使用に耐えられるものではないことなどが分かってきている。長期間にわたり安定的にヒト iPS 細胞を凍結保存・解凍できる技術はいまだ確立されていないといえる。そういうなかで今回地域イノベーション創出研究開発事業（平成 22 年～23 年）において，低周波から高周波の領域（50Hz から 1 MHz）の変動磁場存在下，安定に作動する過冷却凍結装置をつくり，この装置を用いてヒト iPS 細胞の過冷却凍結実験研究を東京大学と行ってきた。その結果ヒト iPS 細胞の変動交流磁場下過冷却凍結実験において，例えば生理食塩水などの電解質を含む凍結試料では，過冷却過程で変動交流磁場 0.3mT を印加することによって過冷却度の深度が大きくなること（図 2）や，周波数に依存性があり 2 KHz にそのピークが見られること（一般に過冷却深度が大きいほど生成する氷結晶は微細化すると言われている），また，iPS 細胞を変動交流磁場存在下過冷却凍結した場合では既存の通常凍結条件で凍結した場合よりも有意に高い生存率が示されている（図3）。かつ変動磁場下過冷却凍結を行ったヒト iPS 細胞を長期継代培養した 65 継代目でも，通常の既存の装置ではみられるような染色体異常が検出されず，既存の通常の長期継代培養方法に比べてヒト iPS 細胞の癌化に繋がる危険因子（染色体異常や多能性関連因子の異常発現（Oct3/4 や Nanog の mRNA の異常発現量が癌化の目安））を効率よく排除できていることがみられたと

第6章　細胞の保存・搬送

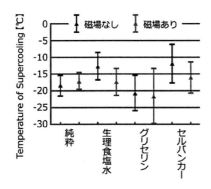

図2　変動磁場下における試料の過冷却度[9]

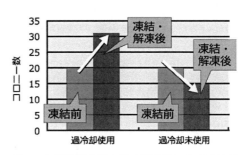

図3　変動磁場下過冷却凍結技術による凍結解凍時のヒトiPS細胞のコロニー数[9]

している。これは変動交流磁場下過冷却凍結法の特徴といえる。このように変動交流磁場存在下過冷却凍結では細胞破壊が抑制され異常が生じないことが示されている。現在iPS細胞の癌化を避け長期間にわたり安定な凍結保存方法が解決できていない中で，変動交流磁場下過冷却凍結方式はこの課題を解決する有用な手法につながることに期待が寄せられている。

2.4.6　ヒトの血小板の磁場下過冷却凍結保存[9]

血小板は血液に含まれる細胞成分の一種で，血管が損傷したときにその傷口をふさぎ出血を止める作用をもっている。血小板の寿命は採血後約4日で主に脾臓で破壊される。従って血小板の安定的供給は臨床上大きな課題である。しかし血小板の冷却保存はいまだに困難であるといえる。新しい変動交流磁場下過冷却装置を用いた保存実験ではより長寿命化の可能性が示唆されている。

2.4.7　凍害防止剤

最近，臓器や細胞組織保存に際して凍結障害を防止するために無害な新凍害防止剤[11]が開発されている。今後はこの新凍害防止剤を併用した変動磁場下過冷却凍結法の活用についての効果をも検討してゆく必要があると考える。

2.5　おわりに

CAS機能付き急速凍結・保存技術も，iPSの変動磁場下過冷却保存凍結技術も，その成果はいずれも変動磁場の存在下におけるセルアライブシステム効果であると考える。今後より一層の研究を重ねてお役にたちたいと考えている。

セルアライブシステム（CAS）機能は食品，医学医療の凍結・保存・再生のみならず，他の産業における技術と組み合わせることでその技術に新たな特性や機能を発現させ新たな技術の創生に繋がってきている。例えば，ここでは触れなかったが，ハワイ天文台のスバル赤外線望遠鏡のノイズ防止で解像度の向上に，ホタルの明滅輝度に大きく関与する光励起作用や植物の成長促進に，光合成促進作用や，牛や豚の安定した高品質育成など畜産への関与，などが見られるから

219

である。広い分野でセルアライブシステム（CAS）機能の役割に注力してゆきたい。また，CAS機能のメカニズムについては大学と共同で基礎的研究を通してその本質を明らかにしてゆきお役にたちたいと考えている。日夜開発あるのみ「今日の完成は明日の未完成」さらなる研鑽を重ねてゆきたい。

文　　献

1) 大和田哲男，*BIO INDUSTRY*，**28**（5），5-13（2011）

2) 大和田哲男，*Organ Biology*，**18**（1），71-78（2011）

3) 山内道雄「新冷凍技術CASによる地元鮮魚の差別化商品の開発」全国漁業協同組合学校平成22年度JFグループ役職員研修講義（2010）

4) 河田俊嗣ほか，広島大学歯学雑誌，**39**，144-147（2007）

5) 京野廣一，山海直ほか，産婦人科の実際，**57**（10），1543-1548（2008）

6) 絵野沢伸「ヒト由来組織利用円滑化のための社会的技術的インターフェースの整備」平成21年度政策創薬綜合研究 研究報告書，426-446，ヒューマンサイエンス振興財団

7) M. Mihara *et al.*，*ACSC 1*，（1），34-37（2009）

8) 三原誠ほか，*ACSC 5*，June，8-11（2009）

9) 平成22, 23年度地域創生イノベーション研究開発事業報告書「過冷却凍結技術による幹細胞iPS細胞の凍結・解凍装置の開発」平成24年3月，関東経済産業局，千葉県産業振興センター（㈱アビー，東京大学）

10) M. Iwasaka *et al.*，*J. Appl Phys.*，**109**，07E，320（2011）

11) 松村和明，玄丞烋，*BIO INDUSTRY*，**28**（5），35-46（2011）

3 血清成分・タンパク質を含まない細胞凍結保存液

佐瀬孝一[*]

　細胞の凍結保存法が確立される以前，動物細胞，主に癌細胞の維持については，動物に腫瘍を移植した担癌動物という形で維持・継代されていた。

　1949年から1950年代にかけて，グリセロールおよびジメチルスルホキシド（DMSO）の凍害防御効果が見いだされて以来[1,2]，動物細胞や癌細胞の凍結保存に関する研究が進められた。同時に，凍害防御効果を有するさまざまな物質についても，凍害防御剤としての機能解析が進められた[3]。

　凍害防御剤はその作用機序の違いにより，細胞膜透過型凍害防御剤と細胞膜非透過型凍害防御剤とに分けられ，分子量およそ120がそれらの境界域とされる[4]。膜透過型の凍害防御剤として著名な物質としては，DMSO，グリセロールおよびプロピレングリコールなどが挙げられる。これらは，細胞膜を透過し細胞内の水分子を引き付ける作用により，氷の結晶（氷晶）形成を阻害し，凍害による細胞の傷害を最小限に抑えている。

　一方，膜非透過型の凍害防御剤は，糖類および比較的高分子な物質であり，様々な作用機序により細胞膜を氷晶による凍害から守っていると考えられる。しかし，これらの凍害防御剤は単独でその効果を発揮できるものでは無く，膜透過型の凍害防御剤と組み合わせることで，相乗的な効果を示すことが知られている。一例を挙げれば，培養細胞の凍結保存には培養液にDMSOやグリセロールを最終濃度5〜15%になるよう添加したものが以前から用いられている。本凍結保存液における凍害防御剤はDMSOだけではなく，培養液に含まれる糖類および牛胎児血清（FBS）も細胞膜非透過型の凍害防御剤としての役割を担っていると言うことができる。

　1960代には，各種腫瘍細胞そして動物培養細胞は凍結保存によって維持されるようになり，東北大学の佐藤教授らによってバンク化が進められた[5〜7]。その後，現厚生労働省の働きかけにより国内に多くの細胞バンクが設立され，癌研究分野への細胞資源供給を担っている。

　細胞の凍結保存には，プログラミングフリーザーを用いた予備凍結法が現在も使用されているが，当初の細胞保存はフリージングコンテナなどを用いることによって，−1℃/分の冷却を簡易的に行っていた。この様な凍結方法は緩慢法と呼ばれ，−196℃の液体窒素中で急速に凍結させる方法と区別される。緩慢法は通常−40℃程度まで1分間に1℃の割合で冷却し，その後−80℃のディープフリーザーで一晩凍結を行い，次いで液体窒素に保存する方法が一般的とされる。急速凍結法はガラス化法とも呼ばれ，主に受精卵などの凍結保存に使用されており，凍害防御剤を含む溶液で処理した卵を液体窒素中に投入し急速に凍結させる方法である。最近では，一部の細胞の凍結保存にも本法が用いられる場合がある。いずれの場合も，凍結細胞の融解法とし

---

[*]　Koh-ichi Saze　日本全薬工業㈱　中央研究所付属アニマルライフサイエンス研究所
　　　細胞工学研究チーム　チームリーダー

ては，37℃程度の温浴で振盪しながら急速に融解する方法が一般的に用いられており，融解後は培養用の培地などで速やかに細胞の洗浄を行い，凍結保存液をできるだけ除去する必要がある。

最も一般的な細胞凍結保存液の組成は，先に述べた通り培養液をベースに，DMSOやグリセロールを添加したものが挙げられるが，更に牛血清の濃度を50％以上に高めたものが，細胞の凍結保存に有効である場合も少なくない。1980年代までは細胞の凍結保存に用いる保存液を研究者らが自ら調製し，使用していた。その場合の凍結方法としては，緩慢法が多く用いられていた。しかし，用いる牛血清の種類，ロットそして凍結保存する細胞の種類によって，その効果に少なからず変動を来す場合もあった。また，自家調製の手間や，細菌，ウイルスおよびマイコプラズマによる汚染なども問題とされた。筆者らも当初は細胞凍結保存液を自家調製して使用していたが，1991年，凍害防御剤，培地成分そして牛血清などの配合割合を最適化することで，ロット変動がほとんど無い細胞凍結保存液を開発し，製品化した。表1に各種細胞を使用した凍結保存の成績を示した。およそ1×10^6個の細胞を1 mLの細胞凍結保存液に懸濁し，クライオチューブに入れた後−80℃のディープフリーザーで一晩凍結した。翌日，半数のチューブを液体窒素中に移して保存し，残りはそのまま−80℃で保存した。経時的に細胞を37℃の温浴で振盪しながら融解し，培養用培地にて遠心洗浄後，トリパンブルー染色法により細胞の生存率を測定した。結果として保存温度に関係なく，長いもので10年間，90％程度の生存率が確認されている。図1は凍結保存液中に懸濁した時の細胞形態の変化を観察した一例である。ヒト白血病由来細胞株であるK562は，懸濁およそ10分後には形態に変化が見られ30分後には金平糖様の変化を示した。一方，ヒト子宮頸部癌細胞株のHeLaではそのような変化は認められなかった。しかし，K562およびHeLa共に生存率は低下せず開始時と同様であり，表1に見られるように，長期間の凍結保存においても高い生存率を維持していた。このように，細胞の種類および細胞膜の性質の違いによって，凍結保存液中の凍害防御剤による物理的な変化はさまざまであるが，凍結・融解における凍結傷害（コールドショック）の影響を受けていないことが解った。

血清またはその成分の細胞膜非透過型の凍害防御剤としての能力は高いもので，その作用を他の成分で置き換えようとすると，凍結保存液としての性能がある程度低下してしまうことは明らかであった。しかし，無血清条件下での細胞培養が盛んに行われるようになり，無血清馴化した細胞株の保存に関しては血清およびその成分を含まない凍結保存液が強く要望された。血清成分中最も代表的な物質としては，分子量およそ65,000の血清アルブミン（BSA）が挙げられるが，同程度の分子量を有する細胞膜非透過型凍害防御剤としてポリビニルピロリドン（PVP），デキストランそして更に高分子であるヒドロキシエチルスターチ（HES）などが著名である。1988年，大野らはメチルセルロースとDMSOを凍害防御剤として使用した，無血清タイプの細胞凍結保存液について報告している[8, 9]。

一般的な細胞の培養と凍結保存の概念から言えば，凍結保存液に含まれる血清の有無に関してはそれほど大きな問題ではないと言えるが，最近の再生医療の目覚ましい進展およびそれに付随するさまざまな環境などを考慮すると，そうは言っていられない。

第 6 章　細胞の保存・搬送

表 1　細胞凍結保存試験
（−80℃による凍結後−80℃保存または液体窒素保存）

細　胞　名	保存期間 (年)	保存温度	
		−80℃ 生存率（%）	−196℃ 生存率（%）
マウス			
ハイブリドーマ	10	95	95
ミエローマ	10	90	90
L929	10	90	90
FM3A	5	90	90
BALB/3T3	5	90	90
M1	5	90	90
YAC-1	5	90	N.D.*
ラット			
RLC-16	5	90	90
NRK	5	90	90
PC-12	5	90	N.D.
ハムスター			
CHO	5	90	90
V79	5	90	90
サル			
COS-1	5	90	90
Vero	5	90	90
ヒト			
腎由来ガン細胞	5	90	90
EB トランスフォーム細胞	5	90	90
HEL 由来繊維芽細胞	5	90	90
メラノーマ	5	90	90
Caco-2	3	90	N.D.
C-5	5	90	90
CEM	5	90	90
K562	10	90	90
Jurkat	10	90	90
BALL-1	5	90	90
HUC-Fm	5	80	80

＊：実施せず。

　2003 年にヒト ES 細胞，2007 年にヒト iPS 細胞が日本で初めて樹立されて以来，それらの細胞を *in vitro* で分化誘導することによって，目的とする細胞や組織への再生を促す試験研究が数多く行われており，臨床への応用が進められている。本研究においては必ず細胞の培養と保存が必要となり，それに伴ってさまざまな試薬，器具および機材が使用されている。これらの細胞の培養には，培地，血清，剥離剤そしてフィーダー細胞などを使用するが，Xeno-（異種）由来の物質も含まれていることが少なくない。単なる試験研究であればそれほど気になるカテゴリーではないものの，次世代の臨床応用を考えると慎重にならざるを得ない。現時点で全てが危険である

幹細胞医療の実用化技術と産業展望

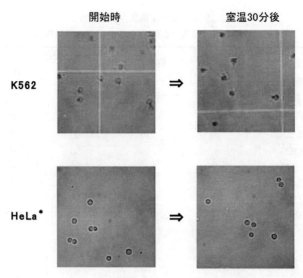

図1　細胞凍結保存液による細胞形態の変化
＊：トリプシンによる剥離，洗浄の後，細胞凍結保存液に懸濁

と言うことではないが，未知の素材の影響をできる限り排除できれば，安全性はより一層高まると考えられる。

　樹立された細胞の一部は，凍結保存という形で維持管理される。用いる細胞凍結保存液にもいずれ Xeno-フリーの概念が求められるだろう。その細胞から分化誘導を経て得られた細胞および組織が臨床で使用されるようであれば，最上流に位置する凍結保存細胞の管理は重要な位置づけとされる。現在，ES 細胞および iPS 細胞を含めさまざまなヒト幹細胞のバンク化が計画され，一部が既に進められている。細胞凍結保存液に関しても，国内外多数のメーカーのものが発売されており，その多くは成分に血清或いは血清由来成分を含んでいないことを明文化している。2008 年に筆者らも，以前に開発した無血清タイプの細胞凍結保存液を改良し，Xeno-フリーの条件を満たした細胞凍結保存液を開発した。改良点としては由来の不明確なアミノ酸類，ビタミン類および緩衝剤を成分中から除外し，更に全ての原料を日本薬局方，アメリカ薬局方またはヨーロッパ薬局方に適合したものに変更した。勿論，現段階において細胞凍結保存液は研究用試薬であって，医薬品ではない。しかし，先に述べた通り再生医療の今後の動向を勘案すれば，これで十分と言うわけでもない。細胞凍結保存液において最も重要な機能は，凍結・融解後の細胞機能および形質に変化を及ぼさないことである。筆者らが開発した細胞凍結保存液のヒト ES 細胞および iPS 細胞に対する凍結保存性能について，カロリンスカ研究所（スウェーデン）で試験を行っていただいたところ，凍結・融解後の生存率およびコロニー形成能において良好な成績が得られた（図2）。また，形態的な変化および継代後の核型についても異常は認められなかった[10]。ヒト ES 細胞や iPS 細胞のバンク化を進める上で，細胞凍結保存液の機能として次に必要

第6章 細胞の保存・搬送

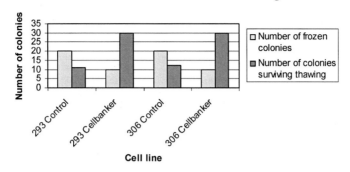

図2 凍結・融解後のヒトES細胞のコロニー形成数
（Holm, F. *et al.*, *Human Reproduction*, **25**, 1271（2010））[10]

とされることは，5年ないし10年以上安定して細胞を保存できる点ではないだろうか。癌細胞，培養細胞そしてヒト以外の動物種における幹細胞に対しての実績はあっても，ヒト当該細胞の長期保存に関しては未確認な部分でもあり，今後の成果に期待したい。

これからの細胞凍結保存液は単なる研究用試薬としてでは無く，医療と密接に関わりを持つ可能性があることを考慮しなければならない。従って，その構成成分および製法についてはそれなりの留意が必要であろう。成分については，凍害防御剤としての機能性に優れている血清は勿論，その由来成分等についても目的に応じた使い分けが必要であろう。加えて，それらが化学的に定義された既知の成分であれば，安全性は更に向上する。製法については，GMP（Good Manufacturing Practice：医薬品製造管理および品質管理基準）に準拠した製造が望ましいが，現時点ではできるだけそれに近い形で製造および品質管理されることが最良であろう。

血清成分・タンパク質を含まないタイプの細胞凍結保存液は，近い将来，医薬品同等の品質が必要とされるのではないだろうか。

文　　　献

1) Polge C, A. U. *et al.*, *Nature*, **164**, 666（1949）
2) Lovelock, J. E. *et al.*, *Nature*, **183**, 1394（1959）
3) Mazur, P. *Science*, **168**, 939（1970）
4) 酒井昭ほか，凍結保存，p.19，朝倉書店（1987）
5) 黒木登志夫ほか，医学のあゆみ，**69**, 406（1969）
6) 佐藤晴郎ほか，低温医学，**3**, 21（1977）
7) 佐藤晴郎，冷凍，**57**, 57（1982）
8) 大野忠夫，細胞工学，**7**, 171（1988）
9) T. Ohno. *et al.*, *Cytotechnology*, **1**, 257（1988）
10) Holm, F. *et al.*, *Human Reproduction*, **25**, 1271（2010）

4 施設間輸送の技術開発の現状と輸送事業の展望

野崎貴之[*1]，井沼俊明[*2]

4.1 はじめに

　細胞を原料として製造した再生組織を用い臓器等の機能を回復させる再生医療は，従来治療法のなかった疾病に対する根治療法として期待されている。再生組織は医薬品等の製造管理および品質管理の基準である適正製造基準（GMP：Good Manufacturing Practice）に基づき，細胞処理施設（CPC：Cell Processing Center）で製造される。一方，CPC の運用には多大なコストと専門の培養技術を有した人材を必要とする。よって再生医療の産業化段階では，生産拠点となるCPC で再生組織を製造し，各地の医療機関へ輸送し，患者への治療に用いると考えられる。

　輸送した再生組織を臨床で用いるには，輸送前の再生組織と同等の品質を維持していなければならない。製造時と輸送時は環境が異なるため，特に輸送時に変動しうる温度，圧力，衝撃，振動，清浄性を制御する必要がある。加えて，輸送工程を含めた再生医療が産業として成立するためには，輸送コスト，手段，輸送ネットワークが適切である必要がある。本節では，輸送後も品質を維持するための生物学的要求仕様の設定および具体的な細胞輸送技術と，産業として成立するための経済的な条件について説明する。

4.2 輸送に対する生物学的な要請

　再生組織は CPC で製造され，治療のなされる手術室は CPC と異なる場所にある。仮に医療機関の同一敷地内に CPC および手術室を有する場合でも，CPC での製造後，手術室まで輸送（搬送）する必要がある。CPC および手術室は異なる場所の設備であり，その意味において輸送は再生医療の工程に必ず含まれる。特に CPC と手術室の距離が離れた施設間輸送の場合，車両，鉄道，航空機，手運び等から輸送手段を選択することとなる。

　輸送後の再生組織は輸送前と同じく，細胞生存率，活性，形態等の品質に関わる性質を維持している必要がある。CPC および手術室と比較し，輸送時は温度，圧力，衝撃，振動，清浄性が異なる。再生組織が輸送前と同等の品質を維持するには，輸送時においてこれらを制御する必要がある。図1は CPC から手術室までの輸送工程に関し，①温度，②圧力，③衝撃・振動，④清浄性を分類したものである。それぞれの条件について説明する。

4.2.1 温度

　再生組織は製造時，CPC のインキュベータ内で 37℃にて培養される。また，CPC と手術室の内部は空調により制御され，例えば約 25℃である。一方，輸送中の温度は輸送する地域，季節，空調の有無等により異なり，大半の場所で制御されていない。仮に再生組織が培養温度である 37℃より高温に晒された場合，熱ショックによるアポトーシスや壊死（ネクローシス）が生じる。

　＊1　Takayuki Nozaki　㈱日立製作所　中央研究所　研究員

　＊2　Toshiaki Inuma　㈱日立物流　技術本部　担当部長

第6章　細胞の保存・搬送

工程	製造			輸送	治療		
場所	細胞処理施設（CPC）			CPC・医療機関以外	医療機関		
	細胞調製室		出荷室		検査室	手術室	
	インキュベータ	安全キャビネット				不潔野	清潔野
温度	37℃	室温（約25℃）		制御なし		室温（約25℃）	
圧力	常圧（約1000hPa）					常圧（約1000hPa）	
衝撃・振動	制御なし					制御なし	
清浄性	グレードA・B*1		グレードC*1以下	クラス10000*2以下	クラス100*2	無菌	

図1　輸送時の温度，気圧，清浄性の分類

＊1…EU-GMP基準　　＊2…Federal Standardの基準
・グレードAおよびクラス100：0.5μm以上の粒子が3520個以下/m³
・グレードB：0.5μm以上の粒子が，非作業時は3520個以下/m³，
　　　　　　作業時は352,000個以下/m³
・グレードC：0.5μm以上の粒子が3,520,000個以下/m³
・クラス10000：0.5μm以上の粒子が352,000個以下/m³

逆に低温に晒された場合，同じくアポトーシスの誘発や凍結による損傷が生じる。

　後述する細胞輸送容器は，輸送対象が温度応答性培養表面上で製造した再生組織である。32℃以下では培養表面が疎水性から親水性へ変化し，再生組織は自発的に剥離する[1]。この状態で輸送すると再生組織は培養液中に浮遊し，培養容器の内壁に衝突し損傷を受ける。よって温度応答性培養表面上で製造した再生組織は，輸送中の温度が32℃以上でなければならない。

4.2.2　圧力

　航空機で運ぶ場合，再生組織は減圧下に晒される。航空機の客室では最大約800hPaまで低下する。減圧対策を施さず通常の培養容器のまま空輸すると，減圧下の培養容器の隙間から培地漏出の可能性があり，これは生物学的汚染の原因となりうる。よって圧力の影響を排除する必要がある。

4.2.3　衝撃・振動

　輸送時において衝撃および振動は必ず生じ，細胞に対し力が作用する。過度の力が作用すると細胞は破壊される。また再生組織が細胞の集積した3次元構造体である場合，過度の力による構造変化，損傷が生じる可能性もある。そのような状況を回避するため，衝撃および振動の制御が必要である。

4.2.4　清浄性

　CPCおよび手術室では内部の清浄性が維持されている。一方，輸送する空間では維持されておらず，非清浄である。つまりCPCから運び出した再生組織は，非清浄な空間を通り，再度，清浄な手術室へ運び込まれる。仮に輸送中に通過する非清浄空間で再生組織へ菌等が付着し生物

227

学的汚染が生じた場合，臨床に用いることはできない。よって輸送工程において清浄性の維持が必要である。

再生組織の輸送工程では以上の条件を制御する必要がある。本論では，細胞輸送技術の例として温度と圧力を制御した細胞輸送容器およびその輸送結果を紹介する。また，細胞輸送容器に対し衝撃および振動の影響を評価した結果についても説明する。

4.3 細胞シート用の細胞輸送技術

図2は日立グループが開発した細胞輸送容器である[2]。輸送中，内部の温度を約36℃一定に維持する。細胞輸送容器（直径30cm・高さ27.5cm）の内部には真空断熱材を内壁に沿って配置し，熱放出を抑制する。その内側には培養容器収納部と蓄熱剤を設置する。培養容器収納部に再生組織の入った培養容器を収納する。蓄熱材は，パラフィンの一種で融点が36.4℃であるn-エイコサン（化学式$C_{20}H_{42}$・融解熱247kJ/kg）である。金属板を蓄熱材の周囲に置き，熱分布を一様化する。蓄熱材は輸送前に37℃のインキュベータで予熱する。輸送時は蓄熱材であるn-エイコサンが周辺環境により冷やされ，液体から固体へ状態変化を起こす。蓄熱材の温度は状態変化が完了するまで融点である36.4℃に保たれるため，細胞輸送容器の内部も約36℃の一定温度に維持される。内部の熱分布は熱流解析プログラムと実測により評価しており，実測の結果，16-24℃の外気下では37.9±3.7時間にわたり約36℃に維持する。尚，温度維持時間は蓄熱材の量により調節が可能である。また輸送中，蓄熱材は細胞輸送容器の外周に近い部分から冷やされ固化するが，培養容器を収容する中央部の蓄熱材は長時間にわたり液体状態を維持する。よって輸送

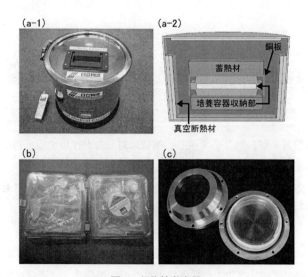

図2　細胞輸送容器
(a)細胞輸送容器 (a-1)外観，(a-2)断面図，(b)培養容器収納部，(c)気密容器

第6章　細胞の保存・搬送

中に生じる衝撃および振動に対する緩衝効果も有する。本細胞輸送容器を用い空輸する場合，培養容器を気密容器に収容し，空輸時の圧力変化を回避する。気密容器はステンレス製の上蓋と台から成り，熱伝導性は高い。上蓋には内部の状況を視認するための透明窓を設ける。

本細胞輸送容器を評価するため8時間の車両輸送実験を行った。走行中，細胞輸送容器の内部および外部温度を測定した。輸送する再生組織は温度応答性培養表面上で作製したウサギ由来線維芽細胞シートとし，輸送時は培養容器の周囲にパラフィルムを巻き密封状態とした。今回の実験では清浄性を厳密に制御していない。実験対象は，細胞輸送容器に収容し車両輸送したもの（条件(A)），室温で輸送したもの（条件(B)），氷上で輸送したもの（条件(C)）と，コントロールとして最適な培養環境であるインキュベータ内（37℃・CO_2濃度5％）に静置したもの（条件(D)）とした。輸送中，条件(B)および条件(C)の温度は20-30℃および5-10℃と変化した。それに対し条件(A)は36.1±0.1℃を維持した。輸送中の温度幅は0.2℃と極めて小さかった。輸送後，細胞形態，細胞生存率，温度応答性培養表面からの再生組織回収能を評価した。条件(A)は条件(D)と同じく，輸送後も温度応答性培養表面上への接着性を維持していた。両条件共，低温処理（20℃・30分）を施すと温度応答性培養表面から自発的に細胞は剥離し，シート状の再生組織として回収ができた（図3(b-1)）。一方，条件(B)，(C)では輸送中に再生組織が剥離した。条件(B)で輸送した一部のサンプルでは，本来シート形状の再生組織が折れ曲がる，断片化するといった現象がみられた（図3(b-2)）。条件(A)，(D)の細胞生存率を評価したところ，共に97％以上であった。またHE染色による組織学的評価結果より，構造に大きな差異は見られなかった。以上より，本細胞輸送容器による8時間の車両輸送は可能と結論付けた。本細胞輸

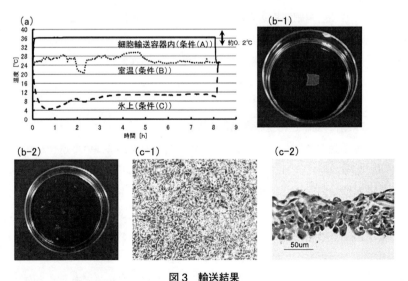

図3　輸送結果
(a)車両輸送時の温度変化　(b)輸送後の細胞シート外観，
(b-1)細胞輸送容器（低温処理後：条件A），(b-2)室温（輸送直後：条件B）
(c)細胞輸送容器で運んだ再生組織　(c-1)位相差顕微鏡像　(c-2)HE染色像

送容器と気密容器を用い，ウサギ角膜上皮細胞シートに対する空輸実験（飛行時間4時間）も既に実施しており，同じく良好な結果が得られている。

　本細胞輸送容器に対し，輸送中の振動および衝撃を評価した[3]。最初にモデルケースとして東京-大阪間の車両輸送時に生じる衝撃および振動を測定した。衝撃は，発生した衝撃力に対する加速度として求めた。0.2G以上の衝撃が発生した時点から1/1024秒に1回の頻度で加速度を記録し，それを解析した。振動は周波数帯毎の振幅に対し周波数解析を行い，パワースペクトル分布（周波数帯毎のエネルギー密度）を求めた。輸送の結果，最大3.6Gの衝撃が生じていた。続いて極端な走行の例として，悪路走行時の衝撃を測定した。日立物流の所有する試験コースにおいて段差（2，4，6cm）を設け車両速度（20，40，60km/h）を振り，発生する衝撃を測定した。さらに悪路の例として砂利道を走行した場合も調べた。その結果，最大4.8Gの衝撃が砂利道走行時に生じた。以上のモデルケースの実験データを踏まえ，振動再現装置を用い，より強い振動および衝撃を再生組織に与え評価した。振動は東京-大阪間の車両輸送時の実測パワースペクトル分布に対し，その3.6倍のエネルギーとなる再現パワースペクトル分布を求め，それを振動再現装置により5時間かけ与えた。この時，衝撃は最大20.0Gが生じた。温度応答性培養表面上で作製したウサギ由来角膜上皮細胞シートとマウス由来3T3細胞シートを細胞輸送容器内に収容し，この再現振動を与えた。その結果，モデルケースで生じた振動の3.6倍のエネルギーを与えても，再現振動の有無で再生組織の品質に大きな差異は見られなかった。温度応答性培養表面上への接着性を維持し，細胞形態，細胞生存率においても大きな差異はなかった。

　以上より，本細胞輸送容器により温度，圧力を維持した細胞輸送が可能であることが分かった。また，車両輸送で生じる衝撃および振動は，再生組織に対し大きな影響を与えないことも分かった。他の評価実験として，本細胞輸送容器を用いウサギ由来角膜上皮細胞シートを鉄道および手運びにより約6時間輸送し，ウサギ眼表面へ移植し，角膜上皮層の再生を確認している[4]。また，輸送時の安全性を向上させるため，細胞輸送容器および培養容器に電子タグを取り付け，温度ログや物品受け渡し等を電子管理する技術の開発も進めている[5]。

4.4　輸送に対する経済的要請と再生医療輸送の現状

　続いて，再生医療輸送が産業として成立するための経済的要請について述べる。物流は経済の映し鏡と言われ，好景気時は流通量が増え物流は活発となり，不景気時はその逆となる。不景気から好景気への移行直前段階では倉庫の在庫量が激減し，企業の経費負担は減り好景気への前準備が進む。また現代ではCO_2削減等の環境意識が高まり，過去にはトラック輸送との競争の結果シェアを下げた鉄道貨物輸送，内航船輸送等が，今ではモーダルシフト（環境に低負荷で大量輸送が可能な海運または鉄道への転換）として受け入れられている。

　輸送が産業として成立するためには輸送ネットワークの設計が必須である。そのためには需要数，輸送場所，頻度，輸送物量等の把握が必要である。また，輸送コストへの対応も必要である。輸送コストが適正か判断する材料として，日本ロジスティクス協会では業種毎の売上高に対する

第 6 章　細胞の保存・搬送

物流費比率を発表している。2010年度の調査結果では，日本国内の全業種（198社対象）の物流費比率は平均4.79％である[6]。一方，医薬品製造業では1.44％である。物流費比率には製品価格，価格に対する大きさ等も影響するため，一概には言えないが，物流の効率性を判断する一つの基準となる。輸送コスト以外にも規則，制度面への対応が求められる。

　日立グループでは，細胞，特に臨床用途を想定したヒト由来細胞を安全に遠隔地へ輸送するため，輸送手段を選ばない携帯可能な細胞輸送容器を開発した。車両，鉄道，航空機等での輸送が可能である。また，これまでに日立グループの関わった再生医療を含む細胞輸送は全て専用便（ルートバン）による直送であり，輸送時間は4-8時間と比較的短い。輸送は，現在のところ安全性・品質面など技術面の対応が優先しており，利用者が希望する十分なコスト抑制策はまだ取られていない。

　新しい医療技術である再生医療は多くの潜在需要を有するとされるが，輸送物量としてみると現在のところ少ない。再生医療の中でも皮膚，角膜，軟骨は早い時期に製品化が実現するとされ，医療承認を受けた製品もあるが，それらにおいてさえ輸送物量は他業界に比べ少ない。そのため，産業化の先駆者が多くの輸送物量を確保する利点も得られない。その理由の一つは，再生医療が従来の医薬品から移行したものではなく，全くの新しい治療方法であるためである。よって多くの被験者に対し大量データを蓄積する治験による従来型の実用化プロセスを踏襲できない。安全性はゼロからの再構築となる。

　また，医薬品，医療機器として再生医療製品が医療承認を受け実用化した後も，他業界に匹敵する大量生産および大量輸送は，早期にはおそらく望めない。以上より，再生医療に関する輸送物は当面少量，少品種と考えられ，それを満たすロジスティクスモデルの構築が必要となる。

4.5　再生医療輸送モデル案と将来へ向けた課題

　こういった課題を解決するため，一つの再生医療輸送モデルを提案する。日本国内には細胞を培養可能なCPCが70-80ヶ所あるが，臨床適用する細胞を培養可能なCPCは10ヶ所未満である。再生医療輸送モデルを考える仮定として，臨床適用可能な細胞を培養するCPCが10ヶ所（以下，臨床用CPCとする），細胞を培養可能で凍結保存設備を有するCPCが70ヶ所（以下，一般CPCとする），日本国内に点在しているとする。また，患者を治療する医療機関との距離，輸送頻度は産業化の段階に応じ仮定を変えるとする。

　産業化の第一段階では，臨床用CPCと治療する医療機関の距離を10-20km以内とする。この距離は経済エリアとされ，近距離であるため輸送コストは低い。タクシー等の輸送手段を使っても十分に運べる。治療する医療機関の敷地内に臨床用CPCがある場合は手運びで対応可能である。

　第二段階では患者の需要，医療機関に通院する距離を考慮する。例えば特定の大都市圏から患者が多く通院する場合，大都市圏に臨床用CPCをもう1ヶ所建設するか，大都市圏近辺の既存の一般CPCを利用し臨床用の細胞を培養可能な設備へ変更し，そこから10-20km以内に治療す

231

幹細胞医療の実用化技術と産業展望

る医療機関を設置する。別の例として患者の通院傾向が離散的で全国に点在する場合，通院負担を軽減するため患者の居住地域の医療機関まで輸送する。長距離輸送となるため，輸送コストは増加する。培養表皮等の医療承認を取得し製造販売している再生医療製品の多くは，この段階において物流インフラの構築に苦慮していると思われる。細胞シートのような常温帯域で輸送する製品の場合，輸送時間も制限される。輸送直後には手術に使用するため，輸送業者が取り扱う場合に輸送物の授受に関する条件も発生し，輸送コスト増加の原因となりうる。こういった状況を打破するため，産業化の第三段階において，ベースカーゴ構想およびリレー輸送の概念を導入する。

　第三段階で導入するベースカーゴ構想を説明する。遠隔地まで効率的に輸送するため，定期的に長距離を輸送するコースを設定し，利用者がそれぞれ費用を負担し共同利用する。臨床用CPCから半径10-20kmの経済エリア外への輸送コストは大きく，単独での輸送ネットワーク構築は困難であるためである。この場合，再生医療製品に対する安全，確実な長距離輸送技術の確立が求められる。時間制限の比較的緩い輸送条件の中で遠隔地まで輸送することが望ましい。再生医療においてこの条件を満たすものとして，−150℃以下で輸送する細胞治療液（間葉系幹細胞等の細胞懸濁液）が挙げられる。例えば特定の大都市間で細胞治療液を凍結状態で移送，在庫融通する輸送計画を設定し，同じ輸送車両へ細胞シート等の常温帯域で輸送する製品を混載する。再生医療製品の種類が異なるため，製造場所である臨床用CPCが異なる場合もありうる。それらが近隣になくとも，輸送コースの途上にあれば輸送途中の集荷，混載は可能である。ベースカーゴ構想に基づく日本国内のコース設定案として，東京−大阪および京都間の東海道，中仙道の2ルートを第1コースとし，その途上の名古屋および豊橋，長野および松本等に混載を行う中継拠点を設置する。ユーザーに対しては混載条件を提示し，常時希望者を募る。ルートの増加，延伸は需要次第とする。このベースカーゴ構想のみでも再生医療の輸送ネットワーク構築に有効と考えられる。

　ベースカーゴ構想により大都市間を定期的な長距離輸送便の幹線で繋ぎ，その後，幹線に枝葉を付け日本国内を再生医療輸送のネットワークで繋ぐ。枝葉がリレー輸送網の概念に相当する。リレー輸送網は江戸時代の伝馬制度が始まりとされ，15kmずつ伝馬を乗り換えながら長距離を輸送するシステムであった。再生医療では短時間に輸送する常温帯域の輸送への適用は難しいが，凍結状態で輸送する細胞治療液の場合，既存の一般CPCの液体窒素保存容器を共用すれば中継コスト削減と利便性向上が見込める。一般CPCは民間企業，大学，病院等にあり，共通の利便性という観点から関係者間による検討が期待される。

　将来的には海外への出荷も考えられる。再生医療の適用範囲拡大という意味では大きな意義を有するが，産業として成立するためには空輸に対する輸送コストの検討が重要である。売上高物流コストの調査結果報告に日米の売上高物流コスト比の数値比較が示されており，2010年度は日本が2.75％であったのに対し，空輸利用の多い米国は4.08％（日本の約1.5倍）である[6]。空輸は輸送コストを大きく引き上げる要因となっており，さらに産業化段階では税関手続き上の滞

232

第 6 章　細胞の保存・搬送

留による輸送日数増加，航空機積載時の X 線検査実施，空港での荷扱いによる振動および衝撃の発生等による輸送環境の悪化が生じる。このような海外出荷における課題に対し，顧客毎，再生組織製品毎に梱包，包装等による対策が必要となる。

4.6　おわりに

　再生医療輸送は他の産業と異なり輸送物量が少なく，また輸送後の品質を維持するための条件は複雑である。輸送対象も多岐に渡り，再生医療輸送のインフラ構築は現在のところ困難である。このような状況を打破するため，共通化が可能な輸送インフラを手始めに構築することが重要である。これにより輸送コストの妥当性，採算ラインが見え，産業化に向け足並みも揃う。これらを念頭に置きつつ，再生医療輸送に対する生物学的要求仕様の設定および具体的な細胞輸送技術の確立と，産業化へ向けた経済的な条件の検討を進めることが今後も求められる。

文　　　献

1)　Elloumi-Hannachi I, *et al., J. Intern. Med.,* **267** (1), 54-70 (2010)
2)　Nozaki T, *et al., J. Tissue Eng. Regen. Med.,* **2** (4), 190-195 (2008)
3)　野崎貴之，ほか，日本再生医療学会誌，**9**，S. 283.（2010）
4)　小林豊茂，細胞治療・再生医療のための培養システム，シーエムシー出版. 181-188（2010）
5)　藤田康宏，ほか，包装技術 2009 年 3 月号. 186-192，日本包装技術協会，（2009）
6)　公益法人日本ロジスティクス協会. 2010 年度物流コスト調査報告書. 4-6，92-93（2011）

5 病院施設内搬送を目的とした幹細胞搬送容器の提案

青山朋樹[*1]，海平和男[*2]

5.1 はじめに

　幹細胞を用いた再生医療の実用化のためには，幹細胞調製のための原材料，最終製品である幹細胞を安全，確実かつ幹細胞のパフォーマンスを最大限に高い状態で搬送するシステム構築が必須である。搬送システムという場合に，通常は施設間搬送あるいは都市間搬送を連想するケースが多いと考えられるが，病院，細胞調製施設という特殊な施設においては，door to door の搬送だけを考えれば良いわけではなく，in door の搬送のシステム化の検討を十分に行う必要がある。病院内の搬送担当者はその搬送だけに専従しているわけではなく，いくつかの業務を兼務している事が多い。また部署をまたいで搬送が行われる際には搬送担当者が代わるケースもある。このことからさまざまな問題が発生するが，その問題解決のキーになるのは搬送容器であり，その開発には病院あるいは細胞調製施設の特殊な施設内搬送の実情を十分に把握する必要がある。

5.2 指針

　現在再生医療で用いる細胞の搬送に関しては「医療機関における自家細胞・組織を用いた再生・細胞医療の実施について」においてその指針が示されている[1]。特に搬送については「搬送には，採取した細胞・組織の搬送と加工したものの搬送があるが，いずれも温度，気圧，無菌性のバリデーション，搬送時間の管理が重要である」と記されている。

5.3 病院内における搬送リスク

　病院内搬送において最も懸念されるリスクは，取り違え，紛失，汚染である。毎日病院内では検査検体，薬剤，医療器具，リネン，物品，カルテ，画像など非常に多くの物が搬送されている。高度に分化した病院においてはこれらの搬送をいくつかの部署を跨いで行う事もあり，その過程で取り違え，紛失，汚染などの事故が生じる。その事故の中には再発注すれば済むものから，診断，治療に影響を与える重大なものまで含まれており，いずれの場合でもその対策を十分に講ずる必要がある。そこでこれらの事故事例とそれに対する対応策を列挙してみる。

5.3.1 取り違え事例とその対応

　事故が起きた際に最も大きな問題に発展する可能性のある取り違えの例として検査検体の取り違えが挙げられる。これにより間違った診断，治療が行われる可能性があり，防止策整備は極めて重要である。この防止策の要になっているのがひとつの検体に対するひとつの容器の使用である。採血検体搬送の対応策を例示する。採血検査の際には患者の採血を行う前に，採血スピッツにバーコード，患者名の記されたラベルを貼付し，はじめに採血容器を準備しておく。次に採血

＊1　Tomoki Aoyama　京都大学大学院　医学研究科　人間健康科学系専攻　准教授
＊2　Kazuo Umihira　㈱ウミヒラ　専務取締役

第6章　細胞の保存・搬送

を行い，採血後のスピッツを検体集積場に集めるのであるが，この際にこの担当者とバーコード
リーダー（ヒトと器械）によるダブルチェックを行う。検査スピッツ蓋の色により検査目的が識
別され，予定されている検査機器のみに検体は運ばれ，検査目的の取り違えも防止している。

5.3.2　紛失事例とその対策

　紛失事例の多くは各部署における受け渡しの場面で発生する。受け渡しをする際の注意喚起，
引き継ぎが十分でない際に，置き忘れ，無意識の廃棄などが発生してしまう。最も重大な紛失（廃
棄）事例として愛知県の病院で発生した移植用腎臓の廃棄事故がある[2]。この事故では手術室に
て摘出した移植用腎臓をクーラーボックスに保存していたが，移植手術準備のためにクーラー
ボックスを手術室内で保管していた際に，他の職員が誤って廃棄してしまったということであ
る。大変不幸な事故であるが，手術室においては手術時に摘出あるいは切除された組織や臓器が
大量に発生する。これらは通常，廃棄用の容器に集められ，廃棄される。しかしながらこの事例
では移植腎臓を保管していたクーラーボックスが汎用容器であり，専用容器でなかった事から十
分な注意喚起がなされなかった可能性が想定される。この点からも専用容器の使用が紛失を防止
する一助になっていることは明らかである。

5.3.3　汚染事例とその対応

　汚染防止策における容器の重要性は述べるまでもない。まずは，検体容器破損による汚染防止
のために，容器は堅牢である必要がある。次に重要なのは容器の管理システムである。細菌培養
検査の際に採取した血液，喀痰，膿などを入れる容器はストック，配布を一ヵ所で一元管理して
いる。この事によって万が一，容器の破損，汚染，交差汚染などが疑われる際にはトレーサビリ
ティを確保できる。

5.4　細胞調製施設の物の流れ

　細胞調製施設においても独自の物の流れが存在し，その基本ルールとなっているのが一方向へ
の流れである[3]。細胞の原材料，試薬，器材，作業員，そして最終製品である細胞，全てが一方
向に動き，この流れに逆行することはない（図1B）。また細胞調製を行う際には取り違えや交叉
汚染を防止するためにひとりの患者の細胞を，ひとつの細胞培養室で行う事が原則になってい
る。ここでも取り違えを防止するためにはひとりの患者の細胞に対してひとつの容器を使用する
事が原則であるが，それだけでなく使用する試薬，器機，細胞培養を行う CO_2 インキュベー
ター，作業員も一日の中ではひとつの細胞調製に専従する。このことを実施するためには搬送容
器を含めて試薬，機材は細胞調製を始める前にあらかじめサプライ室（図1）に用意されている
必要がある。この流れを作ることで細胞調製室に原材料が入室してから調製され，退室するまで
時間的にも，空間的にも流れを構築することが可能になる。また細胞培養室内で細胞を密封する
事で，細胞培養室内のクラス10000の清浄度を搬送中にも維持する事が可能になる。

幹細胞医療の実用化技術と産業展望

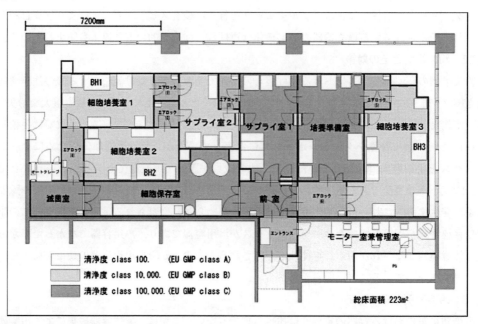

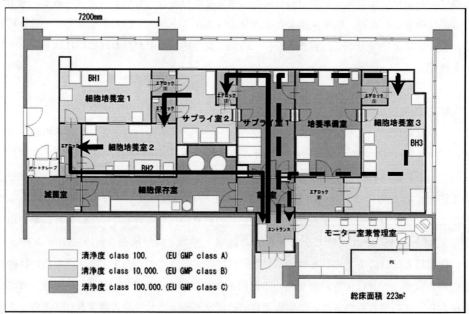

図1 京都大学医学部附属病院分子細胞治療センターの施設内動線
A：前室，サプライ室，細胞培養室はそれぞれ清浄度が規定されており，より清浄度の高い部屋への入退室の際にはエアロックなどで汚染物質の持ち込みがないように構造化されている．B：細胞を調製する細胞培養室への物品搬入（実線），搬出（搬出）は一方通行である（細胞培養室2であれば実線，細胞培養室3であれば破線）．

第 6 章　細胞の保存・搬送

5.5　幹細胞の搬送

　幹細胞の搬送は現時点においては実施例も少なく，特殊な搬送に該当する。このため，通常の病院内搬送業務で発生する取り違え，紛失，汚染と同レベルでリスク評価する事は適当ではない。しかしながら前述のように臓器移植という極めて特殊で重要な医療行為の場合でも，同様の事故が発生している事から，病院内の搬送におけるリスクを十分に考慮した搬送システムを構築する必要がある。加えて幹細胞の搬送を行う際には「生きたモノを最も良い状態で搬送する」という特殊な状況が加わる。そこで次に京都大学医学部附属病院で実施した臨床試験における間葉系幹細胞搬送容器の開発の過程を例示し，幹細胞搬送容器の開発ポイントを考えてみる。

5.6　臨床試験に用いる際に作成した細胞搬送容器のコンセプト

　京都大学医学部附属病院では 2007 年より，臨床試験「大腿骨頭無腐性壊死患者に対する間葉系幹細胞を用いた骨再生治療の検討」および「月状骨無腐性壊死患者に対する間葉系幹細胞を用いた骨再生治療の検討」を実施している[4]。この臨床試験を実施するにあたり，京都大学医学部附属病院内の細胞調製施設である分子細胞治療センター（Center for Cell and Molecular Therapy；CCMT）から移植を行う手術室までの搬送を行う搬送容器を開発する必要があった。

　はじめに病院内のルールに従って搬送する際に必要とされる搬送容器の必要条件は，①滅菌保証，②一元管理化，③容器の特殊化，④取り違え防止のためのダブルチェック機構の搭載である。

　手術室で用いられる手術機材や病棟，外来で用いられる滅菌を要する医療機材は全て医療機材部において一元管理されている。この際の滅菌方法にはオートクレーブ滅菌とガス滅菌があるが，その用途に応じて滅菌方法が異なる。いずれの部署においてもこの滅菌保証のないものは医療機材として使用する事はできず，手術部においては手術室への持ち込みも許されない。臨床試験に用いる搬送容器も医療機材部において一元管理されるため，他の医療機材と同様に頻回の滅菌耐久性が求められる。滅菌耐久性条件を満たす事によって，搬送容器は病院内の滅菌医療機材として認識される。細胞の原材料採取の場合には医療機材部→手術室→細胞調製センター→（使用後に）医療機材部，あるいは調製された細胞を搬送する場合には医療機材部→細胞調製センター→手術室→（使用後に）医療機材部の院内搬送ルールに乗せることが可能になる。次に求められるのは容器の特殊化であり，一目でその用途が理解でき，他の使用用途に用いられない事である。ハンドリングや簡便性，コストも重要な項目であるが，汎用品を用いることは搬送品の重要性に対する認識を低下させる可能性がある。容器を特殊化する事で他の搬送物品との取り違え防止効果は期待できるが，細胞間の取り違えはそれだけでは防止できない。そこでダブルチェック機構の搭載が必要とされるが，その方法には「ヒト×ヒトで行う」「ヒト×器械で行う」ダブルチェック法がある。「ヒト×器械で行う」ダブルチェック法は思いこみによる取り違えをなくすうえで有効な方法であるが，そのためのインフラ整備が必要となり，バーコードなどにより搬送品情報が符号化されている場合には現場で搬送品の確認ができないなどのデメリットもある。

　臨床試験においては上記の院内搬送に必要な条項を全て満たし，加えて生きた細胞を運ぶとい

う事に対応する機能をコンセプト化した。

5.7 臨床試験で用いた搬送容器
〈骨髄搬送容器（図 2A）〉

　この臨床試験においては患者自身の自己骨髄を原材料として間葉系幹細胞の調製を行った。このため手術室（日帰り手術部）で骨髄を採取し，それを細胞調製施設へと運ぶ搬送容器を作成した。骨髄液は 20mL の注射器に 10mL ずつ採取し，注射針でキャッピングするため，この状態では半閉鎖系である。オートクレーブ滅菌した骨髄搬送容器は滅菌手術台の上に展開可能なため（図 2A），手術台上で骨髄液の入った注射器を容器に収納し，密封することで容器内の清浄度を手術室のレベルで維持できる。手術室から搬出の際には滅菌袋に入れて搬出し，細胞調製室入室の際には滅菌袋から出した後に，容器の外側を十分にアルコール清拭することでクリーンエリアへの持ち込みが可能になる。

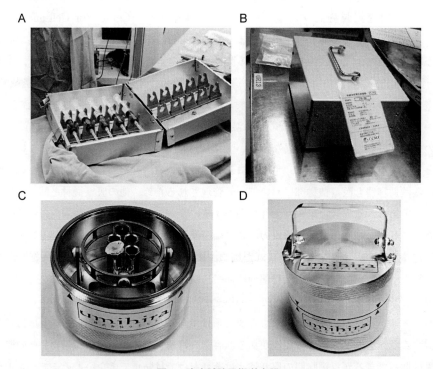

図 2 臨床試験用搬送容器
　A：骨髄搬送容器。B：間葉系幹細胞搬送容器。ダブルチェックは一目で細胞の状態が把握できるように，最終出荷判定結果を記載してタグとして取り付けた。C：水平位維持機能を有するジャイロ構造。この継手部分も頻回の滅菌処理に耐える素材，加工が必要である。D：新たに改良した幹細胞搬送容器。角を取り去り，円形構造にして搬送を容易にし，蓋の開閉作業を容易にするために三条ネジ加工した。また密封確認表示，ストッパー機能で蓋の密封を確実に行う工夫を行った。

第 6 章　細胞の保存・搬送

〈間葉系幹細胞搬送容器（図2B）〉

　間葉系幹細胞搬送の際には病院内の搬送条件に加えて，温度管理および水平位維持機能の搭載が求められた（図2C）。この水平維持の機能は間葉系幹細胞を手術室で移植する際に滅菌チューブから細胞を取り出す際に遠心分離した細胞層の状態を維持するための構造で，全ての細胞輸送に必要な条件ではないが，大切な細胞が搬送チューブの蓋などに付着してロスすることを防止できるメリットもある。この水平維持機能の搭載自体はそれほど難しい技術ではない。しかしながら骨髄搬送容器におけるシリンジホルダーと同様に，頻回の滅菌処理にも耐えられる継ぎ手部分の素材選定，高い加工技術が要求される（図2C）。

　頻回の滅菌処理に耐える容器素材の検討は，同時に温度管理の問題解決にもつながった。ステンレス素材は手術器具などにも用いられ，頻回の滅菌，使用に耐える頑強な素材である。同時に熱伝導率が低いという性質も有する。病院内の空調はほぼ一定であり，急激な温度変化は想定されない。このため熱伝導率の低いステンレスを容器の外壁に用いることで，万が一，急な温度変化が生じた際にも容器内の温度変化は最小限に抑えられる。培養皿から剥離した間葉系幹細胞は4度〜25度くらいの室温では生存率が安定しているため，この臨床試験においては温度許容範囲を室温（23度±3度）としたが，容器内は病院内においてその温度域内に維持されていた。ステンレス素材を用いることは容器そのものの重量を増加させるというデメリットも有する。しかしながら特化した容器であることを認識するためには単なる注意書きよりもこの重量による注意喚起の方が効果が高いと考えられる。

　ダブルチェック機能については「ヒト×ヒトで行う」タグシステムを採用し，最終製品出荷時に出荷判定結果を記載して，タグとして取り付けを行った（図2B）。

　この骨髄搬送容器および間葉系幹細胞搬送容器を用いて2012年6月現在で15例の移植を実施しているが，搬送時の事故は発生していない。

5.8　今後の展望

　今後は搬送作業員のエルゴダイナミクスにも配慮した形状変更も求められ，蓋の完全密封を確認できる工夫も必要である（図2D）。更に幹細胞を敷地外の施設へ搬送する際には大気に暴露されるため，病院内輸送よりその条件は厳しくなる。温度管理を厳密にし，外部からの細菌，ウイルス侵入を防止，耐衝撃機能も更に強化し，さまざまなトレーサビリティ機能，取り違え防止システムも必要である。また病院内で発生する事故とは別次元の事故にも対処しなければならないため，物流業界の持つ専門知識が求められる。これらの複雑なシステムを最初から構築するのは困難であるが，それぞれのニーズに対応したモジュールを作成し，ユニット化するのが良策と考えられる。その際に最も基幹部分となるのが幹細胞搬送容器である。

幹細胞医療の実用化技術と産業展望

謝辞

　本稿を執筆するにあたり，御指導，資料提供を頂きました京都大学医学部附属病院医療安全管理室室長 松村由美先生，京都大学医学部附属病院分子細胞治療センター主任技師 笠井泰成先生に深謝します。

文　　献

1) 医政発 0330 第 2 号 平成 22 年 3 月 30 日
2) 毎日新聞　2006 年 10 月 14 日　朝刊 23 面.
3) 笠井泰成ほか，臨床検査，**48**, 1141 (2004)
4) 戸口田淳也ほか，日本臨床，**69** (12), 2225 (2011)

6　保存・搬送の実用化課題とニーズ

畠　賢一郎[*]

6.1　はじめに

　幹細胞医療など生きた細胞を用いた医療を行う場合，その多くは大学病院など細胞を培養加工する機関と治療を実施する機関が同じ敷地内にある。この場合，培養された細胞は速やかに手術室に運ばれ治療に供することができる。一方，細胞を専従の培養施設にて培養し医療機関に提供する場合，これとは異なった対応が必要となる。細胞の保存・搬送のニーズが発生するのである。

　通常，こうした医療に供される細胞を企業が扱う場合，わが国では医薬品または医療機器として取り扱う。すなわち，生きた細胞であっても，いわゆる「製品」として必要な条件をクリアしなくてはならない。本節では，幹細胞医療が実用化・産業化されるに当たり，最も重要な技術のひとつである細胞の保存・搬送についてまとめる。こうした保存・搬送は幹細胞医療技術の中でもきわめて新しい概念である。残念ながら今のところ確固たる規制・制度の枠組みはない。そのため本節では，あくまでも現状の対応について述べるものとし，その詳細は流動的であることをご理解いただきたい。

6.2　幹細胞を用いた医療に対する指針からみた保存・搬送

　幹細胞医療の実用化技術として保存・搬送を考える場合，現状の規制ガイドライン等を踏まえる必要がある。その代表的なものとして，企業が薬事承認を踏まえて配慮すべき内容である指針，いわゆる『医薬発 1314 号通知』の系列と，研究者が幹細胞に関する臨床研究をつうじた『ヒト幹細胞を用いた臨床研究に関する指針』があげられる。以下，その両者に関して述べる。

6.2.1　『医薬発 1314 号通知』ならびに関連通知への対応

　ヒト細胞を用いた製品の品質管理について明確に定義した通知は，『1314 号通知』として広く知られているもので，2000 年に発出された『ヒト又は動物由来成分を原料として製造される医薬品等の品質及び安全性確保について』（平成 12 年 12 月 26 日付け医薬発 1314 号厚生省医薬安全局長通知）を示す。同通知は，再生医療製品をつくるための基本原則が述べられており，2011年まで実施されてきた確認申請に関する審査の論点となっていた。現在，同通知は 2008 年に改訂され自家細胞に関連したものと同種細胞に関連したものに分けられ[1,2]，さらに，2012 年にこれらがそれぞれ改訂された[3,4]。

　上述の指針において，包装・輸送等に関連する具体的な記載は多くはない。実際には，完成した製品自体の輸送に加え，製品の原材料となる組織・細胞の輸送に関する記述が見られる（表）。また，これら指針の中では，保存方法に関する記載やものの取り違え防止対策に注意を促している。すなわち，ヒト細胞を用いた製品であるため，自家細胞を用いたものはもちろんのこと，同種細胞を用いたものであっても，感染性因子のトレーサビリティーの観点から，ロットの取り違

　＊　Ken-ichiro Hata　㈱ジャパン・ティッシュ・エンジニアリング　常務取締役　事業開発室長

幹細胞医療の実用化技術と産業展望

表　『ヒト（自己）体性幹細胞加工医薬品等の品質及び安全性の確保について』
（平成 24 年 9 月 7 日付け薬食発第 0907 号厚生労働省医薬食品局長通知）

製造のための原材料となる細胞・組織の包装・輸送に関する記載	第 2 章　製造方法 第 1　原材料及び製造関連物質 1　原材料となるヒト組織・細胞 ⑷細胞・組織の採取・保存・運搬 ⑥保存方法及び取り違え防止策 　採取した細胞・組織を一定期間保存する必要がある場合には，保存条件や保存期間及びその設定の妥当性について明らかにすること。また，取り違えを避けるための手段や手順等について具体的に規定すること。 ⑦運搬方法 　採取細胞・組織を運搬する必要がある場合には，運搬容器，運搬手順（温度管理等を含む。）を定め，その妥当性について説明すること。
製品の包装・輸送に関する記載	第 2 章　製造方法 第 2　製造工程 4　最終製品の形態，包装 　最終製品の形態，包装は，製品の品質を確保できるものでなければならない。 5　製品の保存及び運搬 　中間製品又は最終製品を保存及び運搬する必要がある場合には，保存方法や期間及び運搬容器，運搬手順（温度管理を含む。）を定め，その妥当性を明らかにすること（第 3 章参照） 第 3 章　細胞・組織加工医薬品等の安全性 　製品化した細胞・組織加工医薬品等又は重要なそれらの中間製品について，保存・流通期間及び保存形態を十分考慮して，細胞の生存率及び力価等に基づく適切な安定性試験を実施し，貯法及び有効期限を設定し，その妥当性を明らかにすること。特に凍結保管，解凍を行う場合には，凍結及び解凍操作による製品の安定性や規格への影響がないかを確認すること。また，必要に応じて標準的な製造期間を超える場合は標準的な保存期間を超える長期保存についても検討し，安定性の限界を可能な範囲で確認すること。ただし，製品化後直ちに使用するような場合はその限りでない。 　また，製品化した細胞・組織由来医薬品等を運搬する場合には，運搬容器，運搬手順（温度管理等を含む）等を定め，その妥当性について明らかにすること。

え防止に対応できる包装・輸送を考えるべきである。

6.2.2 『ヒト幹細胞を用いた臨床研究に関する指針』への対応

　『ヒト幹細胞を用いた臨床研究に関する指針』は 2006 年に発出され，その後 2010 年に改訂された。同指針は，幹細胞を用いた臨床研究を実施する際に配慮すべき事項が述べられており，主に研究者が遵守すべき内容である。同指針のなかで包装・輸送に関する記載では，改訂前の指針では「その他の調整段階における標準操作手順書，原材料となるヒト幹細胞の受け入れ，試薬等の受け入れ検査，ヒト幹細胞の試験検査，運搬方法等，調整工程に関する記録，最新技術の反映等については『ヒト又は動物由来成分を原料として製造される医薬品等の品質及び安全性確保について』（平成 12 年 12 月 26 日付け医薬発 1314 号厚生省医薬安全局長通知）の規定するところ

第6章　細胞の保存・搬送

によるものとする。」（第4章ヒト幹細胞の調整段階における安全対策等　3その他）とある。1314号通知を参照するよう促している。

　一方，改訂後の同指針においては「研究者等は，運搬の際には，ヒト幹細胞等の品質を保つために，温度管理その他の必要な措置を講ずるものとする」（第4章ヒト幹細胞の調整段階における安全対策等　第1項調整段階における安全対策等　7検疫，出荷及び配送）とある。

　これらヒト幹細胞指針において，包装・輸送に関する直接的な記載は多くないため，前述の1314号関連通知をもとに，製品の特性を踏まえ独自に考える必要がある。また，現在の関連制度では，研究者が主体となる臨床研究であっても，遠隔地への輸送が必要になる場合には配慮しなくてはならない事項が存在することになる。

6.3　細胞加工製品の包装・輸送の課題

　細胞加工製品の保存・搬送には，それに適した包装方法の確立が重要である。しかし，この分野はいまだ経験や実績が少ないため，開発者が個別に対応しなくてはならない。通常の医薬品や医療機器の取り扱いと同様に考えることができる部分と，生きた細胞ならではの部分が存在する。ここでは，先述の自家培養表皮の例を踏まえ，生細胞を用いた製品の包装にまつわる課題についてまとめる。

6.3.1　生細胞を製品として包装するために生じる課題

　生きた細胞を用いた幹細胞医療製品を遠隔地に輸送する場合，必然的に培養施設での最終調整から臨床使用までに一定のタイムラグが生じる。そのため，輸送された細胞には，培養状態や凍結保存状態での輸送とは異なり一定のダメージが及ぶ。製品として扱われる限り，出荷時の状態と使用時の状態との間の安定性（保存安定性）を担保する必要があるが，生き物であるがゆえのやむない変化をきたす可能性がある。

　一方，細胞培養状態での輸送では，保存・輸送時に細胞が増殖してしまい，予期せぬ性能変化や安全性に問題となる状況を来すことが否定できない。細胞劣化とは逆の意味で保存安定性を否定する結果となる。通常の製品とは異なった生き物ならではの現象は，今後の検討課題として最も大きなものであろう。

6.3.2　保存方法・材料に関する課題

　1314号関連通知には，製造工程由来不純物試験が課せられている。例えば，先の『ヒト（自己）体性幹細胞加工医薬品等の品質及び安全性の確保について』には「製品中に混入物，残留物，又は新たな生成物，分解物等として存在する可能性のあるもので，かつ，品質及び安全性の面から見て望ましくない物質（例えば，ウシ胎児血清由来のアルブミン，抗生物質等）については，当該物質の除去に関するプロセス評価や当該物質に対する工程内管理試験の結果を考慮してその存在を否定するか，又は適切な試験を設定して存在許容量を否定すること。試験対象物質の選定及び規格値の設定に当たっては，設定の妥当性について明らかにすること。」とある。この記述の意味するところは，細胞培養中に供した培養液等に混入する物質について一定の除去工程を経る

243

か，または，これら物質における安全性を担保するための試験を要することである。

上記を踏まえ，製品中の生細胞の活性を損なうことなく安定的に保存するためには，安全な既知物質で構成された新たな保存液を用意する必要がある。このことは，凍結状態にて保存する場合も同様である。生体への安全性が確保しにくい物質の使用は難しい。再生医療製品が高度化し，より保存困難な細胞加工製品が開発された場合，現状のルールでは実用化（製品化）が難しくなるといわざるを得ず，新たな考え方が必要であろう。

6.3.3 製品の取り違えに関する課題

通常の医薬品・医療機器と比べ細胞加工製品では，より厳重に取り違え防止策が講じられる必要がある。自家細胞を用いた製品ではもちろんのこと，同種細胞を用いたものであっても，感染因子等のトレーサビリティー確保のために，使用されたロット等の記録保管が必要となる。

6.3.4 製品の事前確認に関する課題

細胞加工製品は，生きた細胞という不安定なものを用いることに加え，通常の医薬品・医療機器のように大量に入荷できるものではなく，代替品も用意できない。そのため，手術前に製品の事前確認が望まれる。使用直前になって当該製品の不備に気づいた場合，手術中の患者にとってきわめて重大な事態となるためである。

通常，細胞加工製品では一旦開封した製品の無菌性担保および温度管理が難しい。とはいえ，上記事例を踏まえ，可能な限り事前確認ができるよう対策をとるべきである。

6.4 再生医療製品の包装例

筆者らは，わが国初の細胞加工製品として 2007 年に自家培養表皮ジェイス® の製造販売承認を厚生労働省から得た。ジェイスは患者自身の表皮角化細胞を培養したものであり，細胞が 3〜5 層程度に重層化した膜状の構造物である[5]。開発者の名前から Green 型自家培養表皮ともいわれている。わが国では，生細胞を用いた再生医療製品は医薬品もしくは医療機器に分類されるが，ジェイスは医療機器の範疇に属し，広範囲に皮膚を失った重傷熱傷患者を適応として，医療機関に供給されている。

先に述べたとおり，Green 型自家培養表皮が臨床研究にて用いられる際には，細胞培養した状態のままで培養シャーレごと手術室に運搬され，皮膚欠損を有する患者に移植された。高い細胞活性を維持するためには，この方法が最も簡便といえる。しかし，これを製品として提供する際には特別な配慮が必要であった。すなわち，細胞培養状態であれば，いわゆる出荷時の状態と使用時の状態が異なることになる。培養中に不慮の変化が起こることを否定できない。さらに，細胞培養に用いる培地成分について，患者へ持ち込まれた際の安全性が確保されているといえないのである。

細胞加工製品を医療機器として提供するための基本事項を踏まえ，自家培養表皮ジェイスを提供する際に次の配慮を行った。以下にその概要を述べる。

第6章 細胞の保存・搬送

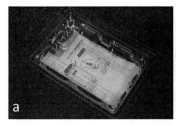 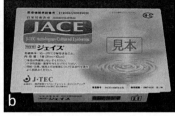 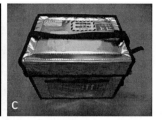

写真　自家培養表皮の搬送に用いる容器
a：製品を直接包装する1次容器
b：保存条件及び所定の記載内容を明記した外装
c：厳密な温度管理を目的とした断熱輸送容器

6.4.1　自家培養表皮のシャーレからの剥離および包装

自家培養表皮をあらかじめ剥離し，その形状を維持するためのキャリアシートとともにカバーシートにて覆った。さらに，これらを適切な形状に加工した1次容器内に封入した（写真a）。この方法によって，自家培養表皮は適切に包装され，使用時，簡便に取り出すことを可能とした。

6.4.2　細胞培養時の添加物の洗浄・除去

上述の指針等を踏まえ，製品の安全性確保を目的に，細胞培養時の添加物を可及的に除去した。すなわち，培地成分を除去し，既知の物質のみで構成された保存液にて自家培養表皮を封入した。これら保存液の設定については，所望の保存期間中に細胞の劣化を来さないことなど，適切な保存安定性試験を実施する必要がある。

6.4.3　製品表示について

周知の通り，医療機器として必要な製品表示を行うため，所定の内容を記載したパッケージにて上述の1次容器を包装した。パッケージには，自家細胞を用いた製品であることに注意をはらい，製品の取り違え防止対策に万全を期した（写真b）。

6.4.4　温度管理のための容器

自家培養表皮は所定の温度で保管することが条件となっている。これを担保すべく，断熱輸送容器を開発した。製品はこれら容器中にて使用直前まで保管され，輸送中および医療機関での保管に特別な温度管理への配慮を不要とした（写真c）。

6.5　おわりに

最近，こうした幹細胞治療の臨床研究を実施している臨床医からも，細胞の保存・搬送に関する質問を受ける機会が多くなってきた。以前にも増して，本節の内容が重要になってきている証拠である。一般医療に通じる事業化・産業化のプロセスを考えた場合，臨床研究の段階から考慮しておくべき内容なのかもしれない。

生きた細胞は製品としてはきわめて特殊なものである。冒頭述べたように，今後，これら特殊性を十分に考慮し，細胞加工製品の搬送における新たな考え方を構築することが急務と考える。

幹細胞医療の実用化技術と産業展望

文　　献

1) ヒト（自己）由来細胞や組織を加工した医薬品又は医療機器の品質及び安全性の確保について（平成 20 年 2 月 8 日付け薬食発第 0208003 号厚生労働省医薬食品局長通知）
2) ヒト（同種）由来細胞や組織を加工した医薬品又は医療機器の品質及び安全性の確保について（平成 20 年 9 月 12 日付け薬食発第 0912006 号厚生労働省医薬食品局長通知）
3) ヒト（自己）体性幹細胞加工医薬品等の品質および安全性の確保について（平成 24 年 9 月 7 日付け薬食発 0907 第 2 号厚生労働省医薬食品局長通知）
4) ヒト（同種）体性幹細胞加工医薬品等の品質および安全性の確保について（平成 24 年 9 月 7 日付け薬食発 0907 第 3 号厚生労働省医薬食品局長通知）
5) Rheinwald JG, Green H, *Cell*, **6**, 331-344（1975）

第7章　品質評価

1　安全性評価の総論，造腫瘍性試験の現状と展望

安田　智[*1]，佐藤陽治[*2]

1.1　はじめに

　細胞・組織加工製品を用いた再生医療は，治療法に乏しく，重篤・致死的ないしQOLを著しく損なう疾病・損傷に対して極めて有効な治療法になると期待されており，細胞・組織加工製品の開発は世界的にも熾烈な競争が展開している。その中で，ヒト由来の体性幹細胞，胚性幹細胞，さらには人工多能性幹細胞等の幹細胞を用いた製品の開発も盛んに進んでいる。難治性疾患等の患者にいち早く有効な再生医療を届けるためにも，国際的な再生医療の開発・ビジネス競争でわが国が主導的地位を得るためにも，将来の開発動向を見据えつつ，細胞・組織加工製品の品質・安全性に関して新規かつ汎用性の高い評価技術・製造法の開発を行い，わが国から世界に向けて先導的に提示していくとともに，より高品質で安全性及び有効性の高い製品の開発・実用化を国内で適正に推進することが急務である。本節では，幹細胞を用いた細胞・組織加工製品（幹細胞加工製品）の安全性評価に関して全般的に述べた後に，特にヒト多能性幹細胞加工製品において重要な品質管理上および安全性上の関心事である「造腫瘍性」に焦点を当て，製品中への造腫瘍性細胞の混入を検出する試験系の現状と展望について概説したい。

1.2　細胞・組織加工製品／幹細胞加工製品の安全性評価

　細胞・組織加工製品の特性は，化学薬品やタンパク質性医薬品等とは著しく異なる。細胞・組織加工製品に特有の問題として，①形質は置かれる（微小）環境に依存する，②周囲の環境に対して薬理的・免疫学的・物理的に作用する，③長期培養により均一性が低下する場合がある，④脱分化・遊走の可能性がある，⑤壊れやすく寿命が有限である場合が多い，⑥高度な精製やウイルスの不活性化・除去が困難，ということが挙げられる。また，これらの問題の程度や重みは製品の種類により様々である。こうしたことから，細胞・組織加工製品の品質マネジメントの原則は，「リスク・ベース・アプローチ」とするのが妥当とされている。「リスク・ベース・アプローチ」とは，対象となる各製品に固有，かつその品質・安全性・有効性に関連するリスク要因を探

---

*1　Satoshi Yasuda　国立医薬品食品衛生研究所　遺伝子細胞医薬部　第2室　室長；先端
　　　　医療振興財団　客員研究員

*2　Yoji Sato　国立医薬品食品衛生研究所　遺伝子細胞医薬部　部長；先端医療振興財団
　　　　客員研究員；名古屋市立大学　大学院薬学研究科　医薬品質保証学分野
　　　　客員教授

り当てることをベースにし，その影響の度合いを科学的に評価することにより品質確保の方針・内容をケース・バイ・ケースで柔軟に定めるアプローチ方法である。なお，ここで言うリスクとは，ある目的（有効性・安全性など）を達成する上での阻害要因を指す。細胞・組織加工製品の安全性面での主なリスクとしては，「ウイルス等の感染性因子の伝搬」，「細胞の遺伝的不安定性と造腫瘍性」，「血清等の不純物混入」，「望まない免疫応答」，「非細胞成分による不必要な免疫応答，炎症反応，毒性」，「製品の意図しない生物応答」が挙げられ，製品開発においては，これらのリスクに対応した品質・安全性確保策が必要となる。特に，幹細胞は多分化能（multipotency）または多能性（pluripotency）と自己複製能という特徴を持ち，幹細胞を加工した製品は，加工内容や適用部位によっては，たとえ自己に由来するものであっても元来の細胞そのものではなく，また，存在していた，あるいは存在すべきであった（微小）環境とは異なる状態の下に臨床適用される可能性が高い。厚生労働省は，これらの点に留意し，各種幹細胞加工製品をより迅速に実用化するための品質・安全性確保に関する5つの指針を平成24年9月7日に発出した[1]。

　冒頭に述べたように，細胞・組織加工製品／幹細胞加工製品は重篤・致死的ないしQOLを著しく損なう疾病・損傷を適用対象として開発される場合が多い。従って，これらの製品を治験・臨床研究でヒトに初めて使用する際には，明らかに想定される製品のリスクを現在の学問・技術を駆使して排除し，その科学的妥当性を明らかにしたうえで，なお残る「未知のリスク」と，重篤で生命を脅かす疾患，身体の機能を著しく損なう疾患，身体の機能や形態を一定程度損なうことによりQOLを著しく損なう疾患などに罹患し，従来の治療法では限界があり，克服できない患者が「新たな治療機会を失うことにより被るかも知れないリスク」とのリスクの大小を勘案し，かつ，これらすべての情報を開示した上で患者の自己決定権に委ねるという視点を持つこと，すなわち，リスク・期待されるベネフィットの情報を開示した上で，使用するかどうかの意思決定は患者が行うという視点を入れて評価することも重要である。

1.3　幹細胞加工製品の造腫瘍性試験

1.3.1　ヒト多能性幹細胞の造腫瘍性と造腫瘍性試験国際ガイドライン

　「造腫瘍性」（tumorigenicity）とは，動物に移植された細胞集団が増殖することにより悪性または良性の腫瘍を形成する能力を言う。ヒトES細胞株やヒトiPS細胞株はテラトーマ（奇形腫）形成能，すなわち造腫瘍性を元来の特性として保持しており，この点がヒト体細胞・体性幹細胞とは大きく異なる。したがって，ヒト多能性幹細胞（ES／iPS細胞等）を原材料とした医薬品・医療機器においては，未分化細胞の混入・残留により異所性組織や腫瘍が形成される可能性があり，最終製品の造腫瘍性の評価と管理が重要な課題となる。

　現在，細胞の造腫瘍性試験に関する国際的なガイドラインとして唯一存在するのは，世界保健機関（WHO）の生物薬品標準化専門委員会第47次報告（1998）（Technical Report Series No.878, TRS 878）にある Annex I「生物薬品製造用の *in vitro* 基材としての動物細胞の使用の要件」[2] である。WHO TRS 878 にある造腫瘍性試験の内容は，極めて大雑把に言えば，「ヌード

第 7 章　品質評価

マウス等の動物 10 匹に 10^7 個の細胞を投与して 16 週間観察し，陽性対照としては Hela 細胞などを用いる」というものであるが，注意しなければならないのはその適用対象と目的である。

WHO TRS 878 の造腫瘍性試験の適用対象は，あくまでワクチンやタンパク質製剤など，ヒトを対象に *in vivo* 又は *ex vivo* で投与される生物薬品を製造する際に *in vitro* 基材として用いられるヒト又は動物由来の細胞株である。「患者に移植する細胞」および「治療を目的に患者に移植する細胞株の原料となる細胞」は，WHO TRS 878 の対象外とされており，その特性解析においては規制当局等との議論が必要とされている。

WHO TRS 878 における造腫瘍性試験の目的は，生物薬品用細胞基材となる細胞株の均一なバンク（セル・バンク）の造腫瘍性の程度又は有無を正確に把握することにある。造腫瘍性の程度の大幅な変化又はその有無に変化が生じた場合，細胞特性に何らかの異常が起こったという指標となる。つまり，既知あるいは未知のウイルス感染，変異原性物質やストレスによる遺伝子変異・発がん遺伝子活性化など，原因はいずれにせよ，セル・バンクの安定性上の異常が発生したことを検出するための方策として，セル・バンクの造腫瘍性を細胞特性指標の一つとして評価し，品質管理に活用することが必要とされるわけである。

1.3.2　ヒト多能性幹細胞加工製品の造腫瘍性試験

ヒト多能性幹細胞加工製品についての造腫瘍性試験には，目的別に以下の 3 種類があり得る。①原材料の品質管理のための造腫瘍性試験，②製造工程管理のための造腫瘍性試験，③最終製品の安全性評価のための造腫瘍性試験，である。以下にこれら 3 種の造腫瘍性試験の特徴と方法について述べる。

⑴　原材料（細胞基材）の品質管理のための造腫瘍性試験

ヒト多能性幹細胞加工製品の原材料は，文字通り，ヒト ES 細胞株やヒト iPS 細胞株等である。これらはヒト多能性幹細胞加工製品という生物製剤の一種を製造するための細胞基材である。従って，これらにおける「造腫瘍性」とは，すなわち生物製剤の原材料（細胞基材）の品質特性のひとつと捉えることが出来る。

ヒト多能性幹細胞加工製品の原材料としてのヒト多能性幹細胞バンクの造腫瘍性における懸念事項は，WHO TRS 878 におけるセル・バンクの品質管理の考え方と同様に，「セル・バンクの造腫瘍性が既定の範囲内にあるか？」ということになる。ヒト多能性幹細胞加工製品の原材料としてのヒト多能性幹細胞バンクの造腫瘍性の意味づけは WHO TRS 878 における細胞基材の造腫瘍性の意味づけとほぼ同じであることから，その評価方法についても，WHO TRS 878 の方法を準用することが可能であると考えられる。

⑵　製造工程（中間製品）管理のための造腫瘍性試験

ヒト多能性幹細胞加工製品の中間製品となる細胞集団には，目的細胞ないしその前駆細胞に加え残存多能性幹細胞およびその他の目的外細胞が含まれている可能性がある。中間製品の造腫瘍性試験における「造腫瘍性」とは，製造工程管理のための指標としての意味合いがある。製造工程管理における造腫瘍性関連の懸念事項には，「どのくらいヒト多能性幹細胞が残存しているか」

249

ということと「目的外細胞として造腫瘍性形質転換細胞が含まれているか」という2点がある。

　中間製品の中に「どのくらいヒト多能性幹細胞が残存しているか」ということに関しては，多能性幹細胞のマーカー遺伝子／マーカータンパク質を利用した方法により評価することが可能である。手技としては定量 RT-PCR やフローサイトメトリーなどが挙げられる。

　中間製品の中に「目的外細胞として造腫瘍性形質転換細胞が含まれているか」ということを評価するための方法としては，例えば細胞増殖特性の評価（不死化細胞の検出）や軟寒天コロニー形成試験（足場非依存性増殖細胞の検出，後述）が挙げられる。造腫瘍性形質転換細胞の検出に in vivo 造腫瘍性試験系を活用することも考えられるが，最終製品（ないし中間製品）の中に含まれる僅かな造腫瘍性細胞を検出する必要があるため，WHO TRS 878 の方法よりも十分に低い検出限界を備えている必要がある。検出限界の低い試験系としては，T 細胞，B 細胞および NK 細胞を欠失した NOD/SCID/γCnull（NOG）など，ヌードマウスよりも免疫力の低下した重度免疫不全マウス系統を利用することが考えられる[3, 4]。ただし新規動物モデルを用いた科学的リスク評価のためには，細胞・組織加工製品の造腫瘍性の定量化方法の検討と，その標準化が必要である。

(3)　最終製品の安全性評価のための造腫瘍性試験

　ヒト多能性幹細胞加工製品の最終製品中の細胞集団，すなわち「投与細胞」には，目的細胞に加え，混入する前駆細胞や残存多能性幹細胞およびその他の目的外細胞が含まれている可能性がある。また，最終製品の造腫瘍性試験における「造腫瘍性」には，ヒトでの生着部位での腫瘍形成能を考察する材料であることが要求される。すなわち，最終製品における造腫瘍性関連の懸念事項には，「どのくらいヒト多能性幹細胞が残存しているか」ということと「目的外細胞として造腫瘍性形質転換細胞が含まれているか」ということに加え，「投与細胞が，生着する微小環境で腫瘍を形成するか」ということが挙げられる。

　最終製品の中に「どのくらいヒト多能性幹細胞が残存しているか」「目的外細胞として造腫瘍性形質転換細胞が含まれているか」ということに関しては，多能性幹細胞のマーカー遺伝子／マーカータンパク質の検出，細胞増殖特性の評価，軟寒天コロニー形成試験などで評価できる可能性がある。

　一方，「投与細胞が，生着する微小環境で腫瘍を形成するか」という懸念については，in vivo 造腫瘍性試験が必要となる。その場合に考慮すべき点としては，①試験系の検出限界，②投与細胞数，③投与部位などが挙げられる。投与部位については可能ならばヒトでの投与部位に相当する部位を選択すべきである。もしも，物理学的障害を生ずるなどの理由により当該部位に対する投与細胞数に限界がある場合には，可能であれば投与部位を変更するのではなく，動物とヒトとの間の当該投与部位の相対的スケール比に応じて投与細胞数を調節する。すなわち，生着する微小環境と投与細胞との相互作用による腫瘍形成の可能性を考察することを優先する。免疫特権，炎症，虚血など，特殊な投与環境における細胞の挙動は動物モデルにおける in vivo での評価でなければ，考察することが困難だからである。

第7章　品質評価

1.3.3　造腫瘍性関連 *in vitro* 試験

　細胞集団の造腫瘍性，あるいは細胞集団中の造腫瘍性細胞を検出する系としていくつかの *in vitro* 試験系があるが，それぞれに長所と短所がある。それらを *in vivo* 試験法と併せて表1にまとめた。核型分析などの染色体異常を検出することを目的とする試験は技術的に確立されているものの，得られた結果と細胞の造腫瘍性との相関性が低いことが多く，最終製品の造腫瘍性を評価するというよりも，原材料の品質または製造過程における製品の遺伝的安定性を評価するという目的で実施されるべきものと言える。軟寒天コロニー形成試験は，がん細胞の多くが足場非依存的に増殖するのに対して接着性正常細胞は足場が存在しないとアポトーシス（アノイキス）を起こすという性質を生かした試験系で，細胞を分散して軟寒天に封入し，足場非依存的な細胞増殖を検出する試験である。ただし，ヒト ES 細胞やヒト iPS 細胞はトリプシン処理などによる分散によってアポトーシスを起こす特異な性質を持つことが知られており，ヒト多能性幹細胞加工製品の場合，単純には軟寒天コロニー形成試験を適用できない。我々は，分散誘導性アポトーシスを抑制すると言われる ROCK 阻害剤存在下にヒト iPS 細胞を分散，軟寒天中に播種した経験があるが，それでもコロニー形成は認められなかった[5]。フローサイトメトリーや定量 RT-PCR は，特定のマーカータンパク質・マーカー遺伝子の発現を指標に未分化細胞または造腫瘍性細胞を短時間で検出する簡便な系で，フローサイトメトリーの場合は細胞を分離・回収出来る点，定量 RT-PCR はその高い感度が利点である。我々は，初代培養ヒト体細胞中にヒト iPS 細胞を添加して検討した結果，フローサイトメトリーでは 0.1％，定量 RT-PCR の場合には 0.002％の存在比のヒト iPS 細胞を有意に検出することができることを明らかにしている[5]。不死化細胞を *in vitro* で検出する系としては，所定の培養期間を超えて細胞を培養し，その増殖特性を解析する試験がある。これらを組み合わせて未分化細胞および不死化細胞の存在を否定できれば，最終製品の造腫瘍性はかなり低いことが示唆されるが，臨床試験に進むことの妥当性は，投与細胞数，投与部位，リスクマネジメントプラン，あるいは *in vivo* 造腫瘍性試験データ等によって製品ごとに判断されるべきだと考えられる。

1.3.4　ヒト体細胞・体性幹細胞加工製品の造腫瘍性試験

　加工されていないヒト体細胞・体性幹細胞を使った移植医療の現場では造腫瘍性試験がほとんど行われていないことから明らかなように，ヒト体細胞・体性幹細胞加工製品の原材料となる体細胞・体性幹細胞には，造腫瘍性がないと一般的に考えられている。従って，ヒト体細胞・体性幹細胞加工製品の造腫瘍性に関しては，「加工後の最終製品中に目的外細胞として造腫瘍性形質転換細胞が混入しているか」という懸念と「投与細胞が，生着する微小環境において腫瘍を形成するか」という懸念についてのみ検討すればよいということになる。

　特に，製品中の細胞がドナーでの基本機能と同様の基本機能を示すことを期待して製品を使用（「相同的使用」（homologous use）という）する場合には，「最終製品中に目的外細胞として造腫瘍性形質転換細胞が混入しているか」ということが適切な試験（細胞増殖特性解析等）により十分に否定できれば，造腫瘍性については移植医療と同レベルと考えられ，それ以上の検討は必

251

表 1　主な造腫瘍性関連試験の能力と限界

in vivo 試験法

試験法	測定事項	目的	利点	欠点
ヌードマウスへの移植	腫瘍形成	造腫瘍性細胞の検出	●定量化の方策が整備（WHO TRS 878）	●時間（数週間～数カ月）・費用がかかる ●膵がん、乳がん、グリア細胞腫、リンパ腫、白血病細胞に由来する細胞株は腫瘍を形成しない ●僅かに含まれる造腫瘍性細胞を検出できない
NOD-SCID マウスへの移植			●ヌードマウスよりも高感度	●時間（数週間～数カ月）・費用がかかる ●定量化の方策が未整備 ●胸腺腫を自然発症
NOG/NSG マウスへの移植			●NOD-SCID よりも高感度／胸腺腫なし	●時間（数週間～数カ月）・費用がかかる ●定量化の方策が未整備

in vitro 試験法

試験法	測定事項	目的	利点	欠点
細胞増殖特性解析（所定培養期間を超えた培養）	細胞増殖速度	不死化細胞の検出	●簡便・安価 ●時にはヌードマウスよりも「高感度」（不死化していても腫瘍形成のないケース）	●僅かな不死化発現細胞の混入の検出には時間がかかる
フローサイトメトリー	細胞マーカー蛋白質発現	造腫瘍性細胞・未分化細胞	●短時間（～1日）・簡便 ●時には軟寒天コロニー試験よりも「高感度」 ●細胞を識別・分離・回収できる	●特定のマーカー発現細胞だけしか検出できない＝マーカー（ー）の造腫瘍性細胞を見逃すおそれ ●ゲートの掛け方で結果がばらつく
qRT-PCR	細胞マーカー遺伝子発現	細胞の検出	●短時間（～1日）・簡便 ●時にはフローサイトメトリーよりも「高感度」	●特定のマーカー発現細胞だけしか検出できない＝マーカー（ー）の造腫瘍性細胞を見逃すおそれ
軟寒天コロニー形成試験	コロニー形成	足場非依存的増殖の検出	●*in vivo* 試験より短時間（数週間～1カ月程度） ●安価 ●時にはヌードマウスよりも「高感度」	●浮遊系細胞に使用できない ●僅かに含まれる造腫瘍性細胞を検出できない ●ヒト ES/iPS 細胞は検出不能（分散誘導性細胞死）
核型分析	染色体の数・サイズ・形	染色体異常の検出	●技術的に確立	●相関性の問題（染色体異常⇔造腫瘍性） ●僅かに含まれる造腫瘍性細胞を検出できない
染色体 CGH およびアレイ CGH	ゲノム DNA のコピー数異常			
蛍光 *in situ* ハイブリダイゼーション（FISH）分析	特定遺伝子の位置・コピー数			

表2　米国・EUで承認済みのヒト細胞・組織加工製品の造腫瘍性関連試験（それぞれの審査概要から抽出・整理）

	製品名	細胞／足場材料	適用	造腫瘍性試験			核型分析	免疫不全動物を用いた他の試験（動物）	備考
				in vivo（動物）	軟寒天コロニー形成試験	細胞増殖特性解析			
米国	Carticel	自己軟骨細胞	軟骨損傷						「自己由来製品なので」非臨床安全性試験なし
	Provenge	自己樹状細胞（PAP抗原提示）	転移性前立腺がん						「ヒトでの経験が豊富なので」非臨床試験なし、なお臨床試験中に腫瘍形成1例
	laViv（azficel-T）	自己線維芽細胞	ほうれい線解消（美容整形）						
	HemaCord（HPC-C）	同種臍帯血由来造血前駆細胞	造血幹細胞移植			○			Colony forming unit 測定
	Epicel	自己角化細胞／マウス細胞層	熱傷	○（ヌードマウス）	○		○	○（ヌードマウス）	ヌードマウス・軟寒天ともに陰性
	Apligraf（Grafskin）	同種角化細胞＋同種線維芽細胞／ウシ由来コラーゲン	皮膚潰瘍	○（ヌードマウス）			○	○（hu-SCIDマウス）	マスターセルバンクがヌードマウスで陰性
	Gintuit（Apligraf（Oral））	同種角化細胞／ウシ由来コラーゲン	口腔軟組織再生	○（ヌードマウス）	○				マスターセルバンクがヌードマウスで陰性
	TransCyte（Dermagraft-TC）	同種線維芽細胞／ナイロン基材	熱傷					○（ヌードマウス）	軟寒天で陰性
	Dermagraft	同種線維芽細胞／ポリグラクチンメッシュ	皮膚潰瘍	○（ヌードマウス）			○	○（ヌードマウス）	ヌードマウスで陰性
	OrCel	同種角化細胞＋同種線維芽細胞／ウシ由来コラーゲン	熱傷、表皮水疱症					○（SCIDマウス，ヌードマウス）	
EU	ChondroCelect	自己軟骨細胞	軟骨損傷			○		○（ヌードマウス）	既定期間を越えた培養で細胞老化確認

要ないと考えられる。

　表2に欧米において薬事承認済みのヒト細胞・組織加工製品（すべてヒト体細胞加工製品）を示すと同時に，各製品の審査概要に記載されている造腫瘍性関連試験の内容を示す。ヌードマウスを用いた *in vivo* 造腫瘍性試験を実施している製品が4件ある。これらの試験では少量の造腫瘍性細胞が混入している場合でも結果はすべて偽陰性になってしまう可能性が高い。もちろん，結果が陰性であることにより，造腫瘍性の高い細胞が極端に大量（数十％程度）には混入していないことを確認することはできるが，それほどの混入ならば，より簡単で安価な細胞増殖特性解析で何らかの明らかな異常が認められるはずである。

　ヒト体細胞・体性幹細胞加工製品は相同的使用，非相同的使用ともに，世界各地で臨床応用が進んでいるが，製品の投与を原因とする腫瘍形成の報告はほとんど存在せず，これまでに科学論文として報告されたものは，ヒト胎児由来神経幹細胞を用いた毛細血管拡張性運動失調症の治療により脳腫瘍が形成されたとするもの1件しかない[6]。筆者らの知るところでは，ヒト成人由来体細胞・体性幹細胞の投与による腫瘍形成の報告はない。過去にヒト間葉系幹細胞の *in vitro* 培養時の自発的な悪性形質転換が4件報告されているが，このうち2件[7,8]はがん細胞株のクロスコンタミネーションによるものであることが後に判明している。また，残りの2件[9,10]では *in vitro* 培養時に細胞の不死化が検出されている。これらのことは，GMPによる最終製品への悪性腫瘍細胞のクロスコンタミネーション防止が重要であること，および細胞増殖特性の把握が重要であることを示している。したがって，GMPに準拠して培養・加工され，細胞増殖特性解析で異常がないことを確認した成人由来のヒト体細胞・体性幹細胞の移植については，非臨床安全性試験としての *in vivo* 造腫瘍性試験を行う必要性は高くないと考えられる。

1.3.5　造腫瘍性試験に関するまとめ

　ヒト多能性幹細胞加工製品を含む細胞・組織加工製品を対象にした造腫瘍性試験ガイドラインは今のところ存在しない。WHO TRS 878 の造腫瘍性試験は対象・目的が異なるため，細胞・組織加工製品の造腫瘍性評価にそのまま転用することには無理がある。解決策としては，重度免疫不全マウスの利用が考えられ，重度免疫不全マウスを用いた造腫瘍性の定量的評価法の開発と標準化が目下の課題である。造腫瘍性関連試験には *in vitro* の試験系もあり，各試験系の能力と限界を科学的に踏まえ，個別の製品で示すべき具体的な評価事項に適うかどうかで取捨選択する必要がある。

文　　　献

1)　薬食発 0907 第2号，第3号，第4号，第5号，第6号，厚生労働省医薬食品局長通知別添
2)　http://www.who.int/biologicals/Cell_Substrates_clean_version_18_April.pdf

第 7 章　品質評価

3)　M. Ito *et al., Blood,* **100**, 3175 (2002)

4)　K. Machida *et al., J. Toxicol. Sci.,* **34**, 123 (2009)

5)　T. Kuroda *et al., PLoS One,* **7**, e37342 (2012)

6)　N. Amariglio *et al., PLoS Med.,* **6**, e1000029 (2009)

7)　D. Rubio *et al., Cancer Res.,* **65**, 3035 (2005)

8)　GV. Røsland *et al., Cancer Res.,* **69**, 5331 (2009)

9)　Y. Wang *et al., Cytotherapy,* **7**, 509 (2005)

10)　DQ. Tang *et al., Am. J. Stem. Cells.,* **1**, 114 (2012)

2 新しい評価法としてのアレイ CGH 法

伊東紀子[*1], 佐藤正人[*2],
的場 亮[*3], 梅澤明弘[*4]

2.1 はじめに

近年，培養技術・分子細胞学・生体組織工学・遺伝子工学の発達とともに幹細胞の研究が盛んになり，幹細胞を応用した再生医療は実現化に向け動き始めている。

米国ではヒト ES 細胞製剤を用いた臨床試験が開始され，2010 年 10 月 11 日，Geron 社が ES 細胞由来のオリゴデンドロサイト前駆細胞製剤「GRNOPC1」の臨床試験を脊髄損傷の患者を対象に開始した（翌年経営上の理由で撤退）。2012 年 1 月 23 日，Advanced Cell Technology 社は，2011 年に始めた ES 細胞により作製した網膜細胞を用いて加齢黄斑変性症およびスタッガード病の視力を回復させることに成功したという研究成果を，イギリスの医学誌 Lancet に発表した[1])。我が国でも現在臨床研究計画が進められている。

ヒト幹細胞を臨床応用する上で安全性の確保は，重要な課題の一つである。特に長期間培養を継続する際，それに伴う細胞の形質変化，ゲノム構造変化などの有無を調べることは非常に重要である。我々は投与する細胞が形質転換を起こしていないか，腫瘍化していないかを調べるツールとして，従来の核型分析試験よりも少ない日数・低コストで実施可能なアレイ CGH 解析が有用であると考え検証試験を開始した。

2.2 アレイ CGH 法とは

CGH 法（Comparative Genomic Hybridization：比較ゲノムハイブリダイゼーション）は，1992 年に Kallioniemi らが，Science 誌で発表した方法であり[2)]，FISH 法（Flourescence In Situ Hybridization)[3)] を応用し，全染色体を対象として，ゲノム DNA が増幅（gain），欠失（loss）した領域を調べる方法である。アレイ CGH 法は，マイクロアレイと CGH 法を組み合わせることで，ハイスループットに目的遺伝子，ゲノム DNA 領域のコピー数変化の検出を可能にした。特に，高密度マイクロアレイの登場により，染色体上の約 2 kb ごとの位置にプローブが配置できるようになり，解像度が格段に向上した。

アレイ CGH 法は，微細ゲノム異常の探索を可能にする技術であり，ゲノムコピー数異常に起因する疾患の病態解明の糸口となる微細ゲノム異常の発見に威力を発揮している。また，既知の染色体異常症やがんの遺伝子・染色体診断にも応用されている。FISH 法や核型分析では発見できない微細な染色体異常を検出することができ，また定量 PCR では 1 回の実験でカバーしきれ

---

*1 Noriko Ito ㈱ DNA チップ研究所　研究開発部

*2 Masato Sato 東海大学　医学部　外科学系　整形外科学　准教授

*3 Ryo Matoba ㈱ DNA チップ研究所　代表取締役社長

*4 Akihiro Umezawa ㈳国立成育医療研究センター　再生医療センター長

第 7 章 品質評価

ない網羅性で，全ゲノム領域を解析することができる点がアレイ CGH 最大のメリットである。

2.3 アレイ CGH 法手順

ここでは，Agilent Technologies 社 Human Genome CGH マイクロアレイを用いた標準的な手順について述べる[4]。

解析対象サンプル，比較したい正常コントロールサンプルをそれぞれ用意し，制限酵素 *Alu I*, *Rsa I* を用いて短いサイズに断片化する。その後ランダムプライマーと Exo-Klenow を用いた反応により，解析対象サンプルを Cyanine-5（Cy5）という赤い蛍光色素でラベル化し，比較したい正常コントロールサンプルを Cyanine-3（Cy3）という緑の蛍光色素でラベル化する。遺伝子領域を中心としたゲノム配列のプローブが網羅的に搭載されているスライドグラス上で，両サンプルの競合的なハイブリダイゼーションを行う。各プローブの蛍光強度を専用スキャナーを用いてスキャンし，Feature Extraction ソフトウエアを用いて蛍光強度を数値に変換し，正規化を行い，対数表示させ染色体の位置ごとに並べ直す。その後，Genomic Workbench ソフトウエアを用いてゲノムコピー数の異常の有無を検出する。実験概要とフローを（図 1）に示す。

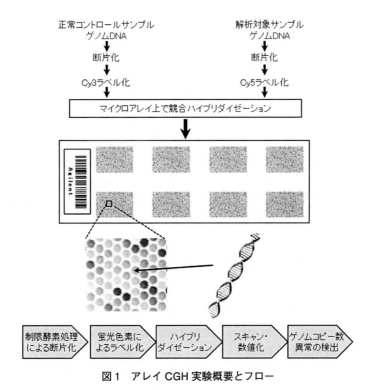

図 1　アレイ CGH 実験概要とフロー

257

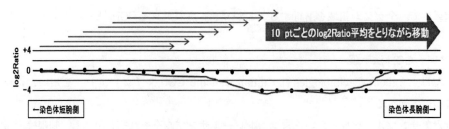

図2 移動平均（Moving Average）10pt

2.4 ゲノムコピー数の異常の検出

Genomic Workbench ソフトウエアでは，ADM-2（Aberration Detection Method-2）アルゴリズム[5]を用いた解析が推奨されている。ADM-2 は Window 幅が可変で Log_2Ratio の変化が大きい領域を検出できるという特徴を持っている。これは，Homozygous Deletion のように大きな Log_2Ratio の変化が起きていれば1プローブでも検出できる高感度アルゴリズムである。Agilent 社は閾値（Threshold）6.0 以上の設定を推奨しているが，ADM-2 は変異の幅を大きく検出する傾向があり，使用するアレイフォーマットやサンプルによって最適値の検討が必要である。

ゲノムコピー数の重複・欠失をわかりやすく表示させるために，移動平均の可視化が重要である。例えば移動平均10ptの場合は，染色体短腕側から10プローブの平均値を計算，表示し，次に一つずらした10プローブの平均値（2プローブ目から11プローブ目の平均値），その次に一つずらした10プローブの平均値（3プローブ目から12プローブ目の平均値）というように1プローブずつ移動した平均値を直線で結ぶ（図2）。このように可視化することによりゲノム全体のコピー数異常を一目で表現することができる。より客観的な数値データは Aberration Calling として一覧表としてアウトプットされ，遺伝子の情報，コピー数異常の度合，領域の長さなどの情報が付加される。

尚，移動平均の値についても ADM-2 アルゴリズム同様に使用するアレイフォーマットやサンプルによって最適値の検討が必要である。

2.5 正常 DNA（HAPMAP DNA 日本人男性）対骨肉腫 DNA の比較

まず最初に，解析対象サンプルとして骨肉腫のゲノム DNA と，比較したい正常コントロールサンプルとして HAPMAP DNA 日本人男性のゲノム DNA をそれぞれ500マイクログラム用い，Agilent 社 SurePrint G3 Human CGH マイクロアレイ 8×60K（6万プローブ搭載）を使用し，既存プロトコルに従い実験を行った。

ハイブリダイゼーション後のシグナル強度データの正規化を行った後，ADM-2 アルゴリズム Threshold＝10 を用いて，ゲノムコピー数の異常を検出したところ，ゲノム上の19領域でコピー数異常が見られた（図3，移動平均10ptの図を示す）。また，それぞれのサンプルについて色素

第 7 章　品質評価

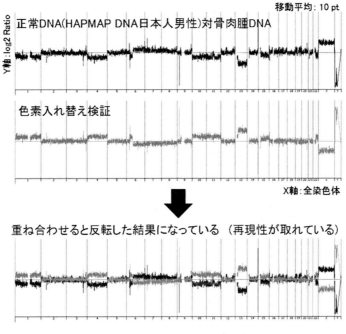

図 3　正常 DNA（HAPMAP DNA 日本人男性）対骨肉腫 DNA の比較

入れ替え検証実験を行った。これはラベル化に用いる蛍光色素を逆転させる実験で，逆転したデータが得られた場合再現性が得られたと判断する。その結果，前述した結果と再現性があるデータが得られた（図3）。両者の図を重ね合わせると再現性について，よりわかりやすく確認ができる。以上のように，アレイCGH法を用いて網羅的にかつ微細なゲノムコピー数異常が検出できることが確認された。

2.6　培養軟骨細胞の継代数の差による異常の検出

次に培養細胞安全性評価のモデル実験として，軟骨細胞の継代数とゲノムレベルでの異常蓄積の関係データを取得した。解析対象サンプルとして継代数4（P4），継代数6（P6）のゲノムDNAと，比較したい正常コントロールサンプルとして継代数2（P2）のゲノムDNAをそれぞれ500マイクログラム用い，Agilent社 SurePrint G3 Human CGH マイクロアレイ 8×60K（6万プローブ搭載）を使用し，既存プロトコルに従い実験を行った。

また，それぞれのサンプルについて繰り返し再実験，色素入れ替えデータを取得し，データの再現性の検証を行った。解析条件として，ADM-2アルゴリズム Threshold＝10 を用い，移動平均を10ptに設定した。その結果，繰り返し再実験，色素入れ替え検証共に，継代数による変化は認められず，培養によるゲノムDNAコピー数異常はないと判断した（図4）。現在合計20サンプルについて同様のデータを取得したが，この設定値でのゲノムDNAコピー数異常は検出さ

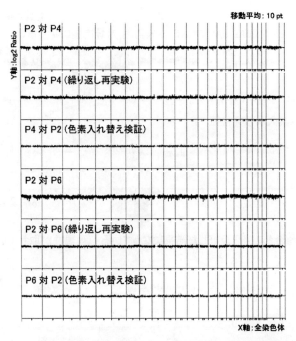

図4 培養軟骨細胞の継代数とゲノムレベルでの異常蓄積の関係

れていない。

2.7 ADM-2（Aberration Detection Method-2）アルゴリズムのThreshold値検討

前述の，軟骨細胞の継代数とゲノムレベルでの異常蓄積の関係データを用いて，Threshold値の違いによって，ゲノム上の何箇所がコピー数異常として検出されるか，検討を行った。その結果Threshold値を下げるにつれ，コピー数異常が多数検出されるが，繰り返し再実験・色素入れ替え実験ではいずれも再現性がなく，実験データのノイズである可能性が高いことが判明した。つまり，繰り返し再実験や色素入れ替え実験を行うことにより，実験上問題となるノイズを減らすことができると考えられる。今後は，サンプル数や，継代数を増やす等の検討を進め，より安定した閾値を確定したい。

2.8 今後の展開

現在，培養軟骨細胞の継代数の差による異常の検出と同じ手法で，ES細胞の継代数とゲノムレベルでの異常蓄積の関係データを取得する計画を進めている。最近の研究では，継代数が増えるにつれてゲノム上のある領域にコピー数異常が見られるという報告がある[6]。培養軟骨細胞の実験・解析で得たノウハウから，幹細胞安全性評価に適したプローブを選別し幹細胞安全性評価用カスタムをアレイ作成し，より効率よく高精度にコピー数異常を検出できるシステムを構築し

第7章　品質評価

たい。特にゲノム上の癌関連遺伝子領域については，高精度のコピー数異常を検出できるシステムが必要である。また，現在の実験手法はマニュアル操作の部分も多く，検査として確立するためにはサンプル調製，ハイブリダイゼーションなどの工程について全自動システムを構築する必要がある。

　本技術は，幹細胞を応用した再生医療における細胞製剤のゲノム安定性を検証する上で事実上の標準となる。

文　　　献

1)　Schwartz SD *et al.*, *Lancet*, **379**（**9817**），713-20（2012）
2)　Kallioniemi A *et al.*, *Science*, **258**（**5083**），818-21（1992）
3)　Trask BJ, *Trends Genet.*, **7**（**5**），149-54（1991）
4)　山本俊至，臨床遺伝に関わる人のためのマイクロアレイ染色体検査，第5章，診断と治療社（2012）
5)　Lipson D *et al.*, *J. Comput. Biol.*, **13**（**2**），215-28（2006）
6)　Närvä E *et al.*, *Nat. Biotechnol.*, **28**（**4**），371-7（2010）

3 マイコプラズマ否定試験迅速法の可能性

鮫島葉月*

3.1 はじめに

再生医療分野の研究は，近年になって臨床応用と実用化に向けた急速な広がりを見せている。特にヒト（自己）由来細胞を用いた再生医療製品は，医師による臨床研究と，規制・制度の設計が徐々に進む中，実質的な治療成果が求められるとともに，継続可能な事業へと繋げる問題点や課題が浮き彫りになってきた段階ともいうことができる。

ヒト（自己）由来細胞を用いた再生医療製品は，既存の医薬品における品質管理の考え方に照らしたとき，原材料となるドナー細胞に個体差が存在することから，一律的な管理法に当てはめることが難しいという特徴がある。すなわち，リスクのコントロールにおいては既存の管理メソッドに当てはめるだけでなく，製品に想定する使用方法，細胞ソース，製品特徴に基づいたリスク評価（Risk based approach）を，工程ごとに綿密に行うことが必要となる。

自己由来細胞という，品質にばらつきのある原材料を用いる前提は，リスク管理上，決して容易なものではない。再生医療製品の品質を管理するにあたっては，既存のロジックや解析のみならず，実際の製造工程に正しく基づいたシステム構築が極めて重要だと考えられる。

本節では，微生物学的なリスクコントロールにおいて重要な位置づけにあるマイコプラズマ否定試験について，その考え方および現状，そして近年整備されてきたマイコプラズマ否定迅速法の利用による，リスク低減の可能性について述べる。なおここでは主にヒト（自己）由来細胞を用いた再生医療製品を具体的に想定して論じるが，マイコプラズマ汚染についての留意点は，iPS 細胞や ES 細胞など，同種細胞応用をベースにした再生医療においても同様と考えている。

3.2 マイコプラズマとは

マイコプラズマ（Mycoplasma）は真正細菌に属す微生物群であり，人体に有害な種も含め非常に多様な種類が確認されている。その特徴としてまず，細菌と形状が異なり，細胞壁を持たない点が挙げられる。細胞壁がないために，マイコプラズマにはペニシリンやセファロスポリン系の抗生物質は無効である。これ以外の抗生剤（テトラサイクリン系やマクロライド系抗生物質）は低濃度で有効であるケースもあるが，薬剤耐性を持つ種もあり，基本としてマイコプラズマは菌類に比較し抗生剤による除去が難しい傾向がある。

なお，市場には細胞培養用のマイコプラズマ除去剤が存在するが，細胞の臨床利用を前提とする場合，このような薬剤を使用した管理方法は，製品の安全性を担保する上で別のリスクを生じさせることになるため，注意が必要である。

2つ目の特徴は，細菌の 1/10 程度（直径 125-150nm）しかないマイコプラズマのサイズである。このサイズのため，0.22μm ろ過フィルターを用いた微生物除去法はマイコプラズマに対し

＊　Hazuki Samejima　㈱日本バイオセラピー研究所　品質保証部門　主任

第7章　品質評価

表1　培養時に留意が必要な主なマイコプラズマ

種	由来（宿主）	特　徴
Acholeplasma laidlawii	ウシ	細胞培養時によく見られる 原材料からの汚染リスク有 EP 否定試験推奨
Mycoplasma gallisepticum	トリ	鳥類病原体 原材料からの汚染リスク有 EP 否定試験推奨
Mycoplasma hyorhinis	ブタ	哺乳動物の病原体 細胞培養時によく見られる 原材料からの汚染リスク有 EP 否定試験推奨
Mycoplasma orale	ヒト	細胞培養時によく見られる 作業者/原材料からの汚染リスク有 抗生物質感受性あり EP 否定試験推奨
Mycoplasma pneumoniae	ヒト	マイコプラズマ肺炎の原因 EP 否定試験推奨
Mycoplasma synoviae	トリ	鳥類の病原体 原材料からの汚染リスク有 EP 否定試験推奨
Mycoplasma arginini	ヒト・ヤギ	細胞培養時によく見られる 原材料からの汚染リスク有
Mycoplasma fermentans	ヒト	細胞培養時によく見られる

有効ではない。また，マイコプラズマは生体組織の表皮に生息するのではなく，細胞の奥深くに潜り込み共存しているため，培養細胞がマイコプラズマによって汚染されていても顕微鏡下での確認が難しい。一般に菌による培養細胞の汚染では，培地の明らかな混濁や変色が見受けられるケースが多いため，こういった現象を起こさないマイコプラズマでは，汚染の発生が見逃されやすいといえる。表1に，細胞培養時によく見られるマイコプラズマ種とその特徴をまとめた。

　マイコプラズマ汚染は動物由来の原材料，および製造工程中の作業者を介してもたらされる可能性がある。マイコプラズマによって汚染された細胞は，細胞死や増殖能の低下のみならず，染色体異常やサイトカインの発現異常なども引き起こす危険性があり，微生物汚染という側面以上に，培養された細胞の品質に大きく影響すると考えられる。

3.3　マイコプラズマ否定試験の現状

　上述のように，マイコプラズマによる培養細胞の汚染リスクは決して低いものではなく，2007年にJCRB 細胞バンクと日本組織培養学会細胞バンク委員会が行った，本邦細胞バンクの大規模なマイコプラズマ汚染調査によれば，調査協力に応じた細胞バンク1500 検体中，マイコプラズマによる汚染は22.4％に及んでいたと報告されている[1]。

幹細胞医療の実用化技術と産業展望

　マイコプラズマに対し，日本薬局方では「バイオテクノロジー応用医薬品/生物起源由来医薬品の製造に用いる細胞基材に対するマイコプラズマ否定試験」として，A. 培養法，B. 指標細胞を用いた DNA 染色法，C. ポリメラーゼ連鎖反応（PCR）による検出法の3種類のメソッドを挙げ，各手法の併用と妥当性を確認した上での実施を求めている[2]。

　薬局方におけるマイコプラズマ否定試験は，あくまでも「最終製品である細胞製品にマイコプラズマ汚染がないこと」の確認を主眼としているが，最も確実性の高い培養法によるマイコプラズマ検出法は，判定を得るまでおよそ2週間を必要とする。この確実な判定結果を得るための所要時間により，マイコプラズマ否定試験結果は出荷時の判定にも，製造工程中のマイコプラズマ汚染リスクのコントロールにも，利用するのが極めて難しいのが実情である。欧州薬局方（EP）においては，最終製品のマイコプラズマ否定試験は培養法の迅速な代替法としての PCR 法について議論の余地があるが，本邦では現時点で，最終製品の確認を目的とした否定試験に，培養法を含める事は必須となっている[3]。

　従って，再生医療製品の出荷時における汚染リスクを，製造時にコントロールするにあたっては，培養法を含むマイコプラズマ否定試験とは別に構築された，工程中の品質管理試験の運用が必要となる。

3.4　マイコプラズマ汚染リスクの最小化

　ヒト（自己）由来組織においては，採取組織に含まれるマイコプラズマ種類・量に個体差があるために，一貫した工程バリデーションによってマイコプラズマリスクを低減する事は困難である。しかしながら，マイコプラズマ汚染の大部分は6種類のマイコプラズマによって引き起こされているといわれ[1]，ドナーから採取する組織や採取環境等から，混入するリスクが高いと考えられるマイコプラズマを選定することは可能である。

　つまり，培養法のような全マイコプラズマを対象とする高感度のメソッドとは別に，リスクの高いマイコプラズマ種に対しバリデートされた簡便なメソッドを選定し，これを併用する検出システムを構築することで，工程中のリスクを最小化することができると考えられる。

　ヒト（自己）由来細胞を用いた再生医療製品は，一貫してセル・プロセッシング・センター（CPC）内で製造することによって，微生物汚染リスクを最小化している。つまり施設内に組織を受け入れ細胞を回収する段階こそが，微生物汚染リスクの非常に高い工程である。製造工程初期でマイコプラズマ汚染がスクリーニングできれば，以降の工程におけるリスク管理が容易になるだけでなく，製造環境内部でのキャリーオーバーによる拡大リスクを防ぐことも可能となる。

　この目的において，マイコプラズマを検出するメソッドは，前述の「リスクの高いマイコプラズマ種に対しバリデートされている」条件に加え，「初期の製造工程において短時間で実施可能であること」，および「特殊設備を利用せずに実施できる簡便さ」が要求される。マイコプラズマの存在を完全に否定できる感度は必要とせず，組織を受け入れたその日のうちに，その施設内でマイコプラズマ汚染の有無を（確実ではないにせよ）確認できる速度が重要なポイントである。

264

第 7 章　品質評価

表 2　製造工程中のマイコプラズマ試験法の併用

実施日	試験法	所要時間	用　　途
0day	培養法	2 週間	出荷判定用
	MycoAleart 迅速法	即日（30 分）	組織受け入れ試験代用
7day	MycoAleart 迅速法	即日（30 分）	中間判定用
10day	PCR 法	1 日	出荷判定用
14day	培養法	2 週間後	マイコプラズマ否定試験/最終判定用
	PCR 法	1 日	マイコプラズマ否定試験/最終判定用
	MycoAleart 迅速法	30 分	移植前可否判定材料用

　具体的には，たとえば LONZA 社の MycoAlert^{TM} アッセイシステムは，ルミノメータによって測定する発光測定法で，試薬調整を事前に行っていれば，30 分以内に結果を得ることができる。この迅速法は，理論的にあらゆるマイコプラズマ種が検出可能とされるが，検出感度は 400 CFU 程度であり，PCR 法や培養法と比して感度は低い[4]。

　MycoAlert^{TM} のような迅速な検出が可能な試験法は，製造工程のうちのひとつとしてルーチン化を検討することにより，培養工程における一貫したマイコプラズマのモニタリングができる可能性を持つだろう。ここでは例として，2 週間培養時のマイコプラズマモニタリング法を表 2 にまとめておく。

　また，工程中の検査にも一定の感度を求める場合，Real Time PCR 法を用いた検出システムが，欧州薬局方において承認を得たかたちで，すでに数社から提供されている。このタイプのメソッドでは，バリデートされたシステム下においておよそ 4 時間以内に検査結果を得ることも可能である。ただしこの場合は，検査の実施数に基づいたシステム導入コストを考慮すべきだろう。

3.5　再生医療製品に適応させたリスク管理とシステム構築

　以上，本節では再生医療製品に求められるマイコプラズマ否定試験に加え，迅速な検出が可能な手法を組み合わせることにより，リスクのコントロールが可能であることを論じた。無論，迅速法はあくまでも迅速法であり，検出感度や検出対象における厳密なバリデートは難しい。しかし，再生医療製品のよう，原材料に品質のばらつきを内在する製品の品質管理にあたっては，高感度かつ汎用性のあるメソッドを，あらゆる再生医療製品，あらゆる製造場面に適応させることはもはや現実的ではないと考えられる。製造する製品の特性や使用方法に基づき，検出の感度や対象，その他所要時間，測定の簡便さ（検査実施者の手技による結果のブレを含む）等の観点から，複数の検出法を組み合わせた「検出システム」を組むことが，コスト面においてもパフォーマンスにおいても，今後重要となってくるだろう。

　マイコプラズマによる汚染リスクは，どのようなシステムを構築しても「ゼロ」にはならない。膨大な種類のマイコプラズマに対しリスク許容度をゼロに設定することは，過大なコストを伴うのみとなる可能性が高い。

265

幹細胞医療の実用化技術と産業展望

　再生医療製品という固有の特性を持つ製品の製造においては，その品質管理においても製品特性に最適化させたシステムを固有に構築することが求められるだろう。

文　　　献

1) 小原有弘，ほか，*Tiss. Cult. Res. Commun.*, **26**, 159-163（2007）
2) 第十六改正日本薬局方　参考情報20　バイオテクノロジー応用医薬品/生物起源由来医薬品の製造に用いる細胞基材に対するマイコプラズマ否定試験
3) European Pharmacopoeia 5.0, 2.6.7 Mycoplasmas
4) 小川綾乃，ほか，医療と検査機器・試薬，**32**, 393-396（2009）

4　無菌試験の現状と迅速法の必要性

能見淑子[*1]，水谷　学[*2]

4.1　はじめに

患者由来の自己細胞・組織を原料とした加工（培養）品は，生体材料を加工したのちに患者の生体内に移植する医薬品または医療機器としてみなされ，臨床適用のためには薬事法に準じた製品の有効性と安全性が厳密に求められる[1]。

同種のヒト由来細胞組織を原料とする製品の多くは，従来の医薬品や医療機器と同様に，薬事法に規定された考え方にのっとって製造手順を構築することができる。すなわち，原料については厳密な受け入れ規格をクリアした物質のみを用い，製造工程は十分なバリデーションにより保証された条件のもとに実施できる工程を構築する。最終滅菌処理あるいは保存処理が行われたのちの製品群は，同ロット製品の中から抜き取りで無菌試験が行われ，その間残った製品は無菌性が証明されるまでは管理区域内に一時保管され，無菌性証明後に出荷可能となる。しかしながら，自己細胞・組織を原料とした製品の場合は，原料は個別の患者由来組織や細胞であり，原材料の品質を一定に保つことは困難である[2]。また，原材料の無菌性も担保されておらず，個体差を含めた除染のバリデーション設計も難しい。そのため，抗生剤など補助的な手段の併用を考慮する必要がある。さらに，加工した幹細胞様細胞の品質規格も均一化できないため，多くの自己由来細胞製品は保存を行うことなく，加工終了後すぐに出荷される。

本節では，これらの細胞加工製品に，一般的に適用される無菌試験の課題について概説する。

4.2　従来の医薬品・医療機器と自己由来再生医療製品の無菌保証の違い

一般的な医薬品 GMP[3]・医療機器 QMS[4] における無菌性保証の基本的な考えでは，無菌性が十分にバリデートされた製造工程（濾過，充填，包装，滅菌工程など）を構築することだけでなく，かつ「無菌試験」にも適合することが求められる。従来の医薬品や医療機器の場合は，この考え方にのっとって無菌性の保証を行っている。すなわち，原料は厳密な受け入れ規格をクリアした材料のみを用い，製造は十分なバリデーションにより保証された工程を構築する。最終製品は滅菌処理されたのち，滅菌時に設置されたバイオロジカル・インジケータ，あるいは同一ロット製品の中から抜き取りによる無菌試験が行われ，無菌性が証明されるまでの間製品は管理区域内に一時保管され，無菌性証明後にようやく出荷が可能となる（表1）。

一方，特に自己由来細胞・組織を原料とした製品の場合は，原料は患者由来の組織や細胞であり病原体や様々な感染因子（細菌，真菌，ウイルス）が混入または潜伏している可能性が否定できない。そのため，細胞の加工期間中にこれら感染因子を増幅させてしまう危険性や，他に汚染させてしまう危険性も考慮に入れつつ製造を実施する必要がある。その上，製品は組織や，細胞，

＊1　Yoshiko Nohmi　㈱セルシード　開発戦略推進部　（現・㈱ニコン）

＊2　Manabu Mizutani　㈶科学技術振興機構　FIRST 岡野プロジェクト　技術コーディネータ

表1 自己細胞由来製品と同種細胞等由来製品および従来の医薬品・医療機器との違い

	自己細胞由来製品	同種細胞等由来・医薬品・医療機器
原 料	患者自身の細胞や組織を用いるため品質は不均一であり，かつ，無菌性やウイルス感染否定は保証できない。	無菌性，ウイルス不活化保証を含む，様々な受け入れ基準をクリアした物質のみを使用するため，比較的均一である。
製造環境	保証のない原料を使用するため，製造時の環境に無菌維持と同時にバイオハザード（封じ込め）管理も必要となり，製造環境は陽圧と陰圧を組み合わせた複雑な制御管理を要する。1バッチ1患者の対応となるため，製造環境の維持コストは価格に大きく影響する。	ウイルス不活化保証のある原料使用の場合，製造時の無菌環境を維持するためには，製造環境の陽圧制御で十分となる。また，1バッチで製造される量が大量であり，高清浄度の環境を構築するコスト単価（ランニングコスト）上昇は低く抑えられる。
最終製品の無菌保証	バッチ毎に無菌試験を実施する必要があるが，無菌試験の結果を待たずに出荷せざるを得ない。したがって製造中から出荷時までに何らかの無菌性を証明する試験を確立する必要がある。	大多数の製品では，滅菌処理後に出荷でき，バリデーションの手法が確立されている。また，1バッチで製造される量が大量であり，抜き取り検査で無菌試験により無菌性が保証されたのちに出荷する。
出荷製品に求められると考える無菌性レベル	テーラーメード製品であるため患者が特定され，医師によるフォローアップが容易である。したがって移植治療に用いられる臓器に求められる基準と同等のリスク評価が当てはめられる可能性が高い。	1バッチで製造される量が大量であれば，出荷前の無菌性の保証は必須である。ただし，同種細胞等由来製品で保存ができないもの，最終調製を院内で行うものについては，1製品ごとに自己細胞由来製品と同様の無菌性保証が採用される可能性が示唆される。

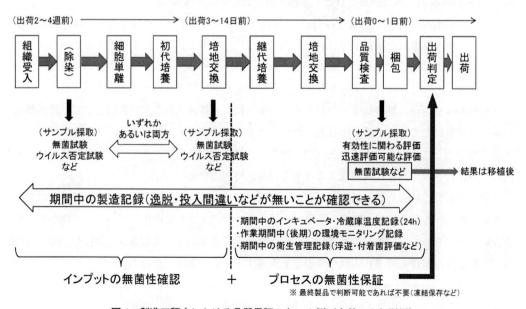

図1 製造工程内における品質保証スキーム例（文献2より引用）

第7章　品質評価

タンパク質で構成されることから，最終製品の滅菌処理を行うことができない。したがって，製造工程中における製造環境の無菌性確保や，中間品の感染モニタリングといった「工程のプロセス管理」によって製品の無菌性を担保しようという考え方が重要になる[5]。工程のプロセス管理の概要は，図1に示す通りである。

4.3　薬局方やガイドラインにて規定された無菌性の証明手法

　無菌試験法は，医薬品や医療機器に対し，規定された処理・培養手法によって製品内の増殖しうる微生物（細菌，酵母または真菌）の有無を試験する方法である。同法は，ICH Q4B において 2007 年，日本，米国，欧州の3つの薬局方が調和され，日本では第十五改正薬局方（JP15）第二追補以降に収載されている。

　無菌試験の手順は，検体を定められた培地に投入し，一定の温度環境下で培養するという，至ってシンプルなものである。適用する培地と温度環境は，細菌，酵母と真菌，嫌気性と嫌気性の両方に対応するように培養条件を整えることが求められている。無菌試験の操作は，擬陽性を生じさせないように，厳密な無菌操作が要求される。具体的には，清浄度 ISO class 7（Grade B）の無菌支援区域に，ISO class 5（Grade A）の無菌区域を準備し，適切な作業手順のもとで実施する必要がある。最近では，より簡便かつ確実な無菌操作の実施のためにアイソレータを採用する機関も多く存在する。また，抗生剤などを用いた場合での直接法は不適で，メンブラン・フィルター法を採用する必要が生じる。

　無菌性の証明は，製品が市場を流通する状態（温度，包装形態）において，増殖するような微生物が陰性であることを前提としているため，なるべく多量のサンプルを作製し試験に供し，微生物の存在が完全に否定できる（日本薬局方では 14 日間）まで培養を継続して判定する。そのため，自己細胞由来製品の多くや，同種細胞由来製品の一部では，最終製品の出荷判定に無菌試験の結果を採用することが困難となり，出荷，移植された後に結果をファイリングするのみの形で運用されているのが現状である。

4.4　現状の自己細胞由来製品製造での無菌性確認手段

　自己細胞由来製品などを製造する場合，現状では前述したように，中間品の無菌性確認と工程のプロセス管理を併用することにより，出荷判定に十分な無菌性の保証を行っている。さらには生菌数試験を実施し，その結果を併せることで限りなく無菌試験の結果に相関した評価ができるような製品設計を構築し運用している製造機関も多い。生菌数試験は，近年，数分～24 時間以内で結果を得ることを可能にする迅速自動生菌数システムなども販売されているが，微生物限度試験法に分類されており，日本国内においては現状で微生物存在の否定試験として採用することは認められていない。

4.5 自己細胞由来製品における無菌性の必要性について

筆者らの経験からの私見であるが，自己細胞由来製品において微生物の完全否定（無菌試験）が必須であるかは議論の余地があると考える．自己細胞による再生医療は，エンドユーザー（患者）が特定される治療であり，医師による1対1のフォローアップも期待できる．すなわち，一般的な治療で実施される外科手術や，臓器等の移植術に近い位置付けと言える．外科手術や移植術では，術部位や移植物の完全な無菌性は保証できないのが当然であり，術時および術後にはほぼ必ず抗生剤が使用され，感染の有無は医師によって継続的に観察される．同様に考えれば，無菌性が保証されない採取組織を原料として用いた再生医療製品でも，必ずしも完全に無菌性が保証できるようにする必然性は存在しないのではないだろうか．特に，自己細胞由来製品の多くは，培地に抗生剤を添加していることが多く，患者自身の免疫力も併せて考慮すれば，感染のリスクは最小限にまで低減できていると考える．したがって，抗生剤の使用で静菌され，迅速法（生菌数試験）で測定限界値未満の再生医療製品ならば，「移植物」として十分な安全性が確保されていると考察する．

さらには，再生医療における抗生剤の使用についても，従来の工程設計とは異なる姿勢を必要とすると考える．一般の医薬品製造の考えに従った場合，培養中の抗生剤の使用は可能な限り使用を控えるように設計される．しかしながら，移植臓器の場合では抗生剤が含まれる保存液に浸漬された状態で保存・輸送されている現状や，医師が術時・術後の管理として製品に含まれる数十倍量以上の抗生剤を使用している現状を考えれば，培養中も術中と同様に医師の管理のもと，適切かつ積極的な抗生剤の使用が検討できると考える．また，あらかじめ付加的なリスク（薬剤耐性菌など）が予見される場合に，個別の対応が行えることも重要であると考察する．

これらの提言は，当然ながら，患者が適切なコストと安全性に見合うリスクを受容した上での話であるが，自己細胞由来製品の品質は，製造実施機関のみで構築するのではなく，治療機関（病院）との責任分担により適切に維持できる可能性があると考える．

4.6 まとめ

再生医療製品は，実績（前例）が少なく，特に自己細胞由来製品では，最低限必要とされる品質確保に対し従来の医薬品・医療機器を意識した過剰な規制解釈（リスク回避）の意見が多くなり，安全・安心な製品の供給とそれに相当する対価の議論が十分に機能していない．再生医療を普及させ，現状で治らない患者を治療するためには，個別にリスクを評価して，妥当な工程管理や品質規格を採用し，安価に製品を供給する議論を進めることは重要である．特に，無菌性の証明に，感度の高い生菌数システムなど，迅速法の採用を議論する意義は大きいと考える．

謝辞

本内容の一部は，総合科学技術会議により制度設計された最先端研究開発支援プログラムにより，日本学術振興会を通して助成された．

第 7 章　品質評価

文　　献

1) 厚生労働省医薬食品局長通知「ヒト（自己）体性幹細胞加工医薬品等の品質及び安全性の確保について」平成 24 年 9 月 7 日付 薬食発 0907 第 2 号
2) 水谷　学，先端医療に関する医療ニーズ／製品開発戦略と臨床で使わなくなる薬剤・製品・予測，技術情報協会，pp.56-66（2012）
3) 「医薬品及び医薬部外品の製造管理及び品質管理基準に関する省令（GMP 省令）」平成 16 年 12 月 24 日付 厚生労働省令第 179 号
4) 「医療機器及び体外診断用医薬品の製造管理及び品質管理の基準に関する省令（QMS 省令）」平成 16 年 12 月 24 日付 厚生労働省令第 169 号
5) 水谷　学，能見淑子，細胞治療・再生医療のための培養システム，紀ノ岡正博，酒井康之監修. シーエムシー出版，pp.274-280（2010）

5 画像解析による培養品質管理

備瀬竜馬*

5.1 はじめに

再生医療分野の研究が活発になっており，多能性幹細胞を利用してターゲットとなる移植細胞を作成し，治療に利用するというコンセプトの研究が盛んに行われるようになってきている。再生医療が広く利用されるようになるためには，移植細胞を生産するプロセスを自動化し，治療に十分な量の細胞を工業的に生産できる仕組みが必要となってくる。そのような自動化されたシステムにおいて，細胞生産管理及び品質管理は非常に重要である。再生医療を目的とした細胞培養においては，非侵襲手法での判定を行う必要があるため，細胞の培養状況及び品質を認識するための情報として顕微鏡画像が注目されている。培養過程における細胞の状況を逐次顕微鏡で撮影することで，細胞の形状や動き等の細胞挙動の情報を取得することができる。このように細胞培養過程において得られる細胞モニタリング画像に対してコンピュータビジョン技術を駆使する事で，細胞形状および細胞挙動を定量化し判断に利用することができる。培養プロセスで人が行う判断をこのような技術を用いてコンピュータで代替することで，安心，安全な細胞培養システムの開発につながると考えられる。

顕微鏡で撮影した画像から得られる細胞の形状や密度及び動き等の情報が細胞分化や成熟度と関連している可能性が仮説として考えられてきている。例えば，網膜色素細胞の成熟細胞と未成熟細胞とでは形状や色素量が異なり，未分化を維持している iPS 細胞と分化した細胞では細胞の大きさなどの見た目が異なる。また，細胞の形状に加えて動くスピードや分裂頻度等の情報も関連していると考えられている。しかし，これらの仮説は研究者が画像を見て定性的に感じているだけであり，定量的な評価は進んでいない。静的・動的データの定量的な評価を行うためには，個々の細胞のセグメンテーション及びトラッキングをすることが求められる。しかし，タイムラプス画像において多数の細胞を手作業で解析することは非常に時間がかかるという問題がある。このような課題を解決するために，コンピュータによる自動細胞領域検出及びトラッキング等の細胞画像認識手法の開発が進んできている。本稿では，細胞挙動の定量的評価を目的とした細胞画像処理について紹介する。さらに，画像処理結果を用いた解析結果に関しても紹介する。

5.2 細胞画像処理技術

細胞画像の定量化に関して細胞の種類や特徴，解析の目的によって，定量的指標が異なり，画像認識手法も異なってくる。例えば，接着性が比較的強く個々の細胞が独立して動いている系において，細胞の数や大きさ，細胞の遊走速度等を定量化したい場合は，個々の細胞領域を識別するセグメンテーション及びトラッキングが定量化のために必要となる。また，細胞が集塊・コロニーを形成する系において，異なる性質の細胞の集塊領域を分離し定量化したい場合は，細胞領

---

* Ryoma Bise 大日本印刷㈱ 研究開発センター 基盤技術研究所

第7章　品質評価

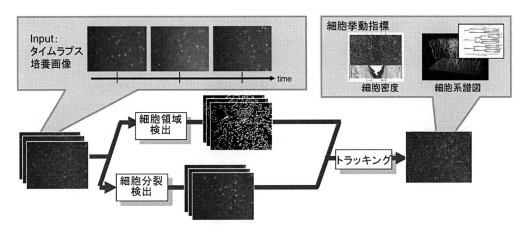

図1　細胞トラッキングシステム概要図

域のアピアレンスのパターンに着目して領域を分割することが必要になる。本節では，これらの画像認識手法とその結果から得られる細胞画像指標について紹介する。

5.2.1　細胞検出及びトラッキング

図1に細胞トラッキングシステムの概要図を示す。細胞培養中の画像を一定の間隔で撮影したタイムラプスイメージ（位相差像）をインプットとして与えると，細胞領域検出モジュールによって各フレームにおける個々の細胞の領域が検出され，細胞分裂検出モジュールによって細胞分裂イベント（いつ，どこで細胞が分裂したかの情報）を検出し，最終的にトラッキングモジュールがこ

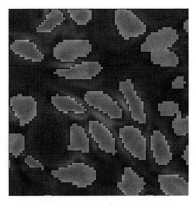

図2　細胞領域検出結果

れらの情報を集約し，トラッキング情報として細胞を識別する細胞ID，各時刻の位置情報（ポジション，輪郭情報），分裂イベント情報（親子関係）が生データとして出力される。出力されたトラッキング情報から細胞密度の時間推移や細胞の移動スピードの時間推移，細胞の親子関係を表す細胞系譜図など様々な細胞挙動指標を算出することが可能となる。本節では，カーネギーメロン大学で開発した手法[1]について紹介する。

(1)　細胞領域検出手法

再生医療に利用することを前提にすると，蛍光染色した細胞は利用できず，非侵襲な方法で観察する必要がある。よく利用されている非侵襲画像顕微鏡の一つである位相差像においては，細胞領域の輝度とバックグラウンドの輝度の類似，様々な細胞形状，Halo（位相がずれる領域に現れる輝度が高い領域）の影響など様々な要因により，輝度の閾値処理や形態学的処理などをベースとした従来手法では，個々の細胞を精度よく検出できないという課題がある。そこで，我々の手法では，位相差顕微鏡の光学的仕組みを利用して，輝度が高い領域Haloに囲まれている領域

273

を細胞として検出することで，より高精度な細胞領域検出を実現している。図2に細胞領域検出結果の例を示す。手法の詳細は，文献2を参照されたい。

(2) 細胞分裂検出手法

細胞が分裂する際には細胞が小さく丸くなり輝度を増しその後2つの細胞に分裂するという特徴を利用する。フレームごとの画像を独立に扱うのではなく，細胞の形状の時間変化を扱うことが可能な確率モデルEDCRF[3]を利用することで，インプットされた細胞の形状変化が細胞分裂時の形状変化と一致するかどうかが精度よく判断可能となる。

(3) トラッキング手法

細胞領域検出及び細胞分裂検出から得られた情報を総合的に判断して，最終的な細胞の軌跡及び分裂を認識する。細胞検出の精度は100%ではなく，細胞が部分的に重なる場合，複数の細胞の領域が一つの領域として検出される場合がある。この場合，人の目で見ても一枚の画像からは判別が難しい場合が多く，細胞領域検出モジュールの手法改善では対応が難しい。しかし，時系列で画像を観察すると2つの独立した細胞がしだいに近づき部分的に重なり一つのクラスタを構成する様子がわかる。また，クラスタ内の個々の細胞の形状も過去の細胞の形状情報から推定できる。本手法[4]では，直前のフレームの検出細胞とクラスタ領域の部分形状マッチングを利用することで，細胞の重なりにも対応した細胞トラッキングが可能となる。Wound Healing Assayに適用したトラッキング結果[5]を図3に示す。トラッキング結果により，細胞の形状や挙動に関する様々な指標を算出することができる。

5.2.2 集塊における異なる性質の細胞領域の定量化

再生医療研究においては，最終的に組織や細胞シート等のように細胞が密集した状態まで培養することが求められる。また，iPS細胞のように細胞が密集しコロニーを形成している場合，個々の細胞の境界が観察できない場合が多く，個々の細胞の識別は人であっても非常に難しい。この場合，品質評価のためにコロニー内で細胞の品質がよい領域と悪い領域を識別する必要がある。

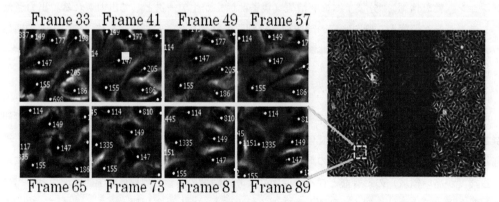

図3 細胞トラッキング結果
左図は，右図の拡大図の時間推移とそのトラッキング結果

第7章　品質評価

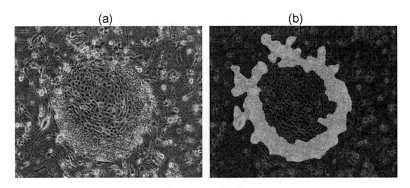

図4　iPS細胞未分化維持領域検出結果
(a) オリジナル画像，(b) 認識結果

例えば，iPS細胞はどの細胞にでもなれる機能（未分化性）が重要となるが，継代培養において，コロニー内の一部のiPS細胞が脱未分化し未分化性を失ってしまうという現象がある。未分化性を持つiPS細胞と脱未分化した細胞の領域の見た目は異なるという特徴があるため，領域に表れるテキスチャ（模様）の違いから未分化性維持領域と脱未分化領域を識別する手法を用いる。図4 (a) はiPS細胞の画像（大阪大学　紀ノ岡研提供）であり，コロニーの中心部が脱未分化を起こしている。本画像に対して，Texton[6]と呼ばれるテクスチャ識別手法を応用し，未分化維持領域のみの識別を行った。結果を図4 (b) に示す。このようにコロニー内の異なる性質を持つ細胞領域を認識することで，異なる細胞への分化や混入に対する異常検知等につながると考える。

5.3　細胞挙動解析への適用例

細胞トラッキングを用いた解析の例として，筆者らが参加しているS-イノベ（戦略的イノベーション創出推進プログラム）の「網膜細胞移植医療に用いるヒトiPS細胞から移植細胞への分化誘導に係わる工程および品質管理技術の開発」プロジェクトにおける結果を示す。本プロジェクトでは，画像情報による網膜色素細胞（RPE）の形状及び挙動の定量化による品質管理への実用化へ向けた課題に取り組んでいる。具体的には，RPEの成熟度と細胞サイズ及び細胞遊走速度の関係に関する解析を行った。RPEの培養タイムラプス画像撮影及び定量的指標の解析は大阪大学の紀ノ岡研で行い，画像処理による指標算出を大日本印刷で行った。RPE細胞の成熟培養は密度が高く従来手法では適用が難しいため，5.2節で紹介したカーネギーメロン大の手法をさらに改良し，コンフルエントな状況でもトラッキング可能な手法を開発した。RPE細胞の成熟培養30日中において7日間おきに撮影した4つのタイムラプスイメージ（1日目，7日目，14日目，21日目）に対して，細胞サイズ及び遊走速度の散布図を算出し，比較した。図5に1日目と21日目の散布図を示す。縦軸に細胞1個あたりの面積，横軸に1時間あたりの遊走速度の値をプロットした。1日目の細胞の面積及び遊走速度は分散しており，比較的高い値をとってい

幹細胞医療の実用化技術と産業展望

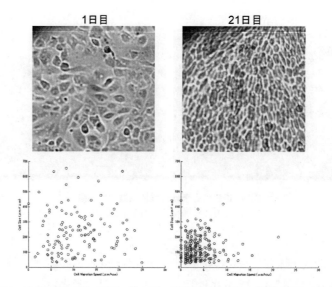

図5　上図：元画像，下図：散布図。横軸は遊走速度，縦軸は細胞サイズ。

る。それに対して，21日目の細胞は，細胞が高密度になり，遊走速度と面積ともに低い値のところで値が集まっていた。1日目の方が21日目の方が成熟が進んでおり，細胞面積と遊走速度を評価指標として用いて，細胞の成熟度を評価することができる可能性が示された。

5.4 細胞品質管理への可能性

再生医療研究において，5.3節で紹介したような細胞挙動指標の分析を進めることで，培養細胞の品質と細胞の形状や挙動との関係，細胞培養環境と品質の関係がしだいに明らかになっていくと考えられる。細胞培養をオンラインで培養中にトラッキングを行い，細胞挙動指標を算出可能になれば，培養中における細胞の状態を把握することができ，培養環境へのフィードバックや品質の悪い細胞を取り除く等，細胞品質をコントロールすることが可能になるのではないかと考える。そこで，カーネギーメロン大学では，細胞培養のタイムラプスイメージを細胞培養中に逐次解析サーバーにアップロードし，トラッキングおよび細胞挙動指標を算出可能なオンライントラッキングシステムを開発し，デモンストレーションに成功している。実際に，東京女子医大のTWIns内にある大日本印刷のラボの中で24時間細胞を培養し，その画像がオンラインで培養中に自動解析され，Web上でその結果を表示した。

また，オンライントラッキングのアプリケーションの一つとして，細胞密度に応じて最適な継代タイミングを自動通知するシステムを開発した[7]。細胞継代を行って細胞を増殖維持するプロセスにおいて，細胞継代のタイミングは重要である。特にStem Cellに関して，継代のタイミングが遅れると細胞の分化能の低下による品質低下など起きる場合がある。そこで，細胞トラッキングシステムを用いて細胞密度を算出し，トレーニングデータを用いてその推移をモデル化する

276

第 7 章　品質評価

ことで、〔...〕。予測された細胞密度に基づいて最適な継代のタイミングを
メールで〔...〕は Web 上で画像を確認することが可能なシステムである。現
在のシス〔...〕継代作業を行うという形であるが、そのプロセスが機械化さ
れれば、〔...〕できる。今後、細胞品質と細胞の形状及び挙動との関係が明
らかにな〔...〕によって細胞の状態を判断し、培養環境にフィードバック可能
な完全自〔...〕いに貢献できると考える。

謝辞

　本稿で紹〔...〕術の多くは、米国カーネギーメロン大学金出教授のグループが開発し
たものでお〔...〕大学に在籍した際（2008 年 7 月～2010 年 12 月）に、様々なご指導、
助言を頂い〔...〕同大学の Cell Image Analysis コンソーシアムメンバーに、感謝の意
を表する。

　また、5〔...〕内容に関しては、研究成果展開事業「戦略的イノベーション創出推進
プログラム〔...〕受けている大阪大学らとの共同研究での取り組みの一部である。

　大阪大〔...〕係各位からも有益なご討論ご助言を頂いた。ここに感謝の意を表する。

文　　　献

1)　T. 〔...〕ge Analysis : Algorithms, System and Applications", IEEE WACV（2011）

2)　Z. Yin, *et al.* "Understanding the Optics to Aid Microscopy Image Segmentation," MICCAI,（2010）

3)　S. Huh, *et al.* "Automated mitosis detection of stem cell populations in phase-contrast microscopy images," IEEE Trans. Med. Imag, 2011 March.

4)　R. Bise, *et al.* "Reliably Tracking Partially Overlapping Neural Stem Cells in DIC Microscopy Image Sequences," MICCAI Workshop on OPTMHisE,（2009）

5)　R. Bise, *et al.* "Automatic Cell Tracking Applied to Analysis of Cell Migration in Wound Healing Assay," IEEE EMBC 2011.

6)　T. Leung, and J. Malik, *International Journal of Computer Vision*, **43**（1）, 29-44（2001）

7)　Z. Yin, *et al.* "Data-Driven Prediction of Stem Cell Expansion Cultures," IEEE EMBC 2011.

6 新たな最終製品評価の展望―非侵襲性評価①

髙木　睦[*]

6.1 移植用細胞の非侵襲的評価の必要性

　移植用の細胞は主としてプラスチック容器の底面に接着して培養されるが，移植用細胞の培養にはセルプロセッシング工学[1]が必要である。このセルプロセッシング工学には，細胞設計，培地設計，担体設計を含む従来の"動物細胞大量培養技術"に加えて，分化を含めた不均一な細胞集団を制御するための細胞分離法，三次元培養法などの"移植用細胞の効率的培養技術"が必要である。しかし，培養で得られた細胞や組織を臨床応用し，それが普及する，すなわち再生医療の産業化のためには，培養工程の自動化[2]とともに品質管理システムの構築が求められているが，これには製品である細胞の品質評価技術が不可欠である。しかも，移植に供しようとする細胞や組織が培養器に入ったままで，かつ移植成績に影響を与えない非侵襲的な方法で短時間に品質評価する必要がある。

　細胞や組織の品質の中でも，移植に際して特に重要なのは細胞の分化度，増殖活性，ガン化の有無，未分化 iPS 細胞の残存有無などと考えられる。ヒトを対象とした臨床研究以前の基礎研究段階では，染色後の顕微鏡下での計数，フローサイトメトリーや免疫不全動物への移植実験により測定される。しかし，細胞染色を伴う評価法は侵襲的である。また実験動物へ細胞を移植して新たな組織形成や細胞の生着を調べる方法は，細胞に対して破壊的な方法であるだけでなく，診断結果を得るまでに移植後数週間から数ヶ月後を要する。このように従来の品質評価方法は侵襲的，破壊的で長時間を要するため，移植用自家細胞や組織の品質評価には適用できない。したがって，細胞および組織の非侵襲的品質評価技術が新たに必要となる。

　本稿ではこれらのうち，培養上清の分析による分化度の推定，細胞形態解析による分化度の推定，および位相シフトレーザー顕微鏡の利用による細胞周期や増殖活性の推定，ガン化細胞の有無の診断，未分化 iPS 細胞の残存有無の診断などを紹介する。

6.2 培養上清の分析による分化度の推定

　培養液上清の分析も非侵襲的に行えることに注目し，脱分化した軟骨細胞の再分化培養およびヒト骨髄間葉系幹細胞（MSC）から軟骨細胞への分化誘導培養において，軟骨細胞から特異的に分泌されるメラノーマ阻害活性タンパク質（Melanoma inhibitory activity；MIA）の比生産速度と軟骨細胞への分化度（アグリカン遺伝子の発現率）との間の相関関係を調べ，MIA 定量による分化度の非侵襲的推定の可能性を検討した。すなわち，ヒト膝関節軟骨細胞およびヒト骨髄由来 MSC を，軟骨分化用培地を用いてペレット培養を行い，7 日又は 2 日毎の培地交換で得られる培養上清中の MIA 濃度を ELISA 法により測定した。また，約 1 週間毎にペレットを酵素処理して得られる細胞を，トリパンブルー染色法により計数するとともに，定量的 RT-PCR

---

　[*]　Mutsumi Takagi　北海道大学　大学院工学研究院　生物機能高分子部門　教授

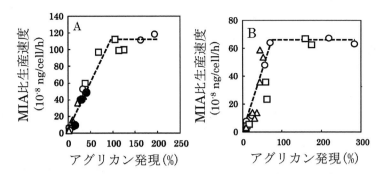

図1 培養上清を用いたMIA比生産速度分析による分化度推定
（A）軟骨細胞の再分化培養，（B）MSCの軟骨分化培養

によりヒト軟骨組織における発現に対するアグリカン遺伝子発現率を定量した。

その結果，軟骨細胞の再分化培養において，培養時間の経過に伴いアグリカン発現率が増加すると共に，上清中のMIA濃度も増加する傾向が見られた。アグリカン発現率とMIA比生産速度をプロットすると，アグリカン発現率が約100％まではアグリカン発現率とMIA比生産速度との間には正の相関関係がみとめられ，それ以上の発現率ではMIA比生産速度はほぼ一定になる傾向がみられた（図1）。II型コラーゲン発現率においても同様の相関が得られた。また，MSCの軟骨分化培養においてもアグリカン発現率とMIA比生産速度との間には同様の相関が認められた。以上から，MSCまたは脱分化した軟骨細胞から軟骨細胞への分化・再分化度合を，培養上清を用いたMIA定量により非侵襲的に推定できる可能性が示された[3]。

6.3　2次元接着培養での細胞形態解析

細胞の機能や分化状態の変化は細胞形態の変化に表れる場合が多い。たとえば，分化誘導因子としてTGF-β3，デキサメタゾン，IGFを添加した10％ FCS DMEM培地を用いて，ヒト骨髄間葉系幹細胞（MSC）から軟骨細胞への分化誘導培養を行うと，軟骨に特有な細胞外マトリックスであるアグリカンの遺伝子発現割合は経時的に増大した[4]。この際に位相差顕微鏡を用いて観察すると，分化誘導因子無添加の培養では細胞形態はもとの繊維芽状のままでほとんど変化しなかったが，分化誘導因子存在下では多角形様の細胞が多くなった（図2）。

そこで，これらの位相差顕微鏡画像中の各細胞の面積（A）および長径（L）を計測した。細胞の短径は長径に対する面積の比率に相関すると考え，個々の細胞について次式で定義する多角形度（PI）を算出した。

$$PI = A/L^2 \tag{1}$$

MSCから軟骨細胞への分化培養において，顕微鏡画像中の各細胞について多角形度（PI）に対して接着面積（A）をプロットすると，接着面積と多角形度の両方が大きい細胞が分化培養で

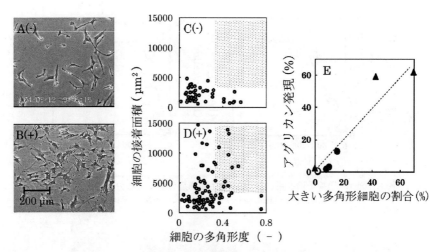

図2 細胞の接着形態解析による分化度推定
(A, C) 分化誘導因子無添加培養，(B, D) 分化誘導因子添加培養，
(A, B) 培養96hにおける顕微鏡観察，
(C, D) 培養96hにおける細胞形態プロット（右上の網掛け部分が「大きい多角形細胞」），
(E)「大きい多角形細胞の割合」と分化度の関係

は経時的に増大することがわかった（図2）。さらに，接着面積と多角形度の両方が大きい細胞（大きい多角形細胞）が含まれる割合とアグリカンの遺伝子発現との間に相関が認められた（図2）[5]。

これらのことから，顕微鏡観察画像を用いた細胞形態の解析により軟骨細胞への分化度（遺伝子発現）を非侵襲的に推定できる可能性が示された。

6.4 位相シフトレーザー顕微鏡の利用
6.4.1 2次元接着培養での細胞透過光位相差と立体形状の非侵襲的定量

プラスチック容器の底面に接着培養中の動物細胞の立体形状を非侵襲的に測定できる方法はなかった。位相シフトレーザー顕微鏡（Phase Shift Laser Microscope, PLM，エフケー光学研究所）[6]（図3）では，光軸の片側に置いた観察対象物を透過するレーザー光と光軸の反対側の観察対象物のない部分（媒質）を透過したレーザー光との間で生じる干渉縞画像を8枚取得し，対象物の厚みと屈折率に起因する位相差を視野内の1画素毎に定量できる。すなわち，対象物の厚みをd，対象物の屈折率をn_c，媒質の屈折率をn_0とすると，位相差$\varDelta\Phi$は次式で表される。ただし，λはレーザー光の波長である。

$$\varDelta\Phi = (2\pi/\lambda) \times (n_c - n_0) \times d \tag{2}$$

この位相差$\varDelta\Phi$からdを求め視野内の1画素ごとにプロットすると，細胞の立体形状が得られる。屈折率は異なるが生理的浸透圧を有する2種類の液でそれぞれ培養液を置換し，それぞれ

第7章　品質評価

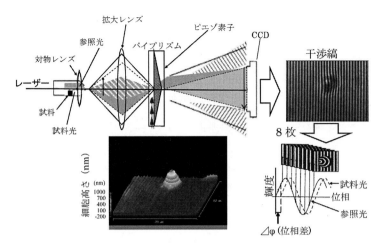

図3　位相シフトレーザー顕微鏡により得られる細胞立体形状

位相差測定を行うことにより，細胞の屈折率と高さ（厚さ）も測定できる[7]。

2種類の浸透圧で培養したチャイニーズハムスター卵巣がん（CHO）細胞[8]を用いてPLMで測定した細胞高さと原子間力顕微鏡（AFM）で測定した細胞高さを比較した結果，いずれの浸透圧でも，両方法による細胞高さ測定値はほぼ同じ値となった。また，ディッシュに接着培養したヒト臍帯静脈内皮細胞，MSCおよびCHO細胞について，固定後にAFMで測定した細胞高さとPLMで測定した非固定細胞の高さはほぼ一致した。さらに，ディッシュ中の浮遊CHO細胞のPLMによる高さ測定値は同一細胞の直径に近い値を示した。このようにPLMでは，細胞を固定することなく，培養中に30秒程度の短時間で細胞の立体形状を非侵襲的に定量できることから，移植用細胞の品質評価に利用できる可能性が示された。

6.4.2　2次元培養での細胞の細胞周期および増殖速度の非侵襲的推定

細胞品質項目の中で増殖活性は基本的項目であるが非侵襲的に推定できる方法はなかった。CHO細胞およびMSCを37℃，5% CO_2雰囲気下で2次元同調または非同調培養した。BrdUとDAPIで染色し各細胞の細胞周期を決定すると共に，PLMで各細胞の位相差を定量した。その結果，同調培養，非同調培養ともに，G2/M期（分裂期）の細胞の位相差は他の周期（間期）の細胞の位相差に比べて有意に高かった。また，細胞集団における平均位相差と平均世代時間の間には明確な負の相関が認められた。以上から，MSCの細胞周期および増殖速度をPLMを用いて非侵襲的に推定できることが示された（図4）[9,10]。

6.4.3　2次元培養での正常細胞とガン細胞の非侵襲的識別

長期間培養された細胞はガン化する可能性があるため，細胞品質項目の中でガン化細胞の有無は重要な項目であるが，非侵襲的に推定できる方法はなかった。2次元培養した正常ヒト前立腺上皮細胞（PREC）およびヒト前立腺上皮ガン細胞（PC-3）の細胞形態に差異は認められなかったが，PLMで測定したPC-3の位相差はPRECの位相差に比べて明らかに小さかった（図5）。

幹細胞医療の実用化技術と産業展望

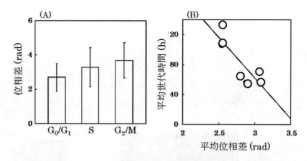

図4　位相シフトレーザー顕微鏡による細胞周期および増殖速度の推定
(A) 各細胞周期の細胞の位相差，(B) 平均位相差と平均世代時間の関係

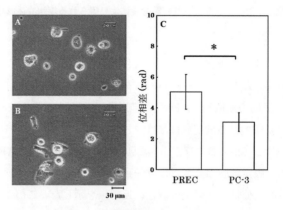

図5　位相シフトレーザー顕微鏡による正常細胞とガン細胞の識別
(A) 正常ヒト前立腺上皮細胞（PREC）の形態
(B) ヒト前立腺上皮ガン細胞（PC-3）の形態
(C) REC細胞とPC-3細胞の位相差の比較

　同様にヒト肝ガン細胞株（Hep3B，HLF，Huh-7，PLC）の位相差はヒト凍結肝細胞の位相差に比べて顕著に小さかった。このようにガン細胞と正常細胞はPLMによる位相差測定により識別可能と考えられた。実際に，PREC細胞にPC-3細胞が10％混入した細胞集団の位相差を測定した結果，PC-3細胞の混入が検出できた[11]。PC-3ガン細胞はPREC正常細胞に比べて細胞骨格（アクチン）密度が低く，細胞が低くなるため位相差が小さくなることも確認された[12]。
　PREC細胞，PC-3細胞の位相差をそれぞれPLMを用いてタイムラプス定量した結果，いずれの細胞も分裂期に一時的に位相差が高くなることが確かめられ（図6），上記「6.4.2」の結果と一致した。このことから，約10時間間隔で数回位相差を定量すればPREC細胞とPC-3細胞を高確率で識別できると考えられた[13]。

第 7 章　品質評価

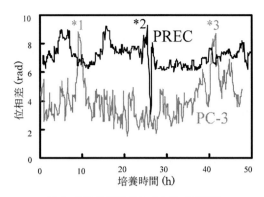

図6　細胞位相差のタイムラプス計測
＊1，＊3：ヒト前立腺上皮ガン細胞（PC-3）の分裂期
＊2：ヒト前立腺上皮正常細胞（PREC）の分裂期

6.4.4　2次元培養での未分化 iPS 細胞と iPS 由来分化細胞の非侵襲的識別

　ヒト成人皮膚細胞への遺伝子導入により作成可能なヒト多能性幹細胞（iPS 細胞）は増殖力が高いうえにあらゆる組織の細胞に分化する能力を有すると考えられることから，再生医療用の細胞として有望視されている。すなわち，未分化な iPS 細胞を増殖させた後，治療目的に合致した細胞（たとえば心筋細胞）へ分化誘導してから移植に供する。しかし，分化誘導後に未分化な iPS 細胞がわずか 0.8％程度残存していても，移植された部位で腫瘍を形成することが判明している。そのため，未分化な iPS 細胞が残存しているか否かを診断することが品質管理上，極めて重要であるが，非侵襲的な方法はなかった。

　増殖培養中であるが一部が分化した iPS 細胞を分散させてマトリゲルをコーティングしたプラスチック培養容器底面に接着した。これをアルカリフォスファターゼ染色し，個々の細胞について未分化性を識別した後，PLM で位相差を測定した。その結果，未分化な iPS 細胞は分化した細胞に比べて，位相差と屈折率がともに有意に大きく，両者を位相差測定により識別できる可能性が示された。

文　　献

1) 高木 睦，セルプロセッシング工学，コロナ社（2007）
2) K. Nakajima *et al.*, *Inflam. Regen.*, **29** (**2**), 133（2009）
3) K. Onoue *et al.*, *J. Biosci. Bioeng.*, **111** (**5**), 594（2011）
4) C. Matsuda *et al.*, *Cytotechnol.*, **47**, 11（2005）
5) M. Takagi *et al.*, *Biotechnol. Letters*, **30** (**7**), 1189（2008）

幹細胞医療の実用化技術と産業展望

6) J. Endo *et al.*, *Appl. Opt.*, **41** (**7**), 1308 (2002)
7) M. Takagi *et al.*, *J. Biomed. Opt.*, **12** (**5**), 54010-1-5 (2007)
8) M. Takagi *et al.*, *Cytotechnol.*, **32**, 171 (2000)
9) S. Ito *et al.*, *Biotechnol. Letters*, **31**, 39 (2009)
10) A. Tokumitsu *et al.*, *Cytotechnol.*, **59** (**3**), 161 (2009)
11) A. Tokumitsu *et al.*, *J. Biosci. Bioeng.*, **109** (**5**), 499 (2010)
12) M. Takagi *et al.*, *J. Biosci. Bioeng.*, in press (2012)
13) M. Takagi *et al.*, *J. Biosci. Bioeng.*, **114** (**5**), 556 (2012)

7 新たな最終製品評価の展望―非侵襲性評価②

福田　宏[*]

7.1 はじめに

　組織工学的に作製された培養組織は，生体中の組織同様，細胞と細胞外マトリックスにより構成されており，細胞外マトリックスは培養組織のメカニカルな特性に大きく寄与している。

　組織工学的に作製された培養組織を移植することにより喪失した機能を回復させる再生医療においては，培養組織の生物学的な特性に加えメカニカルな特性も移植後の治療効果に大きな影響を及ぼすことがある。特に，実用化が進んでいる軟骨再生医療で用いられる培養軟骨組織では，移植時のメカニカルな性状が移植後の培養軟骨組織の機能維持に影響するといわれている。このため，再生医療において使用される培養組織は，細胞の評価だけでなく細胞外マトリックスに関する評価も重要となる。

　本節では，培養組織の細胞外マトリックスの非侵襲的評価に焦点をあて，現状と展望について紹介する。

7.2 培養組織の品質評価の現状と課題

　現在，培養組織の最終製品評価方法としては，培養組織の最終検査時（出荷時）に，移植に用いる培養組織の一部をサンプリングもしくは評価用に同じ条件で余剰に培養製造された培養組織サンプルを用いて，主に生化学的な手法により培養組織の品質評価が行われている。そして，この出荷時の評価試験において所望の特性（仕様）を満たさなかった場合には，その培養組織を出荷せず（移植に用いることなく）「廃棄」することで培養組織の最終製品としての品質を保証している。

　しかし，特に自家細胞を用いた再生医療においては，作製される培養組織は代替のきかないテーラーメード製品であり，出荷時に「廃棄」されることは，患者が再生医療の恩恵をうけるチャンスを喪失させるばかりでなく，経済的なリスクも大きいため，再生医療関連事業者としては避けることが強く望まれる課題である。

　このことから，培養組織を非侵襲的に評価できる手法が求められている。

　現在検討されている培養組織の非侵襲的評価方法は，以下に示すように，製造中の培養組織の成熟度を評価する目的で細胞外マトリックス成分量や組織弾性率を推定するものが主流である。

7.3 近赤外（NIR）分光分析法

　近赤外分光分析法は，非破壊，無侵襲で装置の自由度が高い分析法として，幅広い分野で利用されている分析法である。他の分光分析法に比べ，水分子による吸収が小さいため，主に溶液や

---

[*]　Hiroshi Fukuda　オリンパス㈱　研究開発センター　医療技術開発本部　医療探索部
　　　　探索2グループ　課長

水分を多く含むサンプルの分析に利用されている。

近赤外分光分析法は,「近赤外吸収スペクトル測定法」として日本薬局方（第十五改正）に参考情報として付記されているように,医薬品の製造プロセス管理等にも広く応用され始めている技術である。

近赤外分光分析法の原理は,物質の分子結合固有の振動（伸縮振動・変角振動）の倍音,二倍音,結合音などにより特定の近赤外光が吸収されることに着目し,測定対象に照射した近赤外光の吸光度の変化から測定対象中の成分値を算出するものである。しかし,近赤外光の吸収は様々な要因が複合していて,成分値との直接的な関連付けが困難である。このため,多変量解析（ケモメトリックス）による定量分析を応用し,事前にキャリブレーションモデルと呼ばれる成分値と吸光度を関連付けた計算式を作成する必要がある。

図1に,近赤外分光法により培養軟骨組織のコラーゲン含有量推定を行った測定[1]を例に近赤外分光分析の手順概要を示す。近赤外分光分析法の手順は,大きく2つのステップに分けられ,それぞれ,構成成分が既知のキャリブレーションサンプルを用いてキャリブレーションモデルを構築するステップと,未知サンプル（評価したい培養軟骨組織）の測定データをこのキャリブレーションモデルに適用することで,未知サンプル中のコラーゲン濃度を推定するステップである。

キャリブレーションモデル構築ステップでは,原理的には,多成分系のキャリブレーションモデルによる成分含有量を推定する計算式を作成することも可能である。しかし現実的には,生体組織のように多くの成分が混在する場合には,それぞれの成分のスペクトルがブロードなためピークの分離が困難となり,ロバストなキャリブレーションモデルを作成することができない。

そこで,ここではコラーゲン含有量にのみ着目した単純なモデルを考え,他の成分の影響をあまり受けないキャリブレーションモデルを作成することを試みた。コラーゲンペプチドを基礎培

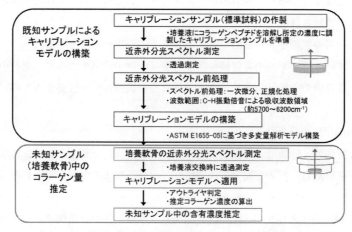

図1 近赤外分光法による培養軟骨コラーゲン量推定手順概要

第7章　品質評価

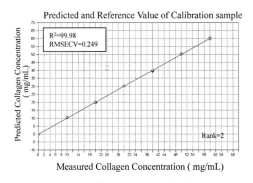

図2　キャリブレーションモデル例による
　　　推定コラーゲン濃度

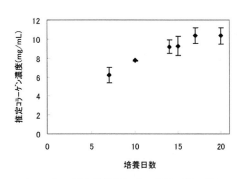

図3　ウサギ培養軟骨組織の培養日数に伴う
　　　推定コラーゲン濃度の推移例

養液（血清なし）に溶解させて作製した濃度の異なるキャリブレーションサンプルを用いて，コラーゲン濃度の異なる近赤外吸収スペクトルのデータセットを準備し，光路長による影響をなくすためケモメトリクスでは一般的な前処理である一次微分処理とベクトル正規化を行った後，ASTM E 1655-05 に規定された多変量解析モデル（PLS回帰法）に基づいて，キャリブレーションモデルの計算式を作成した。キャリブレーションモデルの計算式により推定されるコラーゲン濃度とサンプルのコラーゲン濃度との関係を図2に示す。念のため，他の軟骨組織の細胞外マトリックス成分であるヒアルロン酸やコンドロイチン硫酸によるコラーゲン濃度推定値への影響が，培養軟骨組織中のコラーゲン濃度に比べ小さいことも確認している。

　次に，上記で得られたキャリブレーションモデルの計算式（検量線）をもちいて，アルギン酸ビーズ中にて分化培養した後アルギン酸ビーズを融解させ単離したウサギ軟骨細胞を集積・分化培養させることで作製を試みたウサギ培養軟骨組織に適用した。図3にウサギ培養軟骨組織の分化培養日数に伴う本手法によるコラーゲン含有濃度推定量の推移を示す。培養日数の経過と共に培養軟骨組織中のコラーゲン濃度推定値が増加していることが確認でき，培養軟骨組織の成熟度評価指標として有用となる可能性が示唆されている。

　ただし，今回のキャリブレーションモデルで測定しているのは，コラーゲンペプチドのC-H結合量による濃度推定値であり，コラーゲン構造（タイプ）に依存しない非特異的なものである。本手法では，測定されるコラーゲン濃度推定値がコラーゲンペプチドの産生量と強く相関を持つことが期待されるが，コラーゲンペプチドがどのような構造をもっているのかまで評価することはできないことに注意が必要である。また，今回のキャリブレーションモデルによるコラーゲン濃度推定値の精度が，臨床上必要な培養軟骨組織のコラーゲン含有量測定に求められる十分な精度をもっているのかどうかも確認する必要がある。

7.4　光音響法による組織粘弾性測定

　石原らが提唱している光音響法による培養軟骨組織デバイスの力学特性（粘弾性）評価法[2~4)]

幹細胞医療の実用化技術と産業展望

は，パルスレーザー照射により組織の局所で発生した応力波が組織の粘弾性に依存して組織内を減衰しながら伝播する現象を超音波ハイドロホンでとらえ，受信される超音波信号の減衰率から組織の粘弾性を推定しようというものである。この評価法は，CPC内での培養軟骨組織の培養行程中の品質管理にとどまらず，関節鏡観察と併用して移植後の *in vivo* 評価も可能なシステムとして提案されている。

7.5　自家蛍光による組織評価

　軟骨細胞の細胞外マトリックスを構成するコラーゲン，GAGs，アグリカンや細胞中のNADHは自家蛍光をもつことが知られている。短パルスレーザーを軟骨組織表面に照射することにより励起した自家蛍光スペクトルの時間変化を分析（時間分解蛍光スペクトル分析：time-resolved fluorescence spectroscopy）し，軟骨組織の性状を評価しようという試みがある。

　石原らは，前出の光音響波を発生させるパルスレーザー照射時に発光する自家蛍光の時間分解蛍光分析により，自家蛍光の波長と緩和時間のパターンにより，コラーゲンタイプⅠとコラーゲンタイプⅡを識別できる可能性を示唆[3, 4]し，Sunらは，時間分解蛍光スペクトロスコピーと超音波顕微鏡とを統合したシステムを用いて，サブナノ秒パルスレーザー（波長337nm）を照射したときの自家蛍光の減衰定数（ライフタイム）が細胞外マトリックスのコラーゲン含有量とヤング率に相関がある[5]ことを報告している。

7.6　超音波診断技術による組織評価

　超音波診断技術は，非侵襲的な医療診断技術として広く認知されている技術である。

　超音波診断技術は，生体組織断層画像による培養組織内構造評価が行えることは当然のことながら，寸法計測機能も有しているため，外力による培養組織の形状変化から弾性率を算出することも可能である。

　新田らは，血管内超音波画像による血管径測定値と超音波画像を取得している血管内の圧力測定値から弾性率を算出する手法とシステムを考案し，組織工学的に作製した血管グラフトの成熟度評価に応用した[6]。

　また，近年の超音波診断技術の進歩により，VH-IVUSに代表されるようなエコー信号処理による組織性状診断技術や，超音波エラストグラフィーと呼ばれるスペックルトラッキング法による組織内の歪分布計測技術なども実用化し，更には組織内にshear waveを発生させて，その伝播速度を測定することで組織の硬さ（弾性率）を評価する技術も現れてきている。

　これらの新しい超音波診断技術が再生医療用培養組織の評価に応用できるようになるとも期待できる。

7.7　MRI技術による組織評価

　MRIもまた，医療診断画像として広く利用されている非侵襲診断技術の一つである。

288

第 7 章　品質評価

　軟骨中の水分子の拡散は，軟骨組織中の細胞外マトリックスの状態と密接な関係があるとされていることから，軟骨組織の *in vivo* 非侵襲評価に MRI を用いる検討が進んでいる。

　再生軟骨基質の異方性を DT-MRI で計測し軟骨組織の成熟度を評価する方法[7]として，本邦より ISO/TC150（外科用埋植材）/SC7（再生医療製品）/WG3（硬組織用再生医療製品）に「Tissue-engineered medical products -*in vivo* evaluation method for structure of articular cartilage using diffusion tensor MRI-（Technical Report）」が提案され，現在，作業原案（WD）の段階にある。この技術報告書（TR）が発行され，国際的に認知された培養軟骨の評価方法の一つとなることが期待されている。

　また，宮田らにより，水分子の拡散速度分布を詳細に測定できる q-space MRI（拡散強調撮像法（diffusion weghted imaging：DWI）の b 値設定を可変させてデータを取得し，このデータに対しフーリエ変換を用いて解析するイメージング解析手法）[8]を用いて軟骨組織の制限拡散現象による軟骨組織評価[9]を行った例が報告されている。

7.8　まとめ

　再生医療における最終製品としての培養組織の非侵襲性評価技術に求められる要件としては，①非破壊・非侵襲な測定手段であること，②十分な精度と感度をもっていること，は当然のことながら，③CPC 内での測定においてコンタミネーションリスクとなる要因がないこと，④計測機器の入手性・メンテナンス性がよいこと，⑤自動製造装置への移植が容易な測定系・測定技術であること，などもあげられる。また，計測評価方法の標準化や計測器の精度管理のための仕組み（トレーサビリティ）も整備していく必要がある。

　前出した非侵襲的組織評価方法の例をはじめ，培養組織の非侵襲的評価に関する研究報告が散見されるようになってきており，その中には製造中の培養組織の成熟度を非侵襲的に評価できることを示唆するものも多い。これらの非侵襲的組織評価方法は，それぞれに利点と欠点を持っているため，更なる検討を重ねて測定対象に適した測定法が選択されていくであろう。

　しかし，非侵襲的に評価できているものは培養組織のもつ特性の一部に過ぎないことにも留意しなければならない。組織工学的に管理されたプロセスで製造された培養組織であっても，非侵襲的に提供される評価指標がその培養組織による再生医療の治療効果を代替（サロゲート）する指標として適切であることを検証しておくことが必要である。また採用する評価方法が，求められる移植培養組織の評価に十分な精度および分解能をもっていることも確認しておく必要がある。

　再生医療の治療ストラテジーにより培養組織に求められる特性が異なるのは当然のことであり，再生医療の治療効果と相関の高いサロゲート指標を見極めることが最も重要となる。場合によっては複数の組み合わせで評価することも必要であろう。

　現時点では，開発された評価法による培養組織最終製品の非侵襲的評価結果が，培養組織移植後の治療効果を予測する適切なサロゲート指標であることを示すエビデンスを残していくことが重要と考える。

289

幹細胞医療の実用化技術と産業展望

文　　献

1) Y. Okazaki *et al.*, *1st Asian Biomaterials Congress Abstract*, 139（2007）
2) 赤池敏博編，再生医療のためのバイオエンジニアリング，pp.147-167，コロナ社（2007）
3) Audric Garcia and Ciel Durand（editors），"Bioengineering：Principles，Methodologies and Applications"，pp.179-190，Nova Science Pub Inc（2010）
4) Masato Sato *et al.*, *Lasers Surg Med.*, **43**, 421-432（2012）
5) Sun *et al.*, *Tissue Eng Part C.*, **18**, 215-226（2012）
6) N Nitta *et al.*, *Proc. 2007 IEEE International Ultrasonics Symposium*, **1**, 573-576（2008）
7) 姜有峯，整形外科，**61**, 250（2010）
8) 疋島啓吾ほか，日本磁気共鳴医学会雑誌，**27**, 108-117（2007）
9) 宮田昌悟ほか，日本核磁気共鳴医学会誌，**28**, 92-94（2008）

幹細胞医療の実用化技術と産業展望《普及版》(B1299)

2013 年 3 月 18 日　初　版　第 1 刷発行
2019 年 10 月 10 日　普及版　第 1 刷発行

監　修　　江上美芽, 水谷　学　　　　　Printed in Japan
発行者　　辻　賢司
発行所　　株式会社シーエムシー出版
　　　　　東京都千代田区神田錦町 1-17-1
　　　　　電話 03(3293)7066
　　　　　大阪市中央区内平野町 1-3-12
　　　　　電話 06(4794)8234
　　　　　https://www.cmcbooks.co.jp/

〔印刷　あさひ高速印刷株式会社〕　　ⓒ M. Egami, M. Mizutani, 2019

落丁・乱丁本はお取替えいたします。

本書の内容の一部あるいは全部を無断で複写(コピー)することは，法律
で認められた場合を除き，著作者および出版社の権利の侵害になります。

ISBN978-4-7813-1382-5　C3047　¥7000E